『진짜 나로 사는 삶 Living Like You Mean It』에 보내는 찬사

"우리는 자신으로부터 도망치면 어디로 갈 수 있을까? 이 책은 우리에게 건강과 행복에 대한 기존의 모델을 새롭게 바라보게 하고, 우리가 느끼는 감정을 자유롭게 느낄 수 없다면 개인적인 해방은 불가능하다는 것을 깨닫게 한다. 론 프레데릭Ron Frederick은 이야기와 예시를 통해 이 문제를 간단하고 명확하며 집중적으로 설명하며, 이는 사람들의 삶을 근본적으로 변화시킬 가능성이 있다."

― 스티븐 헤이스Steven C. Hayes,
네바다대학교 심리학과 교수,
『Get Out of Your mind and into Your Life』저자

"진짜! 론 박사가 쓴 것이 확실한 선물과 같은 책. 훌륭한 임상심리학자이자 한 개인으로서도 훌륭한 론 프레데릭 박사의 마음과 영혼, 유머와 반짝이는 지성, 그의 열정과 실용성이 제목부터 마지막 단어까지 모두 담겨있다. 눈을 반짝거리며 지상으로 내려온 론 프레데릭 박사는 당신이 찾던 가이드이자 동반자이다. 그가 열정적으로 확고히 말하는 것처럼 당신은 이 책을 통해 절망에서 벗어나 활력과 기쁨을 다시 찾을 수 있을 것이다. 그리고 당신 자신뿐 아니라 사랑하는 사람들과 다시 연결하고자 하는 여정 동안 당신은 혼자가 아닐 것이다. 한 걸음 한 걸음, 당신은 론 박사와 함께함을 지속적으로 분명하게 느낄 것이다. 얼마나 훌륭한 책인가! 내 내담자와 친구들에게 모두 이 책을 추천하고 싶다. 그리고 무엇보다,

내 스스로 이 책을 다시 읽고 싶어 견딜 수 없다."

— 다이아나 포샤Diana Fosha, Ph.D.,

AEDP 연구소 소장,

『The Transforming Power of Affect』 저자

"프레데릭 박사의 현명하고 강력한 이 책은 당신에게 영감을 줄 것이다. 또한 우리가 더 깊이 느끼고, 더 자신 있게 두려움에 직면하고, 매 순간을 더 충만하게 살도록 도와주는 실용적인 지침서이기도 하다."

— 라리나 케이스Larina Kase,

The Confident Leader 및 New York Times 베스트 셀러

『The Confident Speaker』 저자

"프레데릭 박사의 첫 번째 책은 삶의 가장 중요한 신비 중 하나인 감정의 진정한 가치와 목적에 대해 접근 가능하고 인간적이며 의미 있는 방식으로 의사소통하는 그의 재능을 보여 준다. 그는 행복, 성취, 깊이에 이르는 길에서 감정이 제공하는 안내 시스템을 삶 속에서 깊이 탐색하는 방법을 보여 준다.
이 책을 시작으로 이 재능 있는 작가의 많은 책들이 나오기를 바란다."

— 조셉 베일리Joseph Bailey,

공인 심리학자, 베스트셀러 『Fear Proof Your Life』와

『Slowing Down to the Speed of Life』 저자

"뇌, 몸, 마음, 애착에 관한 최첨단 연구를 많이 통합한 감정에 관한 책을 읽는 것은 즐거운 일이다. 론 프레데릭 박사는 어려운 개념을 이해하기 쉬운 언어로 번역했다. 자신의 감정 그리고 사랑하는 사람들의 감정과 다시 연결하고 싶은 사람들을 위한 책이다. 진짜 나로 사는 삶을 살 것을 강력히 추천한다."

— 마리온 솔로몬Marion Solomon Ph.D.,
평생학습원 임상 트레이닝 디렉터,
『*Lean on Me*』 저자

LIVING LIKE YOU MEAN IT

Copyright ⓒ by 2019

All Rights Reserved. Authorised translation from the English language edition published by John Wiley & Sons Limited. Responsibility for the accuracy of the translation rests solely with LIFE&KNOWLEDGE PUBLISHING and is not the responsibility of John Wiley & Sons Limited. No part of this book may be reproduced in any form without the written permission of the original copyright holder, John Wiley & Sons Limited.

Korean translation copyright ⓒ 2025 by LIFE&KNOWLEDGE PUBLISHING
This translation published under license with John Wiley & Sons, Inc. through EYA(Eric Yang Agency).

이 책의 한국어판 저작권은 EYA Co.,Ltd를 통한 John Wiley & Sons, Inc. 사와의 독점 계약으로 삶과지식이 소유합니다.
저작권법에 의하여 한국 내에서 보호를 받는 저작물이므로 무단 전재 및 복제를 금합니다.

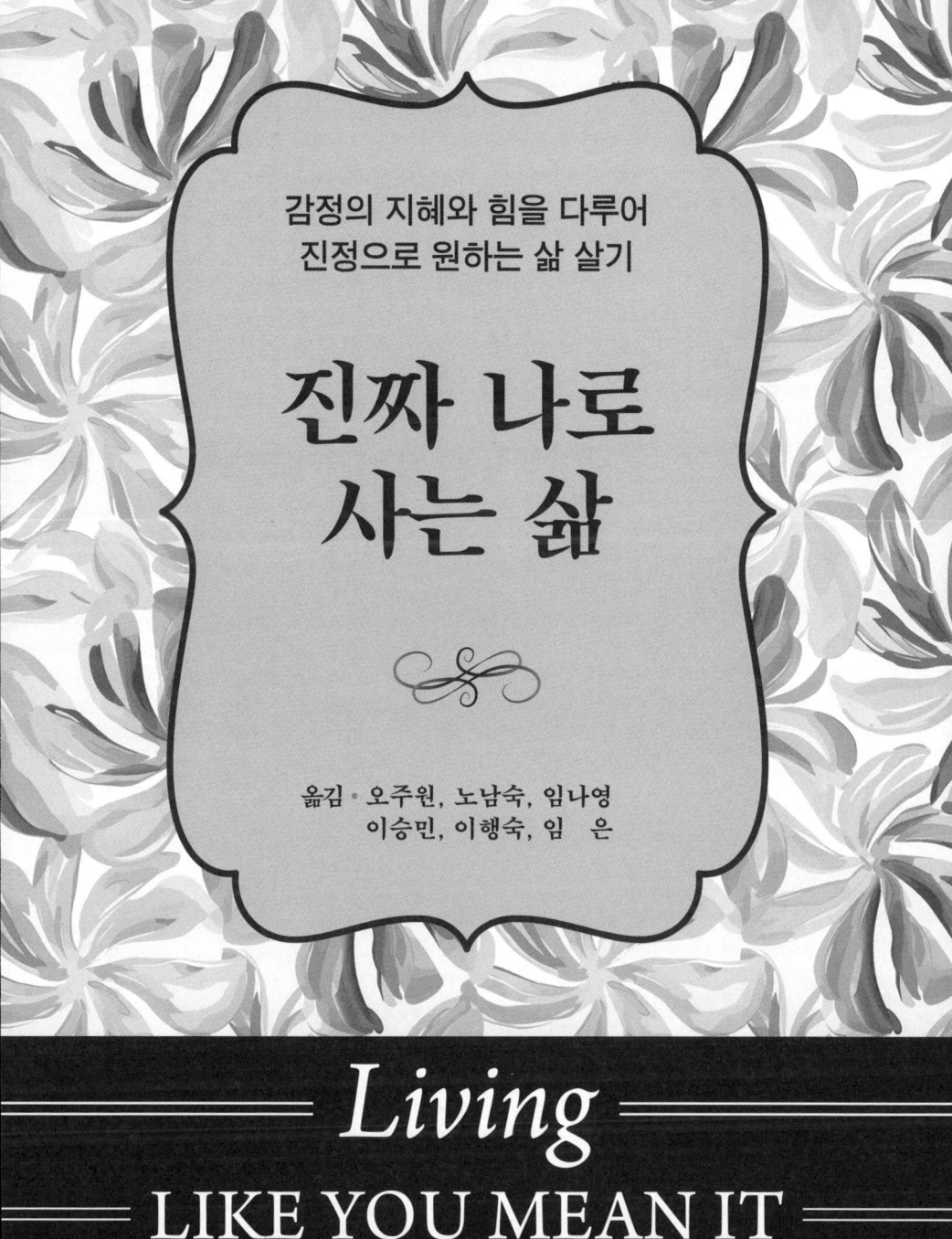

감정의 지혜와 힘을 다루어
진정으로 원하는 삶 살기

진짜 나로 사는 삶

옮김 • 오주원, 노남숙, 임나영
이승민, 이행숙, 임 은

Living
LIKE YOU MEAN IT

RONALD J. FREDERICK, Ph.D.
로널드 J. 프레데릭

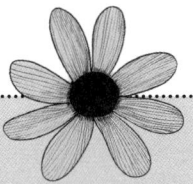

목차

역자 서문 _ 9
추천사: 론 프레데릭Ron Frederick _ 13
　　　　대니 영Danny Yeung _ 16
　　　　전명희 교수 _ 19
감사의 말 _ 23
소개 _ 29

제1부 : 준비하기

1장　느끼느냐 느끼지 않느냐, 그것이 문제 _ 46
2장　도대체 어떻게 내가 이렇게 된거지? _ 76

제2부: 행동으로 옮기기

3장　1단계: 감정 알아차리기 _ 106
4장　1단계 계속: 방어 알아차리기 _ 134
5장　2단계: 두려움 길들이기 _ 168
6장　3단계: 온전히 느껴보기 _ 199
7장　4단계: 감정 표현하기 _ 235
8장　모든 내용 통합하기 _ 266

결론: 선택하기 _ 295
부록: 전문가 도움 _ 299
참고 문헌 _ 303

역자 서문

현대 사회에서 많은 사람들은 감정을 효과적으로 다루지 못하고, 그것을 피하거나 회피하며 살아간다. 감정은 우리의 본능적인 반응으로써 삶을 이끌어가는 중요한 요소이지만, 이를 제대로 이해하고 수용하는 데에는 많은 이들이 어려움을 겪고 있다. 감정의 본질을 잘 파악하고, 그것이 전달하고자 하는 의도를 이해한다면, 우리는 감정의 흐름을 긍정적인 방향으로 전환할 수 있다. 감정은 단순히 순간적인 반응이 아니라, 우리가 삶을 보다 지혜롭고 충실하게 살아갈 수 있도록 안내하는 내적인 지도이다. 바로 이 점에서 『진짜 나로 사는 삶』은 중요한 가이드 역할을 한다.

이 책은 감정을 건강하게 다루고, 그것을 직면하는 과정에서 생길 수 있는 내적 갈등을 극복하는 데 실질적인 방법을 제공한다. 감정의 본질을 이해하는 것에서 시작해서 감정을 마주하는 과정을 통해 어떻게 우리의 삶을 더욱 풍요롭고 의미 있게 만들 수 있는지를 단계적으로 안내한다. 감정 공포증을 극복하고, 이를 잘 다루기 위한 구체적인 이론적 토대와 실제적인 기법을 제공한다는 측면에서 이 책의 가치를 발견할 수 있다.

이 책의 1부에서는 우리가 감정을 회피하거나 억누르는 이유를 다룬다. 감정을 회피하는 것은 무의식적으로 자아를 보호하려는 본능적인 반응이다. 그러나 이런 회피와 억제는 결국 우리의 신체적, 정신적 건강을 해치고, 감정의 에너지를 내면에서 축적시킨다. 이로 인해 불안, 우울증, 신체적 질병 등의 형태로 감정적 에너지가 터져 나오는 경우가 많다. 우리가 감정을 억누를 때, 그것은 단지 일시적인 해결책에 불과하며, 결국 억눌린 감정은 언젠가 폭발하거나 다른 형태로 표출되게 된다. 감정을 억제하고 나면, 그 감정은 점차 누적되어 더 큰 정서적 문제로 나타날 수 있다. 우리는 감정을 회피하지 않고 그것과 마주함으로써만 감정이 주는 의미를 제대로 이해하고, 그것을 건강하게 처리할 수 있다.

2부에서는 감정 공포증을 극복하는 4단계 접근법을 제시한다. 첫 번째 단계는 감정을 알아차리고 두 번째 단계는 두려움을 길들이며 세 번째 단계는 온전히 감정을 느껴보는 것이다. 온전히 경험해야만 감정이 자연스럽게 해소된다. 그 감정을 억누르지 않고, 그것이 지나갈 때까지 경험하는 것이 중요하다. 마지막 네 번째 단계는 감정을 표현하는 단계이다. 이 네 가지 단계는 감정을 단순히 다루는 것이 아니라, 그것을 건강하게 받아들이고, 감정적 에너지를 긍정적인 방향으로 활용하는 방법을 제시하고 있다. 감정을 잘 다룰 수 있는 능력은 개인의 정신적, 신체적 웰빙을 향상시키며, 관계에서의 진정성과 소속감을 증진시킨다. 이 책을 통해 독자들은 감정에 대한 두려움을 극복하고, 감정을 온전히 경험하고, 그것

역자 서문

을 타인과 나누는 법을 배울 수 있을 것이다.

이 책의 결론 부분에서는 감정을 마주하는 것이 두려움이 아니라, 우리가 성장할 중요한 기회임을 깨닫게 된다고 말하고 있다. 감정을 회피하고 피하려는 삶 대신, 감정을 온전히 느끼고, 그것을 표현하며 살아가는 삶이 진정으로 풍요롭고 의미 있는 삶임을 알려준다. 감정을 피하는 대신, 직면하고 이해하는 과정에서 우리는 더 나은 결정을 내리고, 더 깊이 있는 인간관계를 맺을 수 있다. 감정을 다루는 능력을 기르는 것은 단순히 개인적인 성장을 넘어서, 더 나아가 우리가 속한 사회와 공동체에 더욱 긍정적인 영향을 미친다.

이 책은 실제적인 참고서처럼, 감정을 어떻게 잘 다룰 수 있는지를 아주 구체적이면서 실용적인 방법들로 잘 안내해 주고 있다. 감정을 올바르게 다루는 것이 얼마나 중요한지, 그리고 그것을 통해 우리가 더 건강하고 행복한 삶을 살아갈 수 있다는 점을 깨닫게 된다. 이 책은 가족, 친구, 연인, 직장 동료, 상사와 부하직원 등 모든 인간관계에서 필수적인 지침서로, 관계의 깊이를 더하고 삶의 질을 높이는 데 반드시 필요한 책이라 강력히 추천한다. 이 책을 통해 자신과 타인과의 관계에서 진정한 변화를 일으키고, 더 깊고 의미 있는 삶을 창조해 가기를 진심으로 바란다. 감정을 이해하고 다루는 능력이 바로 그 변화의 시작점이 될 것이다.

역자 대표 **오주원**

추천사

환영합니다.

『*진짜 나로 사는 삶* Living like you mean it』을 선택해 주셔서 정말 기쁘고, 정서적 발견과 성장의 여정에 여러분과 함께하게 되어 영광입니다.

이 책을 처음 집필할 때, 저는 단 몇몇 사람이라도 이 책을 읽고 도움을 받기를 바랐습니다. 그런데 미국에서 널리 읽힐 뿐만 아니라 영어 원문이 다른 언어로 번역되어 전 세계에 공유될 줄은 상상조차 못 했습니다. 2009년 처음 출간된 이후, 네덜란드어, 중국어, 페르시아어, 일본어에 이어 이렇게 한국어 번역본까지 출간되고, 스웨덴어와 독일어 연구용 버전이 나왔으며, 다른 번역본들도 준비 중입니다. 이 사실이 저를 정말 겸손하게 합니다.

이 현상은 우리가 공유하는 인간성을 보여 준다고 생각합니다. 정서적 표현과 연결에 대한 보편성(한국의 '정情'과 같은), 즉 우리는 감정을 느끼고 타인과 연결되게 되어 있습니다. 이 타고난 욕구는 문화와 관계없이 적용됩니다. 문화적 규범에 따라 자신을 표현하는 방식은 다를 수 있지만, 인간 감정 경험의 기본은 보편적입니다.

그렇다면 정서적 고통의 근본 원인인 핵심적인 정서 경험 및 타인과의 단절 역시 보편적인 문제라는 결론에 도달하게 됩니다. 어떤 이유에서든 타인과 잘 소통하지 못하고 감정적 경험을 잘 활용하거나 공유할 수 없을 때 우리는 어려움을 겪게 됩니다. 간단히 말해, 삶이 잘 풀리지 않습니다.

하지만 인간은 회복력이 있습니다. 우리는 치유와 번영을 위해 연결되어 있습니다. 성장, 깨달음, 깊은 연결, 변화를 향한 우리의 성향 또한 보편적입니다. 적절한 도움을 받으면 우리는 스스로 바로잡고 다시 정상으로 돌아와 성장할 수 있습니다.

이 책에서 배우게 되겠지만, '정서적 마음챙김'은 이러한 타고난 능력을 발휘하여 자신과 타인에게 정서적으로 존재할 수 있는 능력을 발현할 수 있게 해 줍니다. 긍정적이고 건설적인 방식으로 주의를 집중함으로써 우리는 오래된 습관과 두려움에서 벗어나 감정적 경험과 친구가 되고, 새로운 관계 방식을 개발할 수 있습니다. 우리는 실제로 우리의 웰빙과 성공을 지원하기 위해 뇌를 재구성할 수 있습니다.

정서적 마음챙김의 기술을 기르는 것은 단순히 좋은 생각일 뿐만 아니라 고통을 완화하고 기능을 최적화하며 전반적인 정신 건강을 개선한다는 것이 경험적으로 입증되었습니다. 『진짜 나로 사는 삶』이 처음 출간된 후, 제가 소개한 4단계 프로세스는 스웨덴 린셰핑대학에서 수행된 연구의 기초로 사용되었습니다. 스웨덴어를 사용하는 참가자들이 이 책에 소개된 정서적 마음챙김을 개발하는 도구를 읽고 실천한 여러 연구에서 4단계 프로세스가 불안, 우울증, 사회적 불안에 효과적인 치료법이라는 사실이 밝혀졌습니다. 여러분도 경험하시게 될 것입니다.

그래서 저는 거리와 문화의 차이를 넘어 응원의 손길을 내밀며, 여러분이 진짜 자신으로서 살아가려는 노력에 동참합니다. 이 책이 여러분에게 필요한 도움과 지원을 줄 수 있기를 바랍니다.

우리는 함께입니다.

따뜻한 마음을 담아,

— **론Ron**

추천사

―❖―

인생은 귤 바구니와 같습니다.

우리는 무엇이 담겨 있는지 알고 있습니다. 쓴맛, 신맛, 그리고 단맛. 보기 싫은 것, 나쁜 것, 좋은 것이 함께 담겨 있어도 우리는 여전히 귤을 사랑합니다.

그렇다면 이 '귤'은 무엇일까요?

쓴맛과 신맛은 우리가 살아가며 겪는 태어남, 늙음, 병듦, 죽음, 원하는 것을 얻지 못함, 미운 사람과 마주침, 사랑하는 사람과의 이별, 그리고 과도한 생각의 소용돌이에 빠지는 경험들입니다. 이런 삶의 체험 속에서 우리는 고통을 느끼고, 두려움을 품게 됩니다.

하지만, 희망은 존재합니다.

귤의 단맛은 삶의 진실, 아름다움, 선함 그리고 결국 '사랑'입니다. 첫사랑의 입맞춤, 처음 아기를 품에 안았던 순간, 해가 떠오르는 장면, 어둠 속을 밝히는 달빛―이러한 경험 속에서 우리는 피어나고 살아갑니다.

슬픔과 기쁨, 두려움과 경이로움, 증오와 사랑이 뒤섞인 이 굴들은 바로 우리의 '감정 경험'입니다. 감정은 우리에게 무엇이 중요한지, 무엇이 소중한지, 무엇이 의미 있는지를 알려 주는 신호입니다. 우리 감정에 순간순간 주의를 기울이는 것이 바로 의미 있는 삶으로 가는 열쇠입니다.

론 박사의 책 『진짜 나로 사는 삶 Living like you mean it』은 인생이라는 굴을 진정으로 음미하게 해 주는 비밀을 담고 있습니다.

훌륭한 치유자이자 탁월한 스승인 론 박사의 이 책은, 전 세계적으로 의미의 위기를 겪는 이들을 위한 시의적절한 선물입니다. 감정은 우리 내면의 가치 나침반입니다. 감정을 통해 삶을 다루고 나아가는 과정은 결국 마음의 문을 열고, 깊은 의미가 깃든 삶으로 이끌어 줍니다.

이 책에서 론 박사는 다음의 네 가지 단계를 안내합니다.

먼저 전체적인 흐름을 빠르게 훑어보며 네 가지 단계를 파악해 보십시오―감정을 알아차리기, 두려움을 다루기, 감정을 느끼기,

그리고 세상에 마음을 열기. 두 번째 읽을 때는 속도를 늦추고, 머리에서 가슴으로 단어들이 스며들도록 하십시오. 깊게 숨을 들이쉬고, 론 박사의 지혜의 말을 당신의 몸과 마음 속에 품어보십시오. 마지막 읽기에서는, 론 박사의 안내를 삶 속에서 순간순간 체화하며, 이 귤 바구니의 맛을 음미하시기 바랍니다.

이 책을 읽는 동안 우리는 론 박사의 존재를 느낄 수 있을 것입니다. 그는 우리 내면의 안내자가 되어 줄 것입니다. 우리는 결코 혼자가 아님을 알게 될 것입니다. 그리고 그는 인생의 쓴맛을 단맛으로 바꾸는, 보다 성숙하고 지혜롭고 따뜻한 존재로 다가올 것입니다.

이 책을 통해서 고통은 피어남으로, 쓰디쓴 맛은 달콤함으로 전환될 것입니다.

— 대니 영 Danny Yeung 박사
AEDP 연구소 국제개발위원회 위원장, 선임 교수
토론토 대학교 템어티 의과대학 조교수

추천사

이 책을 읽어 내려가면서 줄곧 '맞아 맞아!'를 마음속으로 외치며 읽게 되었다. 때로는 어느 장면에서 예로 든 내용이 마치 언제 한번쯤은 내 자신이 경험한 것과 비슷하여 멈추어서 눈물이 고이고 감정이 느껴지는 적도 있었고, 어떤 사례들은 마치 내가 만난 내담자들과 거의 흡사한 얘기 같아서 그 분들을 떠올리기도 하였다.

진정한 나로 살아간다는 것, '이게 진짜 내 마음이야'라고 외치고 싶었던 순간들에 그것을 있는 그대로 느끼고, 깨닫고, 표현하게 되면 불어닥칠 지도 모르는 이후의 상황을 걱정하느라 우리는 얼마나 자신과 다르게 행동하며 살아왔을까? 내담자들이 가장 많이 하는 말 중 하나가 '무엇을 느끼시나요? 어떤 감정이 드세요?' 라고 질문하면 '저도 잘 모르겠어요!'라고 말하며 마음은 알기도 어려운 것 같다고 생각한 적도 많다. 특히 한국 사회는 가족주의적이고 집단주의적 사회의 전통에 따라 아주 근거리에 늘 내 얘기에 반응(주로 부정적이거나 비판적인)을 하는 사람들이 가까이 있기에 내가 지금 느끼고 하고 싶은 얘기를 하기가 쉽지가 않다. 왜냐하면 내가 이것을 표현하게 되면 상대방이 어떤 반응을 할 지가 미리 예상이 되고 그 예상 속의 반응은 내가 원하는 반응이 아닐 확률이 높기 때문이다. 따라서 우리는 Here and Now에서 그때 느끼는 감정에 머물라는 초대를 받지만, 한편 그것이 공동체를 강조되는 사회에서 얼마나 힘든 일인지를 또한 알게 된다. 이 책의 근간이 되는 AEDP 치료모델을 처음 알게 되었을 때 한국인들에게 얼마나 필요한 치료과정인가라는 생각과 동시에 우리에게는 얼마나 쉽지 않은 과정일까 라는 생각이 들었었던 것도 사실이다. 그러나, 누군가와 함께 내면의 감정을 자각하고, 수용하고 감정을 경험하게 되면 치유로 나아간다는 그 단순한 현상을 내 자신이 먼저 경험하고 '이게 되는구나!'라는 감탄과 감격을 했던 기억이 난다. 익숙치 않았고, 해보지 않았기에 우리 속에 있는 강력한 치유경향성과 변화동력Transformance을 확신할 수가 없었다. 그러나, 안전하고 신뢰로운 환경 안에서 그것이 가능하다는 사실이 놀라웠고, 이러한 변형의 바람이 내게도 와서 닿았다는 사실이 그지 없이 기뻤다. 그것은 포기할 수 없는 인생의 가장 중요한 과업이 '나답게 살기'이기 때문이다. 이 길로 어떻게 보다 쉽게 나아갈 수 있는지를 발견하고 찾아나서준 AEDP 치료의 창시자인 다이아나 포샤 박사님과 동료들께 나는 늘 감사의 마음이 든다. 특히 현재도 AEDP Institute의 선임교수로 활발하게 활동하고 계시는 론 프레데릭 교수님의 이 책은 아주 쉽고도 명확하게 이 길을 제시해 주시는 자습서이다. 우리가 마음의 문을 열고 스텝 바이 스텝으로 따라가다보면 거기에 이르게 되는 훌륭한 안내서로서 국내에 번역되어 나옴으로 우리가 얻

추천사

게 될 유익이 참으로 클 것이라 기대된다.

국내에 AEDP 치료모델이 소개가 되고 훈련을 시작하신 분들이 생긴 것은 2021년부터이며, 짧다면 짧은 시간이지만 같은 마음을 가진 분들이 서로 격려하며 지지하고 앞으로 이 길에 동참하는 분들을 돕기위해 작게나마 2024년 여름 한국 AEDP 상담연구회를 시작하고 부족하나마 회장으로 섬기게 되었다. 이 책을 번역하신 분들은 이 과정에서 만난 동지들로서 바쁜 시간들을 쪼개어 번역된 이 책이 드디어 빛을 본다는 것이 너무나 뿌듯하고 자랑스럽다. 이 책을 통해 한국 사회에도 '진짜 나로 사는 삶'이 실현되어 많은 상처와 트라우마들이 회복되고 안전하고 따뜻한 성장의 자양분이 넘치는 사회가 되기를 함께 꿈꾸며 글을 맺는다.

— 전명희
한동대학교 상담심리사회복지학부 교수
한국 AEDP 상담연구회장

출생으로 만난 가족과
선택으로 만난 가족에게

감사의 말

    5년 전 이 책을 집필할 때는 이 여정이 어떻게 펼쳐질지 전혀 몰랐다. 물론 혼자서 이 긴 여정을 지속 할 수는 없었다. 이 책이 나올 수 있도록 현실적이고 여러 특별한 방법으로 도와주신 분들에게 깊은 감사를 드린다.

    비글리아노 어소시에이트Vigliano Associates의 내 문학 대리인 댄 엠브로시오Dan Ambrosio는 처음부터 이 프로젝트를 믿어 주었다. 그의 에너지, 열정 및 지원 그리고 침착하게 이 모든 과정을 인도해 준 것에 감사드린다. 이토록 나를 믿어주었던 사람은 없을 것이다.

    제시-베스Jossey-Bass의 편집장인 세릴 플러톤Sheryl Fullerton은 내 메시지를 깊이 감사하고 이해해 주었을 뿐만 아니라 훨씬 간결한 말로 전달할 수 있도록 도와주었다. 그녀의 훌륭한 제안, 안정적인 안내, 직업적 성실함에 감사드린다. 그녀와 함께 일하는 것이 큰 기쁨이었다.

    그리고 조시 베스Jossey-Bass의 훌륭한 팀이 보여 준 인간미, 근면, 헌신에 감사드린다.

케이 스퀴드 엔터프라이즈K Squared Enterprises의 캐서린 크로울리 Katherine Crowley는 나보다 먼저 이 책의 가능성을 알고 적절한 순간에 늘 내 곁에 있어 주었고, 댄 앰브로시오Dan Ambrosio를 소개해 주어 감사한 마음이다.

마크 침스키Mark Chimsky, 마크 레비Mark Levy, 메리 캐롤 무어 Mary Carroll Moore는 문학적 전문성을 더하고 날개를 달도록 도와주었다.

퍼포먼스 앤 석세스 코칭Performance & Success Coaching의 라리나 케이스Larina Kase가 훌륭한 지도, 열정, 관대함을 베풀어 주었다.

원고를 써나가는 여러 단계에서 아낌없이 함께 읽어준 많은 가족, 친구, 동료들은 이 내용에 대해 논의하며 귀중한 피드백과 격려를 해 주었다. 특히, 팀 베이어Tim Beyer, 킴 프레데릭Kim Frederick, 잭키 프레데릭-베너Jackie Frederick-Berner(또한 *Living Like You Mean It* 제목을 생각해 낸 사람), 다이아나 포샤Diana Fosha, 수앤 피에로 SueAnne Piliero, 사라 베이어Sara Beyer(4장의 다이어그램을 만든 사람), 도나 프레이저Donna Fraser, 노아 글라스만Noah Glassman, 벤 립톤Ben Lipton, 나타샤 프렌Natasha Prenn, 대니 영Danny Yeung, 베린다 보스카딘Belinda Boscardin, 스테이시 커쉬너Stacey Kirchner, 제니 무어 Jenny Moore 및 크리스토퍼 스자커Christopher Szarke.

나에게 영감을 주고, 사고방식을 형성해 주며, 임상적 성장에 기여해 준 많은 스승과 뛰어난 치료사들에게 감사한다. 특히 다이아나 포샤Diana Fosha, 레이 맥컬로우Leigh McCullough, 이사벨 스크라

Isabel Sklar, 질 스트런크Jill Strunk, 길 터넬Gil Tunnell, 마이클 라이킨Michael Laikin, 테리 쉘던Terry Sheldon, 마리아 데레벤코Maria Derevenco, 존 버딘John Budin, 국제 경험적 역동 치료 협회International Experiential Dynamic Therapy Association 회원 및 속성 경험적 역동심리치료 인스티튜트Accelerated Experiential Dynamic Psychotherapy Institute의 동료들과 내 생각과 접근 방식을 말로 표현하도록 도전하게 해 주고, 뛰어난 재능과 배움에 대한 열정으로 영감을 주며, 내가 교사이자 임상가로서 성장할 수 있도록 도와준 학생들에게 감사한다.

나를 마음과 삶 속으로 받아들이고, 가장 깊은 감정을 나누어 주며, 용기로 나를 감동시킨 내 내담자들에게 감사한다. 그들의 여정에 함께할 수 있다는 것은 나의 영광이다.

따뜻한 마음과 유쾌한 유머 감각을 지닌 파크 하우스의 직원들에게 감사한다.

신뢰할 수 있는 안내를 준 수잔 쉐퍼Susan Schaefer는 여정이 힘들 때마다 함께 있어 주고 잘 될 수 있도록 해주었다.

탁월한 심리치료사인 다이아나 포샤Diana Fosha는 나에게 감정을 통한 변화의 힘을 '처음부터 끝까지' 가르쳐 주었고 그 과정에서 내 인생의 방향을 바꾸는 데 도움을 주었다. 이 책은 다이아나와 함께 한 작업이 없었다면 존재하지 않았을 것이다. 그녀의 지속적인 지원, 관대함, 우정이 나에게는 큰 선물이다.

자주 안부를 물어주고, 격려의 말을 건네며, 내가 노트북에 파묻히지 않도록 도와준 친구들에게 감사한다.

사랑과 지지를 아낌없이 보내 주고, 나를 끝까지 믿어 주며, 누구보다 나를 크게 웃게 해 준 가족들에게 감사한다.

마지막으로, 팀 베이어Tim Beyer. 이보다 더 좋은 동반자는 상상할 수도 없었을 것이다. 그에게 그저 모든 것에 대해 감사한다.

비밀보장을 준수하기 위해 이 책에서 설명하는 사람들은 나와 함께 상담한 여러 내담자의 특성을 조합한 가상의 것으로, 이름 및 특정 내용들은 모두 허구의 것이며 혹시라도 누군가와 비슷한 것이 있다면 그것은 우연의 일치일 것임을 밝혀둔다.

세상에서 가장 아름답고 소중한 것들은 눈으로 볼 수도
손으로 만질 수도 없다.
그것들은 마음으로 느껴야 한다.

―헬렌 켈러 Helen Keller

소개

―·:❖:·―

당신이 지금 이 책을 읽고 있다면 어떤 면에서는 자신의 삶이 만족스럽지 않고 부족한 부분을 채우기 어려운 상황에 있기 때문일 수도 있다. 당신의 하루는 바쁘고 빈틈없이 차 있고 주위에 친구, 직장 동료, 가족, 심지어 파트너나 배우자가 있지만 뭔가 어긋난 느낌이 들고 무언가 빠져 있는 것 같다.

많은 사람들이 이렇게 느낀다. 우리는 삶 속에서 더 살아있고, 진짜로 존재하고, 자기 자신과 더 많이 접촉하고, 사랑하는 사람들과 더 가까워지기를 갈망한다. 그러나 무엇을 하든, 우리는 거기에 도달할 수 없는 것 같다. 왜 우리는 행복하지 않을까? 왜 관계가 만족스럽지 않을까? 왜 삶이 더 보람차지 않을까? 우리는 스스로 묻는다. '이게 최선일까?'

어떤 사람들은 바쁜 일상이 문제라고 말한다. 우리는 스트레스가 많은 일을 하고, 긴 시간 동안 일하며, 고된 출퇴근을 견뎌야 한다. 시간에 쫓기고, 집안일과 가족의 요구에 시달린다. 너무 바빠서 천천히 살며 현재에 집중할 여유가 없다. 친구나 가족과 함께할 시간도 부족하고, 관계에 투자할 여력도 없다. 삶을 더 의미 있게 살아가기엔 이미 에너지가 고갈된 상태다.

이 모든 말이 사실처럼 들리지만, 나는 단순히 바쁜 것만이 문제는 아니라고 확신한다.

심리치료와 코칭 실습에서 만난 많은 사람들과 나의 삶에서 겪은 다양한 경험을 통해, 나는 우리를 단절된 느낌으로 만드는 큰 부분이 두려움과 관련이 있다고 믿게 되었다.

우리는 무엇을 두려워할까? 이에 대한 대답은 당신을 놀라게 할 수 있다. 우리는 자신의 감정을 두려워하는 것이다.

감정은 우리가 살아 있고 활력이 있다고 느끼게 하고, 삶의 도전을 만나고 대처할 수 있도록 에너지를 주고, 우리가 진정으로 원하는 것을 얻기 위한 최선의 방향을 알려 준다. 감정은 우리 자신과 다른 사람 사이의 간격을 메우고, 우리의 관계를 활기차게 만들고, 친밀감을 느끼도록 도와준다. 그리고 감정 공포증(자신의 감정에 대한 두려움과 불편함, 다른 사람과 감정을 공유할 수 없음)이 우리를 내면의 지혜와 힘에서 멀어지게 하고 타인과 거리를 두게 한다.

이러한 종류의 두려움은 실제로 매우 일반적이다. 사실, 우리 대부분은 감정을 두려워한다. 우리는 감정을 최대한 느끼는 것을 두려워하고 감정적으로 살아 있고 다른 사람들과 함께하는 것을 두려워한다. 우리는 취약해지는 것, 우리 자신에게 주의를 기울이는 것, 바보처럼 보이는 것을 두려워한다. 우리는 압도당하는 것, 통제력을 잃는 것, 통제할 수 없는 것을 두려워한다. 우리의 진정한 모습으로 보여지는 것을 두려워한다.

그렇다면 우리는 어떻게 할까?

감정을 피하려고 한다. 어떻게든 외면하고 숨기기 위해 온갖 방법을 동원한다. 우리는 주의를 산만하게 하며 자신의 감정을 제쳐

좋든 나쁘든

감정을 밀어내고, 억누르며 사라지길 바라곤 한다. 억누른 감정은 내부에서 곪아 터지고 우리의 생명 에너지를 고갈시키고 결국에는 이렇게 나타난다.

불안	걱정
두려움	안절부절
과잉행동	우울증
과민성	동기 부족
미루기	만성 피로
불면증	고혈압
위와 장 문제	두통
이갈이	분노 폭발
관계 문제	성적인 어려움
낮은 자존감	공허함

두고, 거기에 다른 것들로 다시 채우고, 감정이 사라지기를 바란다.

하지만 감정은 사라지지 않는다. 감정은 계속해서 우리의 주의를 기울이라고, 들어달라고, 반응해달라고 끊임없이 신호를 보낸다. 그것이 감정의 본성이다. 감정들은 뭔가 이상하거나, 기이하거나, 옳지 않다는 감각으로 다시 나타난다. 걱정, 과민성, 안절부절,

불안 또는 우울증으로 말이다.

그러면 우리는 이런 감정의 말을 들을까? 아니다. 우리는 그들을 피하려고 더 열심히 노력한다. 우리는 일에 몰두하거나, 쇼핑하고, 마시고, 먹고, 마약을 하고, 섹스를 하거나, 광적으로 운동한다. 휴대전화로 이야기하고, 문자를 보내고, 인터넷 서핑을 하고, 비디오 게임을 하고, 텔레비전 앞에 앉는다. 계속 바쁘게 하고 산만하게 하며 진정한 감정에 가까워졌을 때 느끼는 두려움을 마비시키는 모든 것을 한다.

우리는 진짜 나로서 사는 대신에 자동 조종 모드로 살아간다. 반쯤 깨어 있는 상태로, 자신 안에서 무슨 일이 벌어지고 있는지도 희미하게만 느낀다. 그리고 정작 자기 자신이 스스로 얼마나 방해하고 있는지도 모른 채, 왜 행복하지 않은지, 왜 삶이 만족스럽지 않은지, 왜 관계가 채워지지 않는지, 왜 이렇게 외로운지 고민한다.

이 상황을 바꿀 수 있는 유일한 방법은, 용기를 내어 우리의 감정을 직면하고 나누는 것이다.

왜 이 책인가?

나는 어떻게 이런 상태를 그렇게 잘 이해하는 것일까? 내가 그랬었고 그 과정을 거쳤기 때문이다.

오랫동안 나는 내면 깊숙이, 본능적으로 느끼는 감정과 거의 단절된 상태였다. 내 감정, 내 진정한 감정에 귀를 기울이고 신뢰하는 것이 너무 두려웠기 때문에 내 안 어딘가에 묻힌 가장 깊은 자아의 목소리, 내가 원하는 것을 알고, 내가 갈망하는 것, 무엇이 옳은지 그른지 알고 있는 목소리를 들을 수 없었다.

지금은 알게 된 지혜로 이것을 이야기할 수 있지만 당시에는 무슨 일이 일어나고 있는지 전혀 몰랐다. 나는 내가 표면 아래에서 얼마나 불안했는지, 두려움이 내 삶의 모든 부분에 얼마나 중대한 영향을 미치는지 알지 못했다. 집, 직장, 학교, 헬스장을 끊임없이 오가며 바쁘게 지낸 것은 내 감정에 대한 깊은 두려움에서 비롯된 것이었다. 그 두려움 때문에 내 진짜 감정을 마주하지 못했고, 다른 사람들과 더 깊이 연결되는 것도 방해받았다. 내가 진정한 감정을 느끼지 못하게 하고 다른 사람들과 더 깊이 연결하지 못하게 한 것이 바로 이 두려움 때문이었다.

나는 얼마나 내가 외로운가 하는 것을 '알아차렸다.' 바쁜 삶과 파트너, 친구, 가족, 친하다고 생각하는 사람들이 있었지만 뭔가 빠져있었다. 사람들과 시간을 보내고 나면 연결을 갈망하지만 공허함을 느끼며 떠나고, 왜 그런지 알지 못했다. '내가 뭔가 잘못한 걸까? 내가 했던 말 때문일까? 혹시 그들이 그냥 나를 싫어하거나 재미없다고 생각하는 걸까? 정확히 뭐가 문제인지 알 수 없었고, 왜 결국 이렇게 외로움을 느끼게 되었는지도 이해하지 못했다.

그래서 쳇바퀴 도는 햄스터처럼 계속 바쁘게 지냈다. 내가 처한 관계가 어딘가 잘못되었다는 느낌을 의심하며, 내 마음을 믿고 더 진실하게 나아가는 것에 대한 깊은 두려움을 외면한 채 거의 인식하지도 못한 감정들로부터 도망쳤다. 나는 내 내면의 목소리를 듣지 않기 위해, 진정으로 현재에 머무르지 않기 위해 할 수 있는 모든 것을 했다. 왜냐하면 내가 가만히 있어야 한다면 두려움에 직면해야 하는 위험을 감수해야 하기 때문이다. 너무 무섭게 느껴졌다.

사실 내가 진정으로 두려워했던 것, 내 진정한 감정을 인식하고 두려움을 극복하고 감정적 자아를 포용하고 진정으로 연결하는 방법을 배우는 데 필요한 도움을 받지 않았다면 나는 영원히 이 상태로 갔을 것이다. 이 경고에 귀를 기울이지 않고 내 감정에 마음을 열지 않았다면 지금 내가 어디에 있을지 생각하면 등골이 오싹하다.

상담을 할 때 나는 예전의 나와 같은 사람들, 아마도 당신과 같은 사람들을 많이 본다. 그들 대부분은 변화를 시도했고, 수년 동안 달라지려고 노력했다. 그들 중 일부는 이전에 치료를 받기도 했다. 그러나 그들은 아무리 노력해도 지속적인 성공을 거두지 못했다. 그들은 자신의 감정과 단절되고, 다른 사람들과 거리감을 두게 만드는 패턴을 반복했다. 하지만 그런 패턴은 아무런 발전도 가져오지 못했다.

익숙한 소리인가?

이렇게 같은 패턴이 반복되는 이유는 분명하다. 우리가 감정을 마주하지 않는 한, 느끼는 방식이나 행동하는 방식에 진정한 변화는 일어나지 않는다. 우리가 정말로 변화를 원하고, 삶에서 생동감을 느끼며 사람들과 연결되고 싶다면, 감정과 연결되고 그것을 다루는 법을 배워야 한다. 상실로 인한 슬픔, 부당한 일을 당했을 때의 분노, 성공했을 때의 기쁨, 깊이 아낄 때의 사랑, 그리고 그사이에 존재하는 모든 감정을 포함해서 말이다.

이제, 나는 당신에게 이와 다르게 말할 사람들이 많이 있다는 것을 안다. 당신의 감정을 '극복'하는 방법, 생각으로 막는 방법, 확언을 통해 감정을 변화시키는 방법에 대한 책이 시중에 많이 있다. 불행히도 이런 전략들은 충분하지 않으며, 단기적인 위안만 줄 뿐이다. 그리고 이제 그 이유를 알게 되었다.

수년 동안 인지 과학 또는 마음의 과학은 인간 정신에 대한 우리의 이해를 지배했다. 우리가 몸을 돌리는 곳마다 자기계발서, 토크쇼, 조언 칼럼, 심지어 일부 치료사들로부터 받은 가장 중요한 메시지는 긍정적으로 생각하라는 것이었다.

현실적으로 생각해 보자. 만약 그렇게 단순했다면, 우리는 모두 이미 나아졌을 것이고, 나는 케이프 코드Cape Cod 어딘가에서 작은 숙박업을 하고 있었을 것이다!

다행스럽게도 지난 몇 년 동안 뇌가 어떻게 작동하고, 발달하고, 변화하는지에 대한 우리의 이해에 혁명을 일으킨 감정에 대한 연구가 폭발적으로 증가했다. 우리는 이제 감정이 웰빙과 지속적인 변화를 불러오는 데 생각보다 더 강력한 역할을 할 수 있다는 것을 알고 있다. 그 이유는 간단하다. 우리의 감정은 생각보다 훨씬 빠르고 강렬할 수 있기 때문이다. 때때로, 우리가 그들을 억제하기 위해 무엇을 하든, 우리가 그들을 통제하기 위해 얼마나 열심히 노력하든, 그들은 우위를 점할 것이다(이것이 왜 그런지에 대해서는 다음 장에서 더 자세히 설명하겠다). 또한, 신경가소성(뇌가 어떻게 구조와 기능을 변화시킬 수 있는지에 대한 연구) 분야에서 최근에 발견된 사실은 감정적 경험이 실제로 뇌를 다시 연결하는 힘이 있음을 보여 준다!

따라서 우리가 감정에 대항하기보다 감정에 대처하는 법을 배우는 것이 합리적이지 않을까?

또한 다니엘 골먼Daniel Goleman이 베스트셀러인 사회 지능Social Intelligence에서 말했듯이 우리는 매우 기본적인 방식으로 '연결되도록 설계되어' 있다.[1] 태어날 때부터 다른 사람과 감정적으로 연결되는 것은 타고난 성향이다. 그리고 그럴만한 이유가 있다. 정서적 친밀감에서 오는 안전과 보호는 웰빙의 기본이다. 이것은 저명한 정신과 의사인 존 보울비John Bowlby가 언급한 '안전기지Safe Basecamp'[2] 가 되어준다. 관계는 기분을 좋게 할 뿐만 아니라 스트레스를 다루고 삶의 고난을 견디는 능력도 향상시켜준다.

이들은 면역기능, 심혈관 건강, 그리고 뇌 기능도 증진시키는 등 수많은 건강상의 이점을 제공한다. 사실, 친밀하고 지지적인 관계를 맺은 사람들이 실제로 더 오래 산다!

그러나 여기에는 중요한 차이점이 있다. 가장 중요한 것은 당신이 얼마나 많은 관계를 맺고 있느냐가 아니라 관계의 질, 즉 그들이 얼마나 정서적으로 가까운가이다. 요컨대, 관계가 가까울수록 더 많은 장점이 있다. 그리고 진정한 친밀감은 우리가 정서적으로 건강하고 개방적이며 안전하다고 느끼고 우리의 감정과 그것이 우리에게 미치는 영향을 인식할 때만 가능하다. 그러므로 우리는 감정에 더 편안해지고 감정을 나누는 방법을 배움으로써 건강한 방식으로 느끼고 연결하는 능력을 키울 필요가 있다. 그렇지 않으면

소개

우리는 단절되고 혼자라고 느낄 수밖에 없다.

생각만큼 자신의 감정이 편안하지 않을 수 있다고 생각할 때 자신과 다른 사람들에게 더 깊이 마음을 여는 것이 두려운 것처럼 보일 수 있다. 두려울 수도 있다. 많은 것들이 시도하기 전에는 두렵지만 실제로 그렇게 위협적이지 않다는 것을 알게 되면 나중에 유익하고 즐길 수 있는 일이 될 수 있다. 당신의 감정에도 똑같은 일이 일어날 수 있다. 시도를 많이 하면 할수록, 연결하려고 더 많이 노력할수록 프로세스가 더 쉬워지고 더 능숙하게 처리하게 된다.

그래서 두려움 때문에 자신의 삶을 먼 영화 화면 속 장면처럼 지켜보기만 할 것인가? 그 속에서 진짜로 참여하지도 못한 채, 사랑하는 사람들과도 가까워지지 못한 채 남겨질 것인가? 아니면 더 적극적으로 삶에 참여하고, 지금 이 순간을 더 깊이 느끼며 살아가고 싶은가? 더 충만한 삶을 살고 싶은가?

만약 그럴 마음이 있다면, 나는 도울 준비가 되어 있다. 하지만 진지하게 시도하고, 약간의 위험을 감수할 의지가 있어야 한다. 소매를 걷어붙이고 직접 부딪쳐야 한다. 왜냐하면 이 과정에는 분명 노력이 필요하기 때문이다.

그리고 그것이 때때로 고통스럽거나 힘들지 않을 것이라고 약속할 수는 없지만 당신의 감정과 함께하고 나누는 법을 배우는 것은 상상 못 했던 방식으로 당신의 삶을 변화시킬 것이라는 것을 자신 있게 말할 수 있다. 나는 이것을 개인적으로 알고 있으며 매일 내 내담자들을 통해 함께 보고 있다.

다음은 사람들이 자신의 감정을 털어놓을 때 나타나는 것들이다.

- 전반적인 불안 수준이 감소하여 큰 안도감을 준다.
- 그들은 더 이상 갇혀 있다고 느끼지 않는다. 오히려 그들은 흐름, 움직임, 긍정적인 에너지가 그들을 통해 흐르는 감각을 알아차린다. 그것은 그들을 활기차게 만들고 더 강하고 더 큰 힘을 느끼게 하는 에너지이다. 마음을 열고, 오래된 장벽을 허물고, 자신을 새롭게 경험하도록 움직이는 에너지를 느낀다.
- 그들은 더 이상 의심하지 않고 진실된 개인적인 진실과 접촉하고 표현할 수 있다. 그리고 자신의 감정을 말하고 목소리를 냄으로써 관계가 깊어지고 향상된다. 그들은 더 이상 혼자라고 느끼지 않는다.
- 그들의 삶은 더욱 풍요롭고 만족스러워지며 깊은 의미와 목적, 그리고 소속감을 느끼게 된다.

궁극적으로 그들은 완전히 살아 있고 활력이 넘치며 자신과 타인, 세계에 대한 경험과 깊이 연결되어 있다고 느낄 수 있는 진정한 잠재력을 깨닫게 된다.

이보다 더 큰 보상이 어디 있을까?

이런 놀라운 경험의 일부가 되어, 누군가가 타고난 감정을 온전히 느끼고 받아들이도록 돕는 것은 매우 보람된 일이다. 매일같이, 또 한 사람이 자신을 억눌러왔던 장벽을 허물고 더 깊고 풍요로운 자아와 연결되는 모습을 보며 깊이 감동받는다.

내가 더 많은 사람들을 도울 수 있었고, 우리가 함께 있고 감정을 공유하는 능력을 키울 때 일어날 수 있는 극적인 변화를 더 많이 목격할수록, 나는 더 많은 사람들에게 이것을 전해야 한다는 강박을 느꼈다. 사람들이 두려움을 극복하고 내면의 풍부한 감정을 깨우며 삶 속의 사람들과 더 친밀하게 연결되어 있다고 느끼는 것을 돕는 것이 사명이 되었다고 말할 수도 있다. 여러분에게도 이것이 전해지기를 바라는 마음에서 이 책을 쓴다.

이 책에 대해

『진짜 나로 사는 삶living like you mean it』이 책은 당신의 두려움을 극복하고 진정으로 원하는 삶을 얻기 위해 감정의 지혜와 힘을 사용할 수 있도록 돕기 위해 고안되었다. 내가 수년간 배우고 발전시킨 것과 매일 내담자들에게 가르치는 것을 여러분과 공유할 것이다. 두려움을 극복하고 자신 및 다른 사람들과 더 깊이 연결하기 위한 입증된 4단계 접근 방식이다.

이 책은 두 부분으로 나누어져 있다. 첫 번째 섹션인 "준비preparation"는 이후에 다룰 실천 단계의 기초를 제공한다. 우리는 당면한 문제에 대해 매우 구체적으로 설명하는 것으로 시작한다. 감정에 대한 두려움, 또는 내가 감정 공포증이라고 부르는 개념을 구체적으로 살펴본다. 나는 이 두려움의 가장 흔한 징후를 설명하여 당신이 스스로 그것을 인식할 수 있도록 할 것이다. 다음으로 우리는 왜 감정을 두려워하게 되는지, 그리고 타인과 깊이 연결되는 것에 대해 불안을 느끼게 되는 이유를 탐구할 것이다. 우리는 또한 당신이 성장한 정서적 환경과 현재 당신의 삶을 지배할 수 있는 암묵적 규칙unwritten rules에 대해서도 살펴볼 것이다.

두 번째 섹션인 '행동하기Taking Action'에서 이어지는 내용은 감정 공포증을 극복하기 위한 4단계 접근법을 소개한다.

1단계: 감정 알아차리기

변화는 내가 정서적 마음챙김emotional mindfulness이라고 부르는 것을 배우는 것에서 시작된다. 즉, 현재 순간의 감정을 인식하는 것뿐만 아니라, 그 감정을 피하기 위해 하는 행동(4장에서 다룸)을 알아차리는 것이다. 주의를 안쪽으로 돌리고 감정적 경험에 조율되기 시작해야 한다. 또한 자신과 다른 사람들이 더 많이 연결되는 데 방해가 되는 일이 무엇인지 인식해야 한다. 우리는 모두 자신의 감정을 피하기 위해 고의로든 무의식적으로든 사용하는 공통적인 행동 패턴 또는 '방어defenses'를 가지고 있다. 예를 들어, 내면에서 슬픔이 솟아오르기 시작할 때, 우리는 그것을 억제하기 위해 주제를 바꾸거나, 시선을 돌리거나, 문제를 가볍게 여기는 것과 같은 일을 할 수 있다. 이러한 방식으로 대응하는 것이 합리적인 순간일 수도 있는데, 예를 들어 일터나 사회적 상황에서 우리는 감정을 드러내지 않고 집에 돌아올 때까지 참을 수도 있다. 그러한 전략은 우리가 인식하지 못할 때 문제가 될 수 있다. 우리가 하는 일 대부분의 경우 우리의 방어가 너무 뿌리를 내리게 되어 무의식적으로 침입하여 다른 일을 할 수 없게 만든다. 결국, 우리가 그것을 하고 있다는 것을 알지 못하면 도움이 되지 않는 행동을 바꿀 수 없는 것이다!

2단계: 두려움 길들이기

방어를 인식하기 시작하면 그들이 숨기고 있는 근본적인 불편함을 더 잘 인식하게 될 것이다.

몸이 팽팽해지고 가슴이 조이거나 가만히 앉아 있기가 힘들다는 것을 알 수 있다. 이러한 경험과 다양한 기타 신체 경험(즉, 신체에서 느껴지는 모든 것)은 두려움의 물리적 표현이다. 즉, 위협을 느낄 때 활성화되는 투쟁 또는 도피 반응이다. 그것은 또한 당신의 감정에 더 가까워지고 있다는 유용한 신호이다.

이 전체 변화 과정의 핵심은 감정 공포증을 다루는 더 효과적인 방법을 찾는 것이다. 감정 공포증은 무의식적으로 두려움에 지배되는 대신 운전석에 앉게 하는 것이다. 나는 더 이상 감정을 억누르거나 무시하거나 무시하려고 할 필요가 없도록, 불편함을 훨씬 더 관리할 수 있는 수준으로 줄이는 데 도움이 되는 구체적인 전략을 가르쳐 줄 것이다. 연습을 통해 불안을 덜 느끼고 현재 상태를 유지하고 감정을 수용할 여지를 더 많이 만들 수 있다.

3단계: 온전히 느껴보기

자신의 감정을 알아차리고 두려움을 길들이기 시작하면 다음 단계는 자신의 내면을 경험하기 시작하는 것이다. 당신이 그것들을 온전히 느낄 때, 그 감정들은 에너지처럼 흐른다. 작게 시작해 점점 커졌다가 정점을 찍고, 결국 사라진다. 마치 바다의 파도와 비슷하다. 예를 들어, 분노의 존재를 약간의 좌절감으로 먼저 알아차릴 수 있다. 이 감각에 동조하고 약간의 공간을 제공하면 확장되기 시작한다. 몸이 따뜻해지고 팔이 저리기 시작하며 육체적으로 반응하고 싶은 충동을 느낀다. 이 내면의 경험을 그대로 받아들이고 막거나 밀어내려 하지 않는다면, 그리고 그것을 견디면서 지나가도록 하는 방법을 찾는다면, 분노의 감정은 절정에 이르렀다가 곧 사라진다.

감정의 흐름을 온전히 받아들이고 지나가도록 한 후에는, 에너지가 넘치고 마음이 맑아지는 상태에 도달하게 된다. 이때 자신과 깊이 연결됨으로써 얻을 수 있는 다양한 혜택을 누릴 수 있다.

그런 다음 행동을 취할지 여부를 자유롭게 선택할 수 있으며 행동하기로 선택한 경우 그 진행 방법과 가고 싶은 곳을 선택할 수 있다. 나는 당신에게 당신의 감정을 경험하는 건강한 방법과 감정을 효과적으로 관리하여 당신을 압도하지 않는 방법을 가르칠 것이다. 이 새로운 바다를 항해하는 데 필요한 기술을 개발하고 감정의 배와 함께 항해하는 데 능숙해질 것이다.

4단계: 감정 표현하기

이 4단계에서는 마음을 열고 다른 사람들에게 자신의 감정을 표현할지, 즉 감정을 말로 표현하고 전달할 것인지, 아니면 자신의 감정을 그대로 유지할 것인지 선택해야 한다. 때때로 우리의 감정과 접촉하는 것으로 충분하기도 하다. 우리가 어디에 있고 무엇을 하고 싶은지 아는 것이 전부일 수도 있다. 그러나 종종 감정은 단순히 경험하기 위한 것이 아니며 또한 나누기 위한 것이기도 하다. 사실, 당신이 감정과 접촉하면 그것들이 마음을 열고 드러내고 싶게 한다는 것을 발견하게 될 것이다. 그러나 우리 중 많은 사람들이 이렇게 하는 방법, 느끼는 것을 표현하는 방법, 우리의 목소리를 제대로 내면서 최상의 결과를 얻을 수 있는 방법을 정확히 모른다. 자신의 감정을 건전하게 표현하고 공유하는 방법, 현명하게 표현하는 것과 그렇지 않은 것을 분별하는 방법, 감정을 활용하여 다른 사람과 더 가까워지고 더 깊이 소통하는 방법을 이 4단계에서 보여 준다. 모든 단계가 그러하듯이, 감정을 드러내는 연습을 많이 할수록 더 쉬워질 것이다.

* * *

이 책은 변화의 이야기로 가득 차 있다. 당신과 같은 사람들의 이야기이다. 고독하고, 외롭고, 절망적이라고 느꼈지만 두려움에 직면할 용기를 찾고 위험을 무릅쓰고 자신의 감정을 보여 주고 다른 사람들과 나누면서 상상하지 못했던 방식으로 변화한 사람들의 이야기이다.

당신에게도 같은 일이 일어날 수 있다.

올바른 방법과 연습을 통해 삶과 인간관계가 더 좋아질 수 있다는 사실이 바로 이 책에서 여러분에게 말하고자 하는 것이다.

변화를 위한 능력은 당신 안에 이미 있고 단지 드러나기를 기다리고 있다. 나는 당신이 감정의 놀라운 지혜와 힘을 활용하도록 돕고 싶다. 당신은 이미 첫걸음을 내디뎠다. 당신은 지금 나와 함께 있다. 이 여정을 함께 떠나 보자. 당신의 삶을 변화시키는 힘을 당신 안에 이미 가지고 있음을 알게 될 것이다.

제1부

준비
Preparation

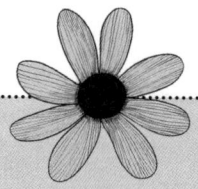

1장
느끼느냐 느끼지 않느냐, 그것이 문제

삶은 용기의 정도에 따라 움츠러들기도 하고 확장되기도 한다.

- 아나이스 닌Anaïs Nin

리사Lisa는 남자 친구인 그렉Greg을 데리러 공항에 제시간에 도착하기 위해 몇 분 일찍 퇴근했다. 그녀는 출장에서 돌아온 그를 환영하기 위해 마지막에 마트에 들러 몇 가지 물건을 구입했다. 몇 분 후 리사가 앞좌석에 앉자 그렉은 그녀에게 말했다. "당신과 함께 식사하고 나중에 친구들과 만나서 술 한잔할 시간이 충분할 것 같아." 리사는 턱을 꽉 다문 채로 생각했다. '얼마나 오래 못 봤는데 돌아오는 첫날밤부터 친구들을 만날 계획이라고? 맙소사!' 그녀는 속이 끓기 시작했지만, 시원한 미소 뒤에 이 마음을 숨겼다. "여행은 어땠어?" 그녀가 물었다.

* * *

알렉스Alex는 자동차 스테레오의 스캔 버튼을 눌러 듣고 싶은 음악을 찾았다. 크리스마스 캐럴을 틀어주는 방송이 나왔다. "오, 이거 너무 좋아, 여보, 들어보자." 아내가 익숙한 어투로 말했다. '고요한 밤'의 멜로디가 차 안을 가득 채웠다. 알렉스는 무언가 가슴이 먹먹해지는 것을 느꼈다. 지금 여행 중인 바로 이 길에서 부모님이 교통사고로 돌아가신 지 거의 1년이 되는 날이었기 때문이다. 그의 머릿속에는 어린 시절 부모님과 행복하게 함께 보냈던 휴가의 추억이 넘쳐났다. 그는 눈물이 흐르는 것을 느꼈고 아내가 보지 않기를 바라며 고개를 돌렸다. 그는 혼자 생각했다. '이봐, 정신 차려. 너는 강해져야 해.' 그는 운전대를 잡고 감정을 억누르기 위해 힘겹게 버텼다.

* * *

케이트Kate는 몇 달 동안 친구들과 이번 휴가를 계획하고 있었다. 드디어 오랜 야근 끝에 휴식을 취할 수 있게 되었다. 친구들은 일찍 일어나 그토록 고대하던 하이킹을 시작했다. 첫 번째 전망대에 도착한 친구들은 잠시 멈춰 서서 산의 경치를 감상했다. 떠오르는 태양이 건조한 사막의 풍경에 은은한 오렌지빛을 드리우고 공기는 상쾌한 냄새를 풍겼다. '완벽한 날이구나', 케이트는 심호흡을 하며 혼자 생각했다. 그런데 갑자기 어디선가 불안의 물결이 그녀를 덮쳤다. 케이트는 안절부절못하며 가만히 있지 못하고 당황한 친구들을 뒤로한 채 언덕을 올라갔다.

* * *

이 세 사람은 서로 다른 것처럼 보이지만 매우 닮아 있다. 이들은 자신의 감정을 두려워한다. 리사는 자신의 분노가 두렵다.

그녀는 남자 친구에게 느끼는 분노를 마음속에 품고 있다. 그녀는 그것을 무시하려고 노력하지만 아무리 노력해도 분노는 그녀를 갉아먹는다. 결국 리사는 분노를 느끼고 분노는 사라지지 않는다.

알렉스는 자신의 슬픔이 두렵다. 부모님의 죽음에 대한 비통함을 드러내는 것이 두렵고 취약해지는 것이 두렵다. 그렇게 되면 모든 통제력을 잃고 감정적으로 엉망이 되어 아내가 자신을 나약하다고 생각할까 봐 두려워한다.

그리고 케이트는 자신의 행복이 두렵다. 긴장을 풀고, 자신을 즐기고, 친구들과 함께 그 순간에 있는 것에 대한 무언가 불안해하고 초조해 한다. 오랫동안 휴가를 기대했는데 제대로 즐기지 못한다면 얼마나 슬픈 일인가.

정말 안타까운 일이다.

리사가 자신의 분노를 좀 더 편안하게 느끼고, 분노와 접촉하고 그 힘을 느낄 수 있다면 남자 친구에게 자신의 감정을 말할 용기를 내어 그렉에게 말할 수 있었을 것이다.

알렉스가 슬픔을 두려워하지 않았다면 부모님을 위해 좀 더 공개적으로 슬퍼할 수 있었을지도 모른다. 아내와 감정을 공유하고 아내와 더 가까워지고, 자신의 아픔을 외롭지 않게 느낄 수 있었을지도 모른다. 어쩌면 그는 자신의 아픔을 다른 사람과 나누는 것이 얼마나 좋은 일인지-이상하게 들릴지 모르겠지만- 알게 될지도 모른다.

케이트가 친구들과 함께 즐거움을 느끼는 것이 편하다고 느꼈다면 아마도…… 하지만 잠깐만. 즐거운 감정을 느끼는 것은 쉬워야 하지 않을까? 그렇다. 그래야 하지만 우리 중 많은 사람들은 그렇지 않다. 대다수의 사람은 자신의 감정에 대해 어느 정도의 불편함을 경험하며, 때로는 즐거운 감정을 느끼기도 한다. 우리는 감정에 가까워지기 시작하면 불안의 파도가 감정의 발걸음을 멈추게 한다. 또는 안절부절못하며 감정을 느끼기보다는 빨래를 개거나 집 안 청소를 하고 마라톤을 시작하기도 한다. 주제를 바꾸거나, 일이나 텔레비전, 음식으로 주의를 돌리거나, 침묵 속으로 물러나기도 한다. 우리는 통제력을 유지하기 위해 무엇이든 하는 데 능숙하다.

간단히 말해서, 우리는 감정 공포증feeling phobic이 있다. 우리는 감정을 두려워한다.

일종의 공포증

심리학적 용어로 공포증은 거미, 높이 곳, 좁은 공간 등에 대해 과장되고 설명하기 어려운 두려움을 의미한다. 그러나 하버드 의과대학 심리학자 리 맥컬로Leigh McCullough 박사가 제안한 것처럼 우리는 자신의 감정이나 정서를 두려워할 수도 있다. 그녀는 이를 '감정 공포증affect phobia'[1] 이라고 불렀다. 자신의 감정을 두려워하는 사람은 이 장 첫머리에 나오는 리사, 알렉스, 케이트처럼 행동한다.

감정에 가까워지면 자신에게 어떤 일이 일어나는지 어떻게 설명하겠는가? 긴장하거나 불안해지기 시작하는가? 아니면 불안하거나 걱정스러운 느낌이라고 표현하겠는가? 불편함은 어떤가? 이 모든 다른 형용사는 두려움과 관련이 있다. 무언가가 우리로 하여금 뒤로 물러나거나 후퇴하고 싶게 만든다. 그리고 이는 우리가 위협이나 무서운 것에 자연스럽게 반응하는 방식이다. 우리는 그것과 아무 관련된 것을 원하지 않는다.

감정 공포증이 있으면, 우리는 감정으로부터 도망치고 싶어 한다.

* * *

감정 공포증에 시달리던 내가 박사 과정을 졸업하던 날은 감정공포증이 극명하게 드러난 순간이었다. 나는 영원처럼 보였던 이 순간에 대해 환상을 품었다. 그리고 그곳에서 나는 마침내 결승선을 통과하려 하고 메달을 받기 직전이었다. 그저 멈춰 서서 달콤함을 마시는 것 외에는 할 일이 없었다.

축제가 시작되기를 기다리며 줄을 섰을 때 나는 지난 몇 년 동안 내가 성취한 모든 것을 생각하려고 노력했다. 모든 힘든 일, 내가 넘은 모든 장애물. 나는 멈춰서 그 순간을 진정으로 만끽하고 이 모든 것의 영광을 만끽하고 싶었다. 하지만 아무리 노력해도 그럴 수 없었다. 불안하고 초조한 기분이 들었다.

나는 발을 바닥에 단단히 디디고 억지로 가만히 서서 약간의 공간을 만들어보려고 애썼다.

작은 자부심의 떨림이 서서히 떠오르기 시작했다. '좋아, 이제 시작이야'라고 나는 생각했다. 하지만 그 감정에 닿으려는 찰나, 불안감의 파도가 그것을 휩쓸어 가버렸다.

'제길! 무슨 일이야?' 나는 낙담하며 생각했다. '다시 한번 시도해 보자.'

나는 숨을 들이쉬고 좋은 감정을 불러일으키려고 노력했다. 다시 깊은 숨을 들이쉬고, 약간 행복의 중얼거림이 앞으로 뿜어져 나왔다. 하지만 내가 그것을 붙잡기도 전에, 이상한 죄책감에 억눌려 사라져 버렸다. 마치 내가 행복할 자격이 없는 것처럼. 마치 내가 정말로 기분이 좋으면 끔찍한 일이 일어날 것처럼.

'이건 말이 안 된다고 생각했다. 이건 내가 기다려온 순간이야. 나는 흥분해야 해!'

갑자기 나팔 소리가 울려 퍼졌다. 앞줄이 움직이기 시작하자 내 심장은 빠르게 뛰었다. 나는 긴 통로를 따라 걸었다. 웅장한 방은 자랑스러운 부모님들, 친척들, 친구들로 가득 찼고 공기는 기대감으로 가득 차 있었다. 나는 관중 속에서 익숙한 얼굴을 찾으며 가족을 찾으려고 애썼고, 이 순간에 걸맞게 행동하려고 노력했다. 나는 저 멀리에 서 있는 내 가족들을 발견했다. 그들의 눈이 나와 마주쳤고 나를 알아보는 듯 눈을 크게 떴다. 우리는 흥분된 마음으로 웃으며 손을 흔들었다. 나는 그들이 눈에서 눈물을 닦고 있는 것을 볼 수 있었다.

자리에 앉자마자 갑자기 감정이 벅차올랐다. 나는 울기 시작했다. 그것은 내 밑의 바닥이 갈라지고 거대한 파도가 나를 뚫고 나를 덮치겠다고 위협하는 것만 같았다. 나는 앉아서 이 급류의 감정에 맞서 버텼다. 나는 내 안의 떨림을 아무도 눈치채지 못하도록 몸을 움츠리고 아주 고요히 있으려고 애썼다.

'이게 뭐지?' 난 궁금했다. '그리고 눈물은 왜 나는 걸까?' 가족들의 눈에서 본 사랑에 감동해서였을까? 내가 이룬 업적에 감동 받았나? 부분적으로는. 하지만 이것 또한 고통의 눈물이었고, 내가 이해할 수 없는 눈물이었다. 그래서 나는 이 눈물들을 밀어내며 어딘가로 쫓아버렸다.

나중에는 아무도 눈치채지 못하게 식을 무사히 마치고 미소를 지으며 가족을 찾으러 갔다. 그러나 군중 속에서 무리 지어 서 있는 그들을 만났을 때 어머니는 뭔가 잘못되었다는 것을 알아차리셨다.

"뭐야? 무슨 일이야, 얘야?" 그녀는 초조한 목소리로 물었다.

눈물이 다시 쏟아져 나는 고개를 저었다. "힘들었어요. 버거운 일이었죠"라고 말하며 웃어보려 애썼지만 소용이 없었다. 나는 이 깊고 혼란스러운 슬픔에 압도되어 다시 울기 시작했다.

우리 가족은 어리둥절한 얼굴로 그곳에 서 있었다. 누나는 눈을 굴렸고, 이모는 어리둥절한 표정을 지었고, 아버지는 시선을 돌렸다. 나는 당황스러워, 내려다보고, 고개를 뒤로 젖히고, 침을 삼키고, 행복한 졸업생의 역할을 하려고 노력했다.

차를 타고 집으로 돌아가는 길에 나는 안도감, 만족감, 기쁨을 전혀 느끼지 못했다. 내가 기대했던 기쁨은 거의 없었다. 창밖으로 흐릿하게 지나가는 건물들을 멍하니 바라보았다. 그저 외로움만 느껴졌다.

이 순간은 나에게 즐거운 순간이어야 했다. 나는 자부심과 깊은 만족감으로 가득 차 있어야 했다. 가족의 사랑에 대한 감사와 내 존재의 핵심까지 행복 그리고 이러한 감정을 그들과 공유할 수 있어 기뻤어야 했다. 돌이켜보면 감정 공포증이 얼마나 강력하게 내 경험을 방해하고, 나를 괴롭히고, 거리를 두게 했는지 알 수 있다. 수년간의 박제된 감정이 내 시스템을 막고 있었기 때문에 내가 존재하고, 연결하고, 좋은 모든 것을 받아들이는 것이 사실상 불가능했다. 그리고 압박감이 너무 강해져서 쌓여있던 감정이 터져 나오자, 완전히 압도적이고 당혹스러웠다. 나는 어떤 감정인지 구별할 수 없었다.

당시에는 전혀 몰랐다.

징후 인식하기

우리 대부분은 감정을 자유롭게 경험하고 표현하는 것이 어느 정도 억제되어 있다. 그러나 우리 중 많은 사람들이 무슨 일이 일어나고 있는지 알지 못한다. 우리는 두려움을 느끼는 것을 알아차릴 수 있지만 그 원인에 대해서는 전혀 알지 못한다. 우리는 불안을 관리하는 데 너무 집중하여 그 밑에 무엇이 있는지 볼 수 없기 때문이다. 그러나 종종 우리는 너무 단절되어 자신이 전혀 불편하다는 사실조차 거의 인식하지 못한다. 우리의 고통 전체 범위는 우리의 의식 밖에 숨겨져 있으며, 배후에 숨어 있지만 우리의 모든 움직임을 통제한다. 우리는 너무 단절되어 있고 감정을 피하는 데 너무 능숙해서 무슨 일이 일어나고 있는지조차 알지 못한다. 우리는 감정이 시작되기도 전에 감정을 차단하는 데 얼마나 능숙해졌는지 모른다. 사실, 우리는 감정을 잘 통제하지 못해서 우리 안에 감정이 있다는 것조차 인식하지 못한다! 4단계 접근 방식의 첫 번째 단계는 자신의 감정과 감정을 피하기 위해 사용하는 특정 방어 수단을 '인식하는 것becoming aware이지만' 먼저 감정과 우리의 일반적인 관계에 대해 약간의 인식을 높이는 것으로 시작하겠다.

자신의 감정이 두려운가?

감정에 불편함을 느끼거나 그 이면에서 무슨 일이 벌어지고 있는지 인지하지 못하더라도, 조금만 생각하면 감정 공포증의 징후를 발견할 수 있다. 지금 잠시 멈추고 자신의 감정에 어떻게 반응하는지 생각해 보라. 이러한 감정 공포증의 일반적인 징후 목록이 모든 것을 담고 있는 것은 아니지만, 자신의 감정에 대해 얼마나 잘 알고 있는지 파악하는 데 도움이 될 것이다.

일반적인 감정에 대한 두려움
- 감정적일 수 있는 상황을 피하는 것 (예: 슬퍼하거나, 아픈 친구를 방문하거나, 직장을 떠날 때 동료와 작별하거나, 업적을 인정받거나, 사랑하는 사람과의 갈등이나 실망을 해결하는 것)
- 슬픔, 분노, 두려움과 같은 다른 감정을 느끼고 있을 때도 웃거나 미소를 짓는 경우
- 가만히 있으면서 자신과 함께 현재에 머무는 것을 어렵게 느끼는 경우
- 무엇을 하고 싶은지 지나치게 고민하며 생각을 계속 반복하고, 행동으로 옮기지 못하는 경우
- 상황에 대해 끊임없이 불평하지만 그것을 바꾸기 위해 아무 행동도 하지 않는 경우
- 항상 통제권을 가져야 한다는 필요성을 느끼는 경우
- 감정에 대한 질문을 받았을 때, 자신이 무엇을 느끼고 있는지 파악하지 못해 난감함을 느끼는 경우

다른 사람들과 정서적으로 가깝거나 친밀해지는 것을 두려워함
- 어떤 감정이 마음속에서 일기 시작할 때, 심지어 가까운 사람들과 함께 있을 때조차도 본능적으로 다른 사람들에게서 몸을 돌림
- 누군가와 고요한 순간을 공유할 때 불편함이나 초조함을 느낌
- 특정 방식으로 느끼는 것에 대해 당황하거나 부끄러움을 느낌
- 장시간 눈을 마주치면 불편함
- 다른 사람이 자신의 감정을 표현할 때 불안해짐

• 내면의 감정을 인정하거나 공개적으로 표현하지 못함

슬픔이나 비통함을 불편하게 여기고 피하기
• 다른 사람 앞에서 울고 싶지 않아서 눈물을 참는 경우
• 취약해 보이거나 취약함을 느끼는 것이 두려워 약해 보이는 것을 원치 않으며, 마치 아무런 영향을 받지 않는 것처럼 행동함
• 울음을 멈출 수 없을 것 같고, 자제력을 잃거나 미쳐버릴 것 같다는 걱정

분노 또는 자기주장이 두려운 경우
• 자신이 화를 내도록 절대 허용하지 않기
• 어떤 일에 대해 오랫동안 곱씹으며 원망의 감정을 품음
• 너무 오랫동안 화난 감정을 피하다가 결국 그 감정이 뒤엉켜 폭발하거나 짜증으로 표출하게 됨
• 직접적이지 않고 수동적으로 분노를 표현(예: 늦게 나타나거나, 전화를 받지 않거나, 해야 할 일을 '잊어버리기').
• 자신을 옹호하는 데 어려움을 겪거나 다른 사람과 다른 입장을 표명하는 데 어려움을 겪는 경우
• 착하거나 착해야 한다는 의무감이 있지만 속으로는 분노를 느끼고 스스로를 나쁜 사람이라고 비난함

행복이나 즐거움에 대한 두려움
• 오랫동안 진정한 즐거움이나 기쁨을 느끼지 못함

- 당신의 성취를 일축하거나 좋은 감정을 나중으로 미루는 것
- 다른 사람과 자부심이나 행복감을 나눌 수 없음
- 다른 사람들로부터 긍정적인 평가나 칭찬을 받아들이는 데 불편함을 느낌
- 자발적으로 행동하기 어려운 경우

정도의 문제

이러한 신호들 중 어느 것이 익숙하게 느껴지는가? 아마도 당신은 이 중 여러 가지에 공감했을 수도 있고, 아니면 단지 몇 가지에만 공감했을 수도 있다. 감정을 두려워하는 정도는 사람마다 다를 수 있기 때문이다. 그것은 모두 우리가 감정에 가까워질 때 얼마나 많은 불안이나 두려움을 경험하는지에 달려 있다.

어떤 사람들은 감정을 느끼는 자체를 두려워한다. 그들의 두려움은 너무 강해서 내부에서 일어나는 일을 완전히 통제하고 자신의 감정을 표면으로 드러낼 가능성을 없애버린다. 그러나 이 사람들을 자세히 보면 놀랄 수도 있다. 감정이 없는 것처럼 보일 수 있지만 대개는 엄청나게 불안하다. 그리고 그들의 모든 불안 이면의 어딘가에는 그들의 인식 밖에 감정이 있다. 그들은 거기에 감정이 있다는 것을 알아차리기조차 너무 불편할 뿐이다.

스펙트럼의 다른 쪽 끝에는 감정이 매우 강하고 자신의 감정을 일관되게 조절하지 못하는 사람들이 있다. 그들의 과제는 감정을 드러내는 것이 아니라 다이얼을 낮추고 감정적 경험을 조절하는 방법을 찾는 것이다. 내가 여러분과 공유할 기술 중 일부는 이

런 식으로 어려움을 겪는 사람들에게 도움이 될 수 있지만, 이 책은 주로 자신의 감정과 더 온전히 소통하기 위해 도움이 필요한 사람들을 위한 것이다.

우리 대부분은 특정 감정에 더 편안하고 다른 감정에는 덜 편안한 것 같다. 예를 들어, 당신은 친구들과 머리를 맞대고 웃는 것은 쉽지만 화를 내는 것은 어려워하는 사람일 수 있다. 또는 화를 내는 데 문제가 없지만 슬픔, 부드러움, 친밀감과 같은 '부드러운' 감정에는 매우 불편할 수 있다. 또는 슬픈 감정은 괜찮지만 시간을 내서 자신을 즐기거나, 만족감을 느끼거나, 성취에 대한 자부심을 느끼는 데에는 불편함을 느낄 수도 있다.

그러나 여기서는 상황이 항상 보이는 그대로가 아닌 경우가 있다. 우리가 특정 감정을 경험하는 데 어려움을 겪으면 다른 감정을 편안하게 느끼는 능력도 방해를 받는다. 한 가지 감정이라도 억압하면 모든 감정이 영향을 받는다. 분노에 대한 불편함은 기쁨에 대한 경험에 영향을 미치고, 슬픔에 대한 두려움은 사랑에 대한 경험에 영향을 미친다. 그 밖에도 여러 가지가 있다.

앞서 만났던 리사를 예로 들어보자.

모든 것이 연결되어 있다

리사가 처음 나를 만났을 때 그녀는 자신을 평소에 '행복하고 운이 좋은' 사람으로 묘사하며 즐겁게 웃고 즐거운 시간을 보낼 수 있다고 말했다. 그녀가 보기에는, 자신의 좌절과 실망의 원인은 남자친구 때문이었다. 만약 그렉이 그렇게 이기적이고 그녀의 감정에 둔감하지 않았다면, 자신이 이렇게 불행하지 않았을 거라는 것이었다. 맞는 말일까?

글쎄, 아마도.

그렉이 리사에게 더 잘 맞춰주면 도움이 될 것임은 의심할 여지가 없다. 그러나 리사가 자신의 분노를 경험하고 처리하지 못하는 것도 문제이다.

리사가 화를 피하고 참을 때, 그녀는 억울함과 짜증만 남게 되고 이러한 감정이 그녀의 삶에 스며들게 된다. 그녀는 그렉과 단절된 느낌을 받고, 그들이 함께 있을 때 주의가 산만해지고, 그와 함께 있는 것을 충분히 즐기지 못하고, 섹스에 흥미를 잃었다. 게다가 우울한 기분이 들고, 그녀는 직장에서 행복하지 않으며, 즐겼던 일에 대한 에너지도 거의 없다. 그녀의 삶에서 이 모든 다양한 측면은 분노를 다루지 못하는 그녀의 무능력에 의해 영향을 받는다. 해결되지 않은 분노가 여전히 그녀 안에 있는 한 다른 감정이 들어설 여지가 없는 것처럼 느껴진다.

리사와 내가 그녀의 감정 공포증을 치료하기 위해 노력했고, 그녀는 결국 그녀의 두려움을 극복하고 그녀의 감정을 받아들이고 다룰 수 있게 되었다. 우리는 리사가 감정적 마음챙김을 개발하도록 돕는 것부터 시작했다. 그녀는 자신의 행동 이면에서 실제로 그렉에게 매우 화가 났다는 것을 알아야 했다. 4단계 프로세스의 1단계는 '알아차리기becoming aware'라고 부른다. 또한 나는 리사가 화를 피하는 방법을 알아내는 것을 도왔다. 그녀는 자신의 감정을 무시하고 합리화하고('난 그냥 피곤해', '그렉에게 너무 가혹해.' 등) 자신의 화를 참거나 삼키려고 노력하는 경향을 인정하기 시작했다. 다음으로 나는 리사가 자신의 감정에 가까워질 때 느끼는 불편함을 완화하는 방법을 배우도록 도왔다. 이것은 내가 '두려움 길들이기taming the fear'라고 부르는 2단계 부분이다. 그녀는 몸에서 느끼는 긴장에 맞추는 방법, 근육을 이완하는 방법, 숨을 쉬는 방법을 배웠다. 연습을 통해 그녀는 분노에 대한 내적 경험(3단계인 '분노를 느끼기feeling it through' 단계)을 안전하게 경험할 수 있었고, 그 여파로 발견한 긍정적인 에너지를 사용할 수 있었다. 리사가 자신의 감정을 처리하고 그렉과 나누는 데 더 능숙해지자(4단계, '개방하기opening up') 그녀는 그렉과의 관계뿐만 아니라 삶의 다른 모든 영역에서도 훨씬 나아지는 경험을 했다. 그녀는 행복했고 자기 일에 열정적이었고 삶에 대한 새로운 활력을 느꼈다. 그녀가 묘사한 대로 그녀는 마치 '꼭 필요한 생명력이 돌아온 것' 같은 느낌을 받았다.

우리가 함께하는 작업이 거의 끝나갈 무렵, 리사는 이 경험을 나와 공유했다.

그녀와 그렉은 최근 둘만의 시간을 갖기 위해 주말에 휴가를 떠났다. 어느 금요일 퇴근 후 산속의 리조트로 차를 몰고 나간 두 사람은 저녁 늦게 피곤한 몸을 이끌고 도착해 침대에 쓰러졌고, 길고 고된 주간의 일과를 마치고 며칠을 쉴 수 있다는 사실에 안도했다.

다음 날 아침, 그들은 방으로 들어오는 햇살에 눈을 떴다. 리사는 침대에서 일어나 커튼을 옆으로 당겼다. 경치가 훌륭했다. 아침 햇살이 호수 위에서 춤을 추고 장엄한 소나무가 하늘과 맞닿아 있었다.

"그렉, 이건 꼭 봐야 해." 그녀가 말했다.

그는 창가로 다가와 팔로 그녀를 감쌌다. "세상에, 정말 아름답네!" 그는 말했다.

그들은 서로서로 안아주며, 일주일 동안의 번거로움이 서서히 녹아내렸다. '이것이 바로 우리에게 필요한 것이야' 리사는 따뜻한 빛이 그녀를 감쌀 때 속으로 생각했다.

아침 식사 후 리사는 카메라를 가지러 방으로 다시 달려갔다. 그녀가 엘리베이터에서 로비로 들어서자, 그녀는 멀리서 그렉이 휴대폰을 들고 서성거리는 모습을 볼 수 있었다.

그녀의 내면에서 무언가가 꿈틀거렸다. '그가 누군가와 일에 대해 이야기하고 있는 것이 틀림없다'고 그녀는 생각했고 짜증을 느끼기 시작했다. '우리는 주말에 일을 쉬기로 합의했어!' 그렉은 그녀를 발견하고 재빨리 전화를 끊었다.

"누구야?" 리사가 그에게 다가가 물었다.

"아, 아무도 아냐, 그냥 내 메시지를 확인하는 것뿐이야. 자, 가자."

그들이 오솔길로 향했을 때 리사는 그렉이 업무에 대한 생각에 사로잡혀 산만하다는 것을 알 수 있었다. 그녀는 자신의 내면에서 자라나는 불타는 감각을 느꼈고, 이제야 그녀는 그것이 분노라는 것을 깨달았다. 잠시 그녀는 그 감정을 잊어버릴까 생각했다. 그러나 그녀는 자신을 다잡았다.

"그럴 줄 알았어요" 그녀는 미소를 지으며 내게 말했다. "나는 주말 내내 화를 냈을 거예요." 대신 그녀는 다른 시도를 했다.

"그렉." 그녀가 그에게 말했다. "나는 화가 나. 우리는 주말에 일을 하지 않기로 약속했잖아."

그는 "나는 누구와도 이야기하지 않았어. 메시지를 확인했을 뿐이야"라고 방어적으로 말했다.

리사는 다시 분노가 치솟는 것을 느꼈지만 침착하게 대응했다. 그녀는 "메시지를 확인하든지 아니면 누군가와 이야기하든지 상관없어"라고 말했다. "지금 당신은 일에 대해 생각하고 있어. 당신은 주의가 산만해졌고 그것이 우리가 함께하는 시간에 영향을 미치고 있어."

그렉은 잠시 고개를 돌리고 조용히 있었다. 그는 내면의 무엇인가와 씨름하고 있는 것 같았다. 그러고는 한숨을 쉬며 리사를 바라보며 진지하게 말했다. "당신 말이 맞아. 미안해. 가끔은 그냥 일을 하지 않고 놔두는 것이 너무 힘들어."

그녀는 그의 눈에서 후회하는 모습을 볼 수 있었고 마음의 분노가 가라앉는 것을 느꼈다. 안도감이 금방 그 자리를 대신했다. '와, 이건 다르구나!', 그녀는 혼자 생각하며 마음속에서 따뜻한 온기가 느껴졌다. 그들은 서로의 손을 잡고 함께 산책을 시작했다.

리사는 촉촉한 눈으로 나를 바라보았다. 그것은 슬픔이 아니었다. 아니, 그녀는 감동했다.

그녀는 "우리는 정말 멋진 주말을 보냈어요. 그렉과 정말 가까워진 느낌이었어요."

"어땠어요?" 내가 물었다. "훌륭했어요." 그녀가 말했다.

나는 그녀를 바라보며 똑바로 앉아 그녀가 그렉과 함께 그 순간을 잘 넘긴 방식에 대해 기뻐하고 자랑스러워하는 표정으로 그녀를 바라보았다.

"네, 확실히 다르네요." 나는 그녀에게 말했다, 우리는 깊은 이해의 미소를 나눴다.

* * *

자신의 감정을 더 잘 표현하고 공유할 수 있는 사람들은 그런 삶을 살 수 있다. 이들은 건강한 자아감을 가지고 있으며, 그들은 자기주장을 펼칠 수 있고 자신의 욕구를 충족시킬 수 있으며, 자신의 성취에 자부심을 느끼고, 깊은 기쁨의 순간을 경험할 수 있다. 슬플 때 울고, 상실감을 겪으면 슬퍼하며, 위협을 받거나 공격을 받으면 분노의 불길을 느낄 수 있다. 그들은 다른 사람들과 친해지는 것을 즐기고, 따뜻하고 사랑스러운 감정을 경험할 수 있으며, 과감하게 사랑을 나눌 수 있다. 멋지지 않은가?

왜 굳이 해야 할까?

어쩌면 안 해도 될지도 모른다. 여전히 의심이 들 수도 있다. 지금까지는 잘 따라왔지만 마음 한구석에는 '감정은 방해만 되는 거 아냐? 감정은 너무 비합리적이야! 오히려 상황을 더 엉망으로 만들고 망치기만 하지 않아? 결국 그 감정에 빠져들어 허우적대게 되지 않을까요? 내 감정에 휘둘리지 않고 내 생각에만 의존해서 헤쳐나갈 수 있다면 더 좋지 않을까요?'

스스로에게 이와 같은 질문을 던진다 해도 나는 놀라지 않을 것이다. 그것들은 일반적인 믿음이다. 많은 내담자들이 나를 처음 만났을 때 같은 말을 한다. 내가 처음에 그들의 감정을 탐색하도록 격려했을 때, 그들은 나에게 "그게 무슨 소용이 있나요?"라고 묻는다. 또는 "그렇게 해서 무엇이 달라지나요? " 종종 내 대답은 다음과 같다. "지금까지 자신의 감정에 주의를 기울이지 않은 것이 어떤 효과가 있었나요?"

감정을 피하는 것이 자신에게 잘 맞는다면 이 책을 읽기를 중단하라. 하던 대로 그대로 계속하라. 문제가 없었다면 함부로 건드리지 마라.

그러나 이 책을 선택했다면 감정을 피하는 것이 효과가 없어 막막한 상황일 가능성이 높다. 앞으로 나아가고 싶지만 몇 가지 합리적인 의문도 생겼을 것이다.

잠시 시간을 내어 당신이 우려하는 사항에 대해 이야기하고자 한다.

'감정이 상황을 더 나쁘게 만들고, 상황을 엉망으로 만들고, 방해한다'는 오래된 주장 상황을 악화시키는 것은 감정이 아니라, 그 감정을 부정하거나 없애려고 하는 행동이 문제를 일으키는 것이다.

물론 처한 상황에 따라 감정을 조절하고, 감정을 억누르고 행동하지 말아야 할 때도 있다. 하지만 일반적으로 감정을 어느 정도 절제하려고 할 때 당신이 당신 내면에서 그것들을 경험하지 못할 정도로 감정을 차단하려고 하면 자연스러운 과정을 거스르는 것이다. 인간은 감정을 느끼고 감정적으로 연결되도록 '설정'되어 있다. 감정은 실제로 우리의 신경생물학적 구성neurobiological make-up의 일부이며, 환경의 어떤 것에 대한 직접적인 반응으로 뇌에서 보내는 신호이다. 감정을 무시하거나, 억누르거나, 억제하려고 할 때, 최선의 이익을 염두에 두고 설계된 타고난 과정을 단절시키고 있다.

진화론적 관점에서 생각해 보라. 감정은 종으로서 우리의 생존을 보장하는 데 핵심적인 역할을 했다. 선사 시대 인간이 돌격하는 사나운 동물에 감정적 반응이 없었다면 야생에서 오래 버티지 못했을 것이다. 두려움이라는 감정이 심장을 더 빨리 뛰게 하고, 다리에 피를 돌게 하고, 뛰게 했기 때문이다. 또한 다른 사람들과의 긴밀한 정서적 유대감이 없었다면 그들은 오래 버티지 못했을 것이며, 이는 엄청난 도전에도 불구하고 승리할 수 있도록 안전하고 보호받는다고 느끼도록 도와주었다.

간단히 말해서, 감정은 우리 존재에 필수적이기 때문에 수백만 년에 걸쳐 발전하고 지속되어 왔다.

우리의 감정이 오늘날 우리의 삶에 어떤 중요한 도움을 주는지 생각해 보라.

흥분excitement과 환희joy는 우리가 이미 관심을 두고 있는 활동을 시작하거나 참여하거나 계속 참여하도록 부추긴다. 사랑love은 사랑하는 사람과 더 가까이 다가가고, 마음을 열고 더 깊이 나누도록 우리를 부추긴다. 분노anger는 자신을 보호하거나 방어하고, 필요할 때 경계나 한계를 설정하고, 목소리를 높이고, 자신의 목소리를 내도록 동기를 부여한다. 혐오감disgust은 우리로 하여금 뒤로 물러나고, 등을 돌리고, 잠재적으로 해로울 수 있는 것을 피하도록 유도한다. 비통함grief과 슬픔sadness은 모두 우리로 하여금 속도를 늦추고, 상실, 실망, 상처 등 우리를 슬프게 만드는 모든 것을 처리하기 위해 시간을 들여 울고 우리의 고통에 대해 이야기하고, 다른 사람에게 위안을 구하고, 자신을 돌보고, 놓아주고, 앞으로 나아가기 위해 필요한 일을 하도록 유도한다.

이런 것들이 좀 더 건강하지 않을까?

이렇게 아주 기본적인 방식으로 우리의 감정은 우리에게 다가오는 다양한 상황과 삶에 대처하도록 우리에게 동력을 부여하고 안내한다. 신경 과학자 조셉 르두Joseph LeDoux는 "감정은 순간순간의 행동 방향을 제시할 뿐만 아니라 장기적인 성취를 향해 항해를 시작한다."[2] 라고 썼다. 또한, 감정은 우리 내면에서 일어나는 일을 소통하고 다른 사람들과 적응적으로 연결되도록 도와준다.

감정은 건전한 방식으로 처리될 때 상황을 악화시키는 것이 아니라 상황을 '개선'한다.

***감정에 빠져들기**Wallowing in Feelings* 돌아가신 부모를 애도하는 것을 두려워했던 알렉스처럼, 여러분도 자신의 감정에 마음을 열면 감정에 빠져들지 않을까 걱정할 수 있다. 그러나 단순하고 간단하게 말하자면, 감정에 빠져드는 것은 우리의 감정을 '느끼는' 것이 아니다. 빠져드는 것은 우리가 갇혀있을 때 일어나는 일이다. 그것은 우리가 감정을 끝까지 '느끼지 못할 때' 일어나는 일이다. 감정

의 에너지 흐름과 감정이 우리를 데려가도록 연결된 곳으로 가지 않을 때 일어나는 일이다.

알렉스가 자신이 슬픔에 빠져 '그냥 주저앉게 될까 봐' 걱정된다고 나에게 말했을 때, 나는 감정은 끝이 없다는 이 일반적인 오해를 해결할 기회를 가졌다(이는 슬픔에 대한 전형적인 방어 전략이다). 나는 "모든 감정에는 자연스러운 흐름이 있어요. 파도처럼 솟아올라 절정을 이루고, 그리고 사라져요. 감정이 완전히 느껴질 때, 그 감정은 실제로 그리 오래 지속되지 않아요. 때로는 몇 분, 때로는 몇 초에 불과하답니다."라고 말했다.

"정말인가요?" 알렉스는 믿을 수 없다는 표정으로 나를 쳐다보았지만 나는 무언가 안에서 움직이는 것을 알 수 있었다.

나는 그에게 이렇게 말했다. "우리 감정의 자연스러운 흐름이 두려움, 불안, 우울증 등에 의해 자주 방해받을 때, 우리가 방어적으로 되거나, 혹은 너무 벅찬 상황을 마주하여 필요한 지지를 받지 못할 때, 우리는 한 방향으로도 완전히 나아가지 못하고 이 중간에 갇히게 돼요. 정말로 감정을 느끼는 것이 감정에 빠져드는 것에서 벗어나 앞으로 나아가게 해 줍니다."

그는 인정한다는 듯 고개를 끄덕였고, 눈물이 그렁그렁했는데, 이는 그가 자신의 감정이 자연스럽게 흘러가도록 내버려두기 시작했다는 신호였다.

진짜 나로 사는 삶

* * *

알렉스가 그 이후에 자신의 감정을 털어놓는 것이 무섭지 않았다거나 내 말 한마디로 상황이 급격하게 바뀌었다는 것은 아니다. 하지만 자신의 슬픔이 영원히 지속되지는 않을 것이고 그 과정에서 실제로 좋은 것이 있다는 것을 알고 있었기 때문에 알렉스는 불안을 덜 느끼고 건강한 방향으로 나아갈 수 있게 되었다. 두려움을 꺼내어 현실의 빛에 비추면 두려움을 줄이는 데 도움이 되는 경우가 많다. 불안과 두려움에 대처하는 방법에 대해서는 5장 "두려움 길들이기"에서 더 자세히 설명하겠다.

알렉스의 두려움 이면에는 무엇보다도 깊은 슬픔의 샘이 있는 것도 놀라운 일이 아니다. 부모를 잃은 것에 대한 슬픔뿐 아니라 그들이 살아 있을 때 경험했던 친밀감의 부족에 대한 슬픔도 있었다. 우리가 그의 감정을 살펴보기 시작하면서 알렉스는 그가 얼마나 많은 감정을 피하고 있었는지 점점 더 자각하게 되었다. 과정을 좀 더 다루기 쉽게 하고 압도되지 않도록, 우리는 시간을 들여 알렉스가 느끼고 있는 다양한 감정들, 즉 슬픔, 분노, 죄책감, 그리고 사랑을 명확히 하고 얽힌 부분을 풀어냈다. 그리고 각 감정에 신중하게 숨 쉴 공간을 주었다. 알렉스는 각 감정적 경험을 할 때마다 깊은 안도감과 새로움을 느꼈다. 그는 자신이 더 살아 있고, 더 연결되어 있고, 삶의 다른 사람들과 더 연결되어 있음을 느꼈다. 그리고 그는 빠져드는 것에 대해 너무 많이 걱정하지 않게 되었다.

생각에 의존하는 것이 더 나은가? 생각하고 이성을 발휘할 수 있는 합리적 마음rational mind은 훌륭하고 필요한 것이다. 그러나 오랫동안 생각은 정신 건강의 전부이자 끝인 것으로 여겨왔다. 이제 우리는 더 잘 안다. 이제 우리는 '정서적emotional' 마음도 웰빙에 근본적인 역할을 한다는 것을 안다. 잠깐 생각해 보라. 만약 우리의 이성이 그리 강력하다면, 왜 때로는 우리의 감정이 우리의 생각을 이기기도 하는 걸까? 무엇인가를 머리로는 알지만 우리의 감정이 우리를 다르게 설득할 수 있는 이유는 무엇일까?

케이트를 예로 들어보자. 그녀는 몇 달 동안 휴가를 꿈꿔왔지만, 막상 휴가가 찾아오니 즐길 수가 없다. 불안감에 사로잡혀 있고, 자신을 즐기는 것에 대해 죄책감을 느끼며, 만약 조금이라도 마음을 놓고 즐기면 뭔가 나쁜 일이 생길까 봐 걱정하고 있다.

케이트의 걱정은 비합리적이다. 그녀는 자신에게 휴가가 다가오고 있다는 것을 충분히 알고 있다. 그녀는 자신을 즐기는 것이 잘못된 것이 아니라는 것을 알고 있다. 그리고 그녀는 나쁜 일이 일어나더라도 그것을 처리할 수 있다는 것을 안다. 그러나 그녀의 걱정과 두려움은 계속해서 그녀의 생각을 압도하고 있다.

분명 케이트의 내면 깊은 곳에서 무언가 더 복잡한 일이 벌어지고 있다. 그런데 왜 그녀는 그 상황을 극복하지 못하는 걸까? 왜 단순히 이성을 통해 감정을 반박하고 합리적으로 대처하지 못하는 걸까?

답의 일부는 우리의 뇌가 작동하는 방식에 있다.

서론에서 감정이 생각보다 더 강력할 수 있다고 말한 것에 대해 기억하는가? 최근 몇 년 동안 기술의 발전으로 과학자들은 뇌가 어떻게 기능하는지보다 정확하게 이해할 수 있게 되었다. 조셉 르두 Joseph LeDoux는 그의 매혹적인 책 『정서적 뇌The Emotional Brain』에서 뇌의 감정적 부분에서 두뇌의 생각하는 부분으로 이어지는 신경 연결이 실제로 다른 방향으로 연결되는 것보다 훨씬 더 강력하고 많다는 것을 분명히 보여 준다.³ 이것은 때때로 감정이 우리의 생각을 압도하고 생각을 지배할 수 있는 이유와 이성적 사고만으로는 강한 감정을 제어하기 어려울 수 있는 이유를 설명하는 데 도움이 된다.

때때로 생각으로 우리의 감정을 결정하려고 하는 것은 조류를 거슬러 헤엄치려는 것과 같다. 우리는 조류와 싸우기보다 감정을 받아들이고 다루는 법을 배우는 것이 좋다.

감정에서 얻는 귀중한 정보

여기에 약간의 테스트가 있다. 감정에 휘둘리지 않고 결정을 내린다고 상상해 보십시오. 5년 후 당신의 삶이 어디로 가고 싶은지 생각하세요. 10년은 어떤가요? 당신의 감정을 고려하지 않고 파트너나 배우자를 선택하는 것이 어떨지 생각해 보십시오. 시도해 보세요. 한 번 시도해 보시기 바랍니다. 사실상 불가능합니다. 감정이 없으면 결정을 내리고 나서 그 결정이 어떤 영향을 미칠지 전혀 알 수 없습니다.

이것이 감정 공포증이 있는 사람들이 결국 잘못된 결정을 내리거나 자신에게 좋지 않은 관계나 상황에 갇히게 되는 이유 중 하나입니다. 우리는 우리 내면의 감정에 귀를 기울이고 신뢰하기가 너무 두려워서 직감을 믿지 못하기 때문입니다. 물론 관련 데이터를 인정하지 않고 감정에만 의존하여 결정을 내리는 것도 문제가 될 수 있습니다. 비결은 우리의 감정을 참고하고 이를 지침으로 삼는 동시에 다른 유용한 정보를 과정에 통합할 수 있어야 한다는 것입니다. 우리가 진정으로 우리의 감정에 주의를 기울이고 그들이 우리에게 말하는 것에 주의를 기울일 수 있는 용기를 찾을 수 있다면 우리는 아마도 우리가 무엇을 해야 하는지 더 명확하게 이해할 수 있을 것입니다. 또한 앞으로 나아가고 변화를 만드는 데 필요한 동기와 에너지를 발견할 수도 있습니다.

죽느냐 사느냐

개인 정체성, 즉 내가 누구인지의 핵심은 주로 내가 무엇을 느끼고 어떻게 반응하는지에 따라 형성된다. 내가 좋아하는 것과 싫어하는 것, 나를 행복하게 하는 것, 나를 슬프게 하는 것, 나를 흥분시키는 것, 나를 즐겁게 하는 것, 나를 짜증나게 하는 것, 나를 화나게 하거나 피를 끓게 하는 것 등은 모두 내가 어떤 사람인지에 대해 많은 것을 말해 준다.

우리는 감정 속에서 진정한 자아를 발견할 수 있다. 감정을 회피하거나 부정할 때, 감정을 억압할 때, 우리는 자신이 누구인지 부정하고 개인의 목소리를 억누르며 진정한 잠재력과 힘을 희생하는 것이다.

수백 번 반복해서 듣던 노래가 어느 날 갑자기 전혀 다른 느낌으로 다가온 적이 있는가? 바로 이런 일이 내 인생의 어려운 시기, 5년 동안 이어 온 관계가 정말 나에게 맞는지 고민하던 시기에 나에게도 일어났다.

어느 날 아침에 출근 준비를 하며 평소와 다름없이 일상을 보내던 중 약간의 활기를 불어넣기 위해 스테레오에 CD를 꽂았다. 양치질을 하는 동안 뮤지컬 '베이커의 아내The Baker's Wife'에 나오는 스티븐 슈월츠Stephen Schwartz의 노래 '메도우락Meadowlark'이 흘러나오기 시작했다. 전에도 여러 번 들었고 항상 좋아했던 노래였다. 그런데 이번에는 그 가사가 이상하게도 나의 귀를 사로잡고 공감을 불러일으키며 나를 끌어당겼다.

이 여인은 아름답고 천사 같은 목소리를 가졌지만 앞을 볼 수 없는 새, 초원 종달새의 이야기를 노래했다. 어느 날, 초원의 종달새는 늙은 왕에 의해 발견되고, 왕은 그녀를 자신의 성으로 데려가 그녀에게 재물을 선물하고 평생 그녀를 돌봐 주겠다고 약속하며, 그 대가로 그녀는 왕을 위해 노래만 하면 된다고 한다. 좋은 조건인 것 같다. 그래서 그녀는 동의하고 꽤 오랫동안 만족해한다.

그러던 어느 날, 초원 종달새가 강가에서 노래하는 동안 태양의 신은 그녀를 우연히 발견하고 그녀의 노래를 듣고 그녀의 아름다운 목소리에 매료되어 그녀에게 시력을 선물로 주었다. 그녀가 눈을 뜨자, 그녀 앞에는 아름다운 젊은 남자가 서 있었다. 그는 그녀에게 자신과 함께 지구 끝까지 날아가 그녀가 비밀스럽게 갈망해 왔던 모든 것으로 가득 찬 삶을 살자고 요청한다.

그녀는 간절히 그와 함께 가고 싶어 한다. 오랫동안 갈망해 온 삶, 자신에게 허락하지 않았던 그 삶을 살고 싶어 한다. 하지만 도저히 그렇게 할 용기가 나지 않는다. 그녀는 두렵다. 늙은 왕을 상처 입히는 것이 두렵고, 날개를 펼치고 날아오르는 것이 두렵고,

자신의 감정에 솔직해지는 것이 두렵다. 이러한 생각을 견딜 수 없어, 그녀는 거절한다.

실망한 태양신은 작별 인사를 하고 날아간다. 그날 늦게 왕이 종달새를 찾으러 왔을 때 땅에서 죽은 채 생명이 없는 종달새를 발견했다.

그 노래를 듣는 순간 내 안의 무언가가 열렸다. 나는 가장 깊은 깨달음에 충격을 받았다. 나는 울기 시작했고, 그 울음은 곧 흐느끼는 것으로 바뀌었다. 내 안 깊은 곳에서 터져 나온 이 엄청난 슬픔이 둑을 뚫고 파도처럼 밀려와 연이어 터져 나왔다.

졸업식 날과 달리 이번에는 내가 무엇 때문에 울고 있는지 알았다.

나는 초원의 종달새였다! 그녀의 이야기는 나의 이야기였다. 나는 내 마음을 따르고 내 감정을 따르고 신뢰하는 것이 너무 두려웠기 때문에 나도 모르게 내 필수적인 부분, 즉 내가 원하는 것과 갈망하는 것, 옳고 그른 것을 알고 있는 깊은 감정적인 핵심 부분을 의도치 않게 나도 모르게 차단해 버렸던 것이다. 그것은 두려움에 묶여 내 안에 갇혀 있었다. 길을 잃었다. 너무 오랫동안 길을 잃었다.

하지만 더 이상은 아니다. 나는 이제 내 진짜 목소리를 들을 수 있었고, 나 자신을 종달새처럼 끝낼 수는 없었다. 나는 내가 무엇을 해야 하는지 알고 있었다. 나는 지금까지의 관계를 버리고 계속 나아가야 한다는 것을 알고 있었다. 쉽지 않았다. 아니, 사실, 그것은 내가 한 일 중 가장 어려운 일 중 하나였다. 때때로 도전적이고 두려운 느낌이 들었지만 내 마음 깊은 곳에서는 그것이 옳았다고 느꼈다. 더 이상 내 자신을 희생할 수 없었다. 내 마음의 소리를 들어야 했다.

자신이 느낄 수 있도록 하면서, 자신의 감정이 일상생활을 안내할 수 있도록 하는 것은 용기가 필요하다. 당신을 내부에 가두는 결박을 끊음으로써, 당신의 감정이 치솟고 온전히 느낄 수 있게 된다. 그래서 당신도 날아갈 수 있다. 생명이 없는 종달새처럼 감정과 자신을 가두기보다 진정한 잠재력을 스스로에게 선물할 수 있다.

* * *

다음 장에서는 우리가 매일 자신을 가두는 방법과 이유에 대해 자세히 설명하겠다. 우리가 주저하는 이유를 이해하는 것은 궁극적으로 우리의 감정과 우리 자신을 완전하고 광범위한 방식으로 경험하고 공유할 수 있기를 원하는 우리에게 중요한 단계이다. 살아있고 활력이 있다고 느끼고, 사랑하는 사람들과 더 깊이 연결되어 있다고 느끼며, 공개적으로 느끼고 살아온 삶에서 오는 풍요로움, 성취감, 만족을 누리기 위해서다.

당신은 이미 내면의 감정을 더 잘 인식하고 조정하는 방향으로 가고 있다. 당신은 자신을 알아가는 과정에 있다.

1장 핵심 요점

- 감정은 우리의 자연스러운 구성의 일부이며, 따라서 '기본적으로 장착된wired-in' 반응이다.
- 우리의 감정은 우리의 이익을 위해 존재한다.
- 감정 속에서 우리는 진정한 자아를 찾을 수 있다.
- 대부분의 사람은 어느 정도 자신의 감정을 두려워한다. 이런 종류의 두려움을 감정 공포증이라고 할 수 있다.
- 우리의 감정 자체가 아니라 우리의 방어가 우리를 꼼짝 못 하게 할 수 있다.
- 억압된 감정은 다양한 신체적, 정서적, 심리적 문제를 유발할 수 있다.
- 감정은 파도와 같아서 자연스럽게 흘러간다. 감정은 상승하고 최고조에 달했다가 사라진다.
- 우리의 뇌는 감정이 더 강하고 생각보다 훨씬 빠르게 작동하도록 연결되어 있다.
- 감정은 의사 결정에 필수적인 지침이다.
- 당신 존재의 핵심은 당신이 무엇을 어떻게 느끼는지에 의해 형성된다. 감정을 회피하는 것은 정체성을 억압하고 진정한 잠재력을 발휘하지 못하게 한다.
- 자신의 감정을 직시하려면 용기가 필요하지만 보상은 많다.

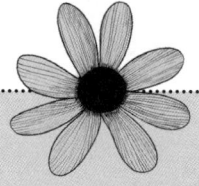

2장
도대체 어떻게 내가 이렇게 된 거지?

역사는 참혹한 고통이지만
용기를 내어 마주한다면 다시는 되풀이할 필요가 없다.

- 마야 안젤루Maya Angelou

카렌은 남편과 겪고 있는 여러 가지 문제에 대해 15분 가까이 이야기했지만, 나는 그녀의 마음이 어떤지 여전히 확신할 수 없었다. 지난 5년 동안 쌓여온 어려움들이 그녀를 극한으로 몰고 갔다. 적어도 그녀는 그렇게 말했다. 그러나 그것은 내가 본 것이 아니었다. 검은색 생머리와 큰 갈색 눈을 가진 세련된 옷차림으로 내 맞은편에 앉아 고통스러운 경험에 대해 이야기하면서 그녀는 웃고 있었다.

'이 미소를 어떻게 해석해야 할까? 난 궁금했다. 어딘가 어색해 보인다. 긴장한 미소인가? 그녀는 당황한 걸까? 내가 어떻게 생각할지 걱정하고 있는가?' 어떻게 보면 어린애 같은 그녀의 표정은 그녀의 진심을 숨기고 있는 가면이었다. 그 모습을 보니, 내가 내 자신의 불안이 너무 강해져서, 다른 사람들을 차단했을 뿐만 아니라 나 자신의 감정도 차단해서 거대한 성벽처럼 느껴졌던 때가 떠올랐다.

'카렌의 미소 뒤에는 무엇이 있을까?' 나는 생각했다. '그녀는 자신도 모르는 사이에 무엇을 은폐하기 위해 그토록 애쓰고 있는 걸까?'

"카렌, 지금 기분이 어떤지 여쭤봐도 될까요? 당신은 당신에게 일어나고 있는 이 모든 고통스러운 일들에 대해 나에게 말했지만, 당신은 항상 대부분 웃고 있었어요. 당신의 감정에 대해 어떤 일이 일어나고 있는지 잘 모르겠어요."

카렌은 잠시 멈칫했다가 다시 한번 생각에 잠겼다. "모르겠어요." 그녀가 말했다. "내 말은, 제가 화가 난 것 같아요."

나는 그녀가 그녀의 감정을 모른다는 사실에 놀라지 않았다. 나는 그녀가 자신의 감정과 접촉하지 않은 것 같았다.

"글쎄요, 잠시 시간을 내어 스스로 확인해 보세요." 내가 제안했다. "지금 당신의 내면에서 무엇을 알아차리고 있나요?"

자리에 앉은 후 처음으로 수면 아래로 가라앉은 그녀의 미소가 녹아내리기 시작했다. "음, 조금 긴장되는 것 같아요. 조금 긴장한 것 같아요."

"당신의 몸 어디에서 그것을 감지합니까?" 나는 그녀의 신체 경험에 대해 더 잘 알게 되면 그녀가 자신의 감정에 더 가까이 다가가는 데 도움이 되기를 바랐다.

그녀의 손이 그녀의 가슴까지 미끄러졌다. "바로 여기에…… 조이는 느낌이에요." "그냥 느껴보세요." 나는 격려했다.

그러는 동안 그녀의 눈에는 눈물이 가득 차 있었다. 그러자 망설이며 작은 목소리로 "사실 조금 두려운 것 같아요"라고 말했다.

"정말요? 어떤 것을요?" 나는 최대한 부드럽게 물었다.

"모르겠어요. 아마도 당신이 무슨 생각을 하고 있을지에 대해요." 그녀는 잠시 멈췄다가 말을 이어갔다.

"이상해요. 갑자기 제가 작아진 것 같아요. 마치 어린 소녀처럼요. 그리고 두려워요. 당신이 제가 나쁘다고 생각할까 봐요. 이렇게 느끼는 제가 나쁘다고, 제 감정을 갖는 게 나쁘다고 생각할까 봐요."

카렌과 나는 곧 그녀가 나뿐만 아니라 그녀의 감정에 대해 종종 이런 식으로 느낀다는 것을 발견했다. 그녀는 자주 자신의 감정을 느끼고 신뢰하는 데 불편함을 느꼈고, 자신이 그렇게 느끼는 것이 미친 것인지 궁금했다.

무엇이 잘못되었나?

카렌이 자신의 감정을 그렇게 불확실하게 대하게 된 원인은 무엇일까? 그녀가 자신이 나쁘다고 느끼게 된 이유는 무엇일까? 그녀는 왜 다른 사람들이 그녀의 감정에 대해 부정적인 반응을 보일 것이라고 기대하는가? 어떻게 카렌이 진짜로 그녀의 감정을 느끼고 믿고 나누는 것을 불편하게 느끼게 되었을까? 그렇다면, 어떻게 이렇게 많은 사람들이 자신의 감정을 두려워하게 되었는가?

우리는 두려움에 떨며 세상을 시작하지 않았다.

아마도 여러분도 자녀가 있거나 아기가 있는 가족이나 친구가 있을 것이다. 잠시 시간을 내어 아기가 감정을 느끼는 것에 대해 생각해 보라. 그들의 감정이 어떻게 흐르는지 보았는가? 내가 유아들과 함께 있을 때마다, 나는 그들이 그들의 감정에 얼마나 자유로울 수 있는지에 충격을 받는다. 그들은 행복하면 웃고, 불만스러울 때 울고, 어떤 식으로든 좌절할 때 화를 낸다. 그들은 기본 감정을 쉽게 표현하고 소통한다. 생동감이 넘친다. 활력이 넘친다. 인간 경험의 풍요로움이 자연스럽고 쉽게 드러나는 것을 목격하는 것은 즐거운 일이다.

그러나 이러한 완전한 느낌의 경이로움은 카렌과 내가 직업적으로나 개인적으로 만나는 수많은 성인들과 극명한 대조를 이룬다. 이제 나는 우리가 유아처럼 행동해야 하며 어떤 식으로든 감정을 조절하지 않아야 한다고 제안하는 것이 아니다. 그것은 물론 건강하지 않을 것이다. 우리는 어른스럽고 성숙한 태도로 감정을 다룰 수 있어야 한다. 그러나 우리가 감정적으로 억제되지 않은 상태로 태어났다면, 무엇이 우리를 그렇게 위축되게 만들까? 어떻게 하면 이렇게 자유롭게 소통할 수 있는 능력을 잃게 될까?

그 해답은 우리의 초기 감정적 경험을 살펴보면 찾을 수 있다.

초기 감정적 경험

모든 사람은 감정을 가질 수 있는 능력을 가지고 태어났지만 유아기에는 감정을 어떻게 처리해야 할지 모른다. 우리는 그것들을 어떻게 처리하거나 이해할 수 있는지 잘 모른다. 이렇게 아주 기본적인 방식으로, 우리는 이 새로운 감정의 세계를 탐색하는 방법을 가르치는 보호자에게 전적으로 의존한다.

보호자가 아기와 어린아이들이 감정을 조절하는 데 성공적으로 도와줄 때(예를 들어, 두려워하는 아이의 등을 문지르며 안심시켜 주는 것. 화가 난 어린이와 이에 대한 건강한 표현 방법을 개발하고, 그것이 유발된 상황을 다루는 것. 등등), 아이들은 자신의 감정을 완전히 느끼고 경험하며, 건강한 방식으로 표현하고 다룰 수 있는 능력을 키운다. 그리고 어린 시절 다양한 감정을 경험할수록, 우리가 성장하고 발전함에 따라 감정의 범위가 더 넓고 유연해진다. [1]

우리의 돌봄 제공자가 감정적으로 열려 있고, 감정을 다루는 데 편안하며 능숙하다면, 이 과정은 아무 문제 없이 진행되어 우리도 감정적으로 유능한 사람이 된다. 하지만 문제는 바로 거기에 있다. 많은 돌봄 제공자들이 이런 자질을 갖추지 못했기 때문이다. 우리 중 많은 사람들이 자신과 다른 사람의 감정에 대해 다소 불편함을 느끼는 부모 밑에서 자랐다. 사실, 우리 중 일부는 '감정 공포증'을 느끼는 부모 밑에서 자랐다.

이것이 바로 일이 잘못되는 이유와 방식이다.

애착 연구와 유아 발달 연구에 따르면 아기일 때 우리는 보호자로부터 감정에 대해 받는 신호에 매우 민감하다. 부모가 특정 감정에 불편함을 느끼고 그에 대해 부정적으로 반응할 때, 심지어 미묘한 감정일지라도 우리는 이것을 알아차린다. 우리는 초기 경험을 통해 어떤 감정이 수용 가능하고 어떤 감정이 허용되지 않는지 예리하게 감지하고 배운다. 우리는 어떤 감정이 부모를 불편하게 만들고 어떤 감정이 부모를 기쁘게 하며 어떤 감정이 부모를 가깝게 하고 어떤 감정이 부모를 멀어지게 하는지를 인식할 수 있다. 그리고 심리학자 다이애나 포샤Diana Fosha가 그녀의 책 『속성경험적 역동심리치료 The Transforming Power of Affect』에서 설명하듯이, 우리의 일차적 애착 관계를 유지하기 위해 우리의 안전감과 안정감을 위협하는 감정을 억제함으로써 감정 레퍼토리를 적절하게 조정한다.[2] 우리는 엄마를 가까이 두거나 아빠를 기쁘게 하기 위해 필요한 모든 일을 한다.

예를 들어

- 장난감을 가지고 놀던 아이는 하나가 손이 닿지 않는 곳으로 굴러가자 좌절하고 화를 낸다. 아이의 이런 모습에 어머니는 불안해하며 얼어붙는다. 아이는 어머니의 불안을 느끼고, 시간이 지나면서 자신의 분노를 억제하는 법을 배우게 된다.
- 아기는 팔을 흔들고 다리를 차며 기뻐서 소리를 지르며 흥분한다. 하지만 아버지는 아이가 진정하기를 바라며 갑자기 거리를 둔다. 아이는 아버지의 거리감을 느끼고, 시간이 지나면서 자신의 흥분을 억제하는 법을 배우게 된다.
- 한 소년은 이웃의 개가 자기에게 짖는 것을 보고 무서워서 운다. 아버지는 짜증과 경멸로 반응한다. 시간이 지나면서 아이는 두려움과 슬픔과 같은 취약한 감정을 억제하는 법을 배우게 된다.

- 활기가 넘치는 어린 소녀는 놀다가 집으로 달려가 엄마에게 포옹과 키스를 하러 간다. 엄마는 움츠러들며 "바보 같은 짓 하지 마"라고 말한다. 아이는 결국 그녀의 사랑과 애정을 억제하고 친밀감과 위로에 대한 욕구를 숨기는 법을 배운다.
- 아버지의 요구에 압도된 어린 소년은 "난 아빠가 싫어!"라며 화를 내며 보복한다. 아들의 화를 참지 못한 아버지는 정신적으로나 육체적으로 멀어지며 며칠 동안 아들과 말하지 않는다. 이 아이는 자신의 분노를 두려워하고 자신을 주장하는 것에 대해 죄책감을 느끼는 법을 배운다.

이와 같은 순간은 오래 가지 않을 수도 있다. 특히 부모가 조율과 연결로 단절을 회복하는 경우, 즉 손을 내밀고 의사소통을 통해 혼란을 회복하는 경우에는 더욱 그렇다. 그러나 이러한 경험이 반복되면 아이들은 양육자로부터 부정적인 반응을 일으킬 가능성이 있는 감정을 억누르고 부정하게 된다.

어렸을 때 문제가 되는 감정을 억누르는 것은 적응력이 있어 안전과 안정에 대한 기본 욕구를 충족하고 주 양육자와 관계를 유지하는 데 도움이 되므로 적응적인 행동이지만, 감정을 느끼고 표현하는 타고난 능력을 손상시키는 대가가 따른다. 감정적인 존재로서 우리의 발달은 방해를 받고 정서적 능력이 위축된다. 결국 우리는 감정적 자아로부터 단절되고 다른 사람들과도 단절된다.

2장 • 도대체 어떻게 내가 이렇게 된 거지?

나는 바위, 나는 섬

카렌의 미소 뒤에는 수많은 감정이 숨어 있었다. 몇 가지만 예를 들자면, 깊은 고통, 슬픔, 비통함, 상당한 분노가 있었다. 카렌은 감정을 억누르고 숨기는 법을 성실하게 배웠다. 그녀가 자랄 때 집안에서 설 자리가 없었던 감정들. 카렌과 함께 작업을 하면서 그녀가 어린 소녀처럼 느끼게 만드는 두려움을 직면하고 줄이도록 도와줄 때, 그녀는 어린 시절 자신의 삶에 대해 말했다. 특히, 어머니와의 삶에 대해 이야기했다.

카렌의 어머니는 감정적으로 예측할 수 없는 분이었다. 카렌은 어머니가 어떤 기분일지 또는 언제 갑자기 기분이 나빠질지 전혀 알지 못했다. 그녀의 어머니는 때로는 유쾌하지만 때로는 짜증이 나고 변덕스럽기까지 했다. 이 '뜨겁고 차가운hot-and-cold' 성격은 집안 전체에 퍼져 나머지 가족들은 늘 불안에 떨었고, 카렌이 '엄마의 폭력적인 토라짐one of Mom's violent pouts'이라고 묘사한 것을 피하려고 최선을 다했다. 카렌의 아버지는 아내를 달래고 행복하게 하려고 할 수 있는 모든 것을 시도했지만 결과는 기껏해야 잠깐 뿐이었다.

카렌의 어머니는 특히 카렌에게 비판적이었고, 사소한 이유로도 자주 그녀에게 소리를 질렀다. 특히 한 번은, 카렌은 눈 내린 겨울날 학교에서 집에 돌아오는데, 동네 소녀들이 놀자고 그녀를 부르는 것에 신났었다. 그러나 그녀의 어머니는 자신의 감정적 고통에 사로잡혀 딸의 기쁨을 받아들이지 못하고 차갑게 말하며 그녀를 좌절시켰다. "만약 내가 밖으로 나가지 않고 즐기지 못한다면, 너도 그렇게 해야 해!"

최근까지 누구에게도 알려지지 않았던 사실은 카렌의 어머니는 강간 피해 생존자였다는 것이다. 이 비극적인 사건은 그녀가 십 대 후반에 일어났고 입양을 보내기로 하고 그 아이를 낳았다. 그녀의 어머니는 이러한 충격적인 경험을 비밀로 하고, 그녀가 겪었던 정서적 고통을 없애려고 노력했지만, 그녀는 계속 괴로워했다. 감정을 억제하는 것이 얼마나 해로운가에 대한 증거일 수 있다. 이 해결되지 않은 트라우마가 카렌 어머니의 변덕스러운 기분에 어떤 역할을 했는지 상상할 수 있을 뿐이다.

어머니의 변덕스러운 행동을 다루기 위한 카렌의 전략은 항상 미소 짓고, 순종적이며, 자립적인 최고의 착한 소녀가 되는 것이었다. 근본적으로 그녀는 자신의 감정적 필요를 무시하고 어머니를 불편하게 하거나 경멸을 일으키거나 기분을 상하게 할 수 있는 감정을 억제하는 법을 배웠다. 만족시키려는 노력에 대해 종종 보상을 받기는 했지만, 카렌은 또한 충분히 노력하지 않았다는 꾸중도 들었고, 항상 더 잘할 수 있다는 느낌을 남기곤 했다. 그 모든 이면에서 카렌이 고통받고 있었고, 온전하고 무조건적인 방식의 보살핌과 위로, 그리고 포옹을 간절히 바라고 있었다.

이 '웃으면서 버티는smile-and-tough-it-out' 접근 방식은 당시에는 많은 의미가 있었다. 그것은 견딜 수 없는 상황에 대처할 수 있는 유효한 방법이었고 카렌이 가족 속에서 어린 시절을 최대한 잘 버틸 수 있도록 도왔다. 시간이 지남에 따라 다른 사람들을 기쁘게 하고 자신의 감정을 무시하는 이러한 패턴이 그녀의 표준 대응 방식이 되었고, 따라서 그녀는 정서적 경험뿐만 아니라 남편을 포함하여 가장 가까운 사람들과도 단절되었다. 그녀가 어렸을 때 어머니와 관계를 유지하는 데 도움이 되었던 것이 이제는 걸림돌이 되었다. 내가 카렌이 더 감정을 알아차리도록 도우면서, 그녀는 자신이 어떻게 자신의 감정을 피했는지, 그리고 어떻게 하면 그녀가 부정의 달인이 되었는지 깨닫기 시작했다. 사실 그녀는 남편이 한때 자신을 감정적으로 '섬island'과 같다고 표현한 적이 있다고 말했다.

모든 것이 당신의 머릿속에 있다

'이제 카렌이 성인이니 그녀는 더 이상 어머니의 기분에 대해 걱정할 필요가 없다'고 생각할 수도 있다. '그녀는 자신의 감정을 자유롭게 표현하고 자신만의 사람이 될 수 있다.' 이 생각에는 일리가 있다. 카렌은 성인이고 자신의 감정을 자유롭게 표현할 수 있어야 한다. 문제는 그녀의 뇌가 오래된 프로그래밍에 따라 작동하고 있으며, 두려움을 극복하고 자신의 감정을 직면하고 처리함으로써 새롭고 다른 것을 경험함으로써 자신을 '재구성rewire'할 수 있을 때까지 이런 방식으로 계속 작동할 것이라는 점이다.

우리 모두의 이러한 생리학적 역학physiological dynamics을 이해하려면 뇌가 어떻게 발달하고 작동하는지 이해하는 것이 도움이 된다. 뇌 자체는 각각 고유한 기능을 가진 여러 영역으로 구성되어 있다. 예를 들어, 뇌의 한 영역은 우리가 보는 것을 이해하고, 다른 영역은 우리가 위험에 처해 있는지를 평가하고, 다른 영역은 운동 기술의 수행을 감독하는 식이다. 뇌의 이러한 서로 다른 영역에는 수백만 개의 신경 세포가 있으며, 신경세포 사이의 작은 틈새인 시냅스를 통해 메시지를 보내 서로 소통한다. 신경 세포 사이에 형성되는 경로는 뇌의 '배선wiring'을 구성하고 뇌의 여러 영역이 조화롭게 소통하고 함께 작동할 수 있게 해 준다.[3]

태어날 때 뇌에 있는 천억 개의 뉴런 중 대부분은 아직 네트워크로 연결되지 않은 상태이다. 실제로 두뇌 성장은 배선wiring과 재배선rewring을 포함한 끊임없이 펼쳐지는 과정의 결과이다.

그렇다면 우리의 뇌가 어떻게 연결되는지는 어떻게 결정될까 궁금할 것이다. 우리는 두뇌 발달이 주로 유전학에 의해 좌우된다고 믿었지만 UCLA 정신과 의사 다니엘 시겔Daniel Siegel이 그의 책 『마음의 발달The Developing Mind』에서 설명했듯이, 이제 우리는 그것이 경험과 매우 관련이 있다는 것을 이해한다.[4]

더 빈번하게 다녔던 길

숲속을 걷는다고 상상해 보라. 숲속을 지나갈 때, 아마도 당신은 새로운 길을 만들기보다는 이미 잘 닦여진 길을 따르는 것을 선택했을 가능성이 높다. 그러나 당신을 안내하는 길이 없었던 시절이 있었을 것이다. 누군가 결연한 의지로 그 길을 만들었고 시간이 흘러 다른 이들이 그 발자취를 따르게 되었다. 이제 그 길은 가장 편한 길이 되었고, 당신은 망설임 없이 그 길을 따라가게 될 것이다.

이 시나리오는 뇌에서 신경 경로가 생성되는 방식을 단순화된 형태로 보여 준다. 초기 경험은 신경 세포 사이에 흔적을 남긴다. 이같은 경험이 반복될수록 경로는 더 강해지고 더 명확해진다. 결국, 그것은 우리 뇌의 풍경에 너무 깊숙이 새겨져 신호가 이동하는 자동 경로가 된다. 우리의 뇌는 최적으로 성장하고 성숙하기 위해 자극이 필요하다. 특히 다른 사람들과 상호작용과 교류를 통한 자극이 필요하다. 부모나 보호자와의 초기 관계 경험은 뇌가 어떻게 형성되는지, 어떻게 배선되는지를 결정하는 데 중요한 역할을 한다.

우리의 감정 발달과 관련하여 이 과정에 대해 생각해 보자. 뇌가 완전히 성숙하는 데는 20년이 조금 넘는 시간이 걸리지만, 생후 2년은 뇌가 놀라운 속도로 발달하는 중요한 시기이다. 이 기간에 우리의 뇌를 형성하는 경험은 주로 우리 삶에서 중요한 사람들과의 상호작용에서 발생하는 '감정emotion'에 기반한다.[5]

다시, 유아와 함께 있었던 개인적인 경험을 회상해 보라. 아기였을 때는 말할 수 없었다. 우리는 우리의 필요와 욕구를 전달할 단어도, 언어도 없다. 모든 것은 얼굴, 눈, 몸의 '언어'를 통해 전달된다. 터치, 소리, 목소리 톤 및 리듬을 통해 의사소통이 이루어진다. 모든 것은 말이 아닌 감정으로 전달된다. 우리는 주변 사람들에게 우리 안에 있는 것을 표현함으로써 우리의 감정을 알리게 된다. 우리는 감정을 느끼고 표현하는 능력을 태어날 때부터 갖고 있다. 상당히 빨리 우리의 감정적 레퍼토리가 확장된다. 태어난 지 6개월 안에, 우리는 기쁨, 슬픔, 혐오, 그리고 분노를 경험할 수 있다. 8개월에는 두려움까지 느낄 수 있다. 각각의 나이에 따라 우리의 감정적 능력은 향상되고 더 복잡해진다. 2~3세에 이르면 자존심, 당혹감, 수치심, 그리고 죄책감을 느낄 수도 있게 된다.[6]

부모와의 초기 감정적 교환은 뇌의 작용에 큰 영향을 미치며 결과적으로 감정을 경험하는 방식에도 깊은 영향을 미친다. 돌보는 사람이 우리의 감정 표현에 호의적으로 반응하면, 즉 세심하고 수용적이며 격려하는 방식으로 반응한다면, 우리는 우리의 감정을 긍정적인 존재감과 연관시키게 된다. 예를 들어, 아버지에게 화를 내며 "아빠 미워!"라고 말한 어린 소년에 관해 앞서 언급한 예를 생각해 보라. 며칠 동안 아들에게 말하지 않는 대신 아버지가 계속 연결 상태를 유지하고 반응을 보이고, 분노의 폭발을 견디고, 열린 마음을 유지하고, 아들을 그토록 화나게 만든 원인에 대해 질문하고, 아이가 다른 방법을 찾도록 도울 수 있다면, 자신을 표현하기 위해 아이의 경험은 긍정적이고 생산적일 것이 될 것이다. 그는 자신의 화를 관리하고 다루는 법을 배우고, 적응적인 방식으로 자신을 표현하는 데 더 능숙해지며, 자신의 감정을 긍정적인 결과와 연관시키게 된다.

반대로 우리의 감정이 불안하거나 두려움을 느끼게 만드는 방식으로 반응을 받으면, 그 감정은 기억 속에서 위험감과 연결된다. 예를 들어, 많은 부모는 자녀가 화를 내며 "나는 엄마가 미워"라고 말할 때 갈등을 느끼고 불편해한다. 이에 부모는 짜증이 나거나 화를 내거나 낙담할 수 있으며 경멸, 멸시 또는 우울한 반응을 보일 수 있다. 게다가, 그들은 아이를 벌하거나 수치스럽게 할 수도 있고, 여기의 예처럼 애정을 철수함으로써 아이에게 죄책감을 느끼게 할 수도 있다.

좋든 나쁘든 어린 시절에 특정 상호작용이 반복될수록 이러한 연관성과 관련된 신경 경로는 더 강해진다. 결국, 우리의 경험에 따라 자신감이나 두려움이 감정의 일부 또는 전부에 대한 자동 반응으로 뇌 회로에 새겨지게 된다. 이러한 감정적 교훈은 우리 자신, 타인, 그리고 세계를 경험하는 방식에 중대한 영향을 미친다.

이 배선의 효과는 강력하고 오래 지속된다.

카렌의 두뇌

어린 시절에 대한 카렌의 기억을 통해 그녀가 자신의 감정을 두려워하는 이유를 알 수 있지만, 그녀의 두려움에 대한 근거는 아마도 그녀가 기억하는 것보다 훨씬 더 일찍 형성되었을 것이다.

카렌이 아기였을 때 삶이 어땠을지 상상해 보자. 카렌의 어머니에 대해 우리가 알고 있는 바를 감안할 때, 그녀는 딸이 태어날 즈음에 우울했고 작은 아기를 낳고 돌보는 스트레스 때문에 그녀가 한계에 다다랐을 것으로 추측할 수 있다. 또한 이 경험으로 카렌 어머니는 정서적 한계를 느꼈다. 아기들이 자주 하는 것처럼 카렌이 울거나 화를 낼 때, 그녀의 어머니는 압도당했다고 느꼈을 것이다. 그녀는 불편함을 느껴 반응했거나 거리를 두었을 가능성이 있다. 아마도 그녀에게 좌절하거나 화를 냈을 수도 있다. 어쩌면 그것이 그녀 스스로를 부끄럽게 만들었을 수도 있다.

아기의 관점에서 이러한 반응은 매우 두려운 것이다. 그들은 질

책, 거부, 그리고 궁극적으로 가장 큰 두려움인 유기(유아에게 죽음과 동등함)의 위협이 수반된다. 초기 애착 관계에 대한 연구에서 알 수 있듯이 안전, 보안 및 친밀감에 대한 우리의 욕구는 생물학적으로 기반을 두고 있으며 다른 모든 욕구보다 우선하며 생존에 필수적이다.[7]

따라서 카렌은 매우 기본적인 방법으로 특정 감정을 갖는 것이 위험하다는 것을 배웠다. '내가 슬프면 엄마는 나를 떠난다.' '내가 화나면 엄마가 화를 낸다.' 그런 어려운 상황에 대처하기 위해 그녀는 무엇을 해야 했을까? 이러한 부정적인 반응을 인식하고 생존을 위해 필요한 것은 무엇이든 할 준비가 된 카렌은 그에 따라 행동을 조정했다. 즉, 어머니와 관계를 유지하고, 불화를 최소화하고, 꾸중을 듣지 않기 위해 자신의 행동을 적절히 조절했다.

요컨대, 그녀는 살아남기 위해 어떤 감정을 갖지 않았다. 그렇다면 카렌은 왜 내가 그녀의 감정을 표현하는 것이 나쁘다고 생각할까 봐 두려워했을까? 나는 카렌을 판단하거나 경멸하는 눈으로 그녀를 바라보고 있지 않았다. 사실, 나는 그녀에게 꽤 연민을 느끼고 있었고, 그 연민은 분명히 드러났을 것이다. 하지만 카렌은 여전히 자신이 뭔가 잘못한 것이 아닌가 하는 두려움을 느끼고 있었고, 내가 그녀를 나쁘게 생각할까 봐 여전히 걱정하고 있었다.

그녀의 개인사를 고려하면 쉽게 이해할 수 있다. 이 두려움은 그녀가 감정을 가지고 표현하는 것이 두려운 상황이었던 어린 시절 경험의 직접적인 결과이다.

상황이 바뀌었지만, 깊은 수준에서 카렌은 여전히 이전 결과를 예상하고 있다. 그녀의 시스템은 이제 그녀가 특정 감정을 느끼기 시작할 때마다 그녀의 뇌가 여전히 위험이 다가오고 있다는 신호를 보내는 방식으로 설정되어 있다. 결과적으로 카렌은 그러한 감정이 정당한지 여부와 관계없이 종종 불안하고 두려워한다.

이것이 바로 우리의 감정을 두려워하는 사람들에게 일어나고 있는 일이다. 감정에 대한 두려움은 '현재가 아니라 과거에 근거한 오래된 두려움'이다. 두려움 자체는 지금 여기에서 매우 많이 경험하고 있지만, 우리의 반응은 사실 낡은 프로그래밍의 결과이다. 우리는 여전히 두려워할 이유가 있는 것처럼 반응하고 있지만, 대부분의 경우 그렇지 않다.

카렌은 현재 자신의 두려움을 인정할 수는 있었지만, 그녀는 감정 공포증의 역사적 뿌리에 대해 인식이 없었고, 이는 우리 대부분이 마찬가지이다. 상황을 바꾸기 시작하려면, 먼저 우리가 다루고 있는 것에 대한 명확한 그림, 즉 우리가 운영해 온 정서적인 가족의 교리emotional family doctrine를 이해하는 것이 도움이 된다. 이것은 감정과 우리의 관계를 인식하는 또 다른 유용한 단계이다.

내면의 날씨는 어떤가?

잠시 시간을 내어 당신이 성장한 정서적 환경에 대해 알아보자. 이것은 카렌과 내가 함께 한 첫 번째 일 중 하나였다. 다음 질문을 생각해 보라.

가족들은 감정을 어떻게 다루었나?

그들은 감정을 솔직하게 표현하였는가?

그들은 감정 표현에 있어서 절제하거나 혹은 사적인 태도를 보였는가?

어떤 감정은 괜찮았고 어떤 감정은 괜찮지 않았나?

기뻐하는 것은 괜찮으나 화나거나 슬퍼하는 것은 괜찮지 않았는지, 아니면 그 반대인가?

사람들이 분노를 공개적으로 표현했는가? 그렇지 않다면, 그들은 특정 임곗값에 도달할 때까지 화난 감정을 참았다가 화를 내며 폭발하거나 격노에 휩싸이는 경향이 있었는가?

그들은 사랑의 감정을 공개적으로 드러내고 표현했는가?

그들은 그들의 슬픔을 숨겼는가?

어떤 사람들에게는 괜찮지만 다른 사람들에게는 괜찮지 않은 감정이 있을 수 있는가?

가족은 당신의 감정에 어떻게 반응했나?

그들은 일반적으로 개방적이고 세심하며 긍정적인 방식으로 당신의 감정에 반응했는가?

당신이 감정을 표현할 때 그들이 불편하거나 불안해했는가?

어떤 감정은 관심을 더 기울이고 어떤 감정은 관심을 덜 기울이는가?

그들은 침묵하고 당신의 감정에 반응하지 않았는가? 그들이 주의를 다른 곳으로 돌렸는가, 아니면 자리를 떠났는가?

당신이 당신의 감정을 표현할 때 그들이 짜증을 내거나, 좌절하거나, 심지어 화를 냈는가? 그들이 당신의 감정을 개인적으로 받아들였나?

그들이 어떤 식으로든 수치심을 주거나 훈계한 적이 있는가?

그들은 당신의 감정을 느끼지 말라고 하거나 정당한 감정이 아니라고 말했는가? 그들이 당신에게 화를 내거나 감정을 표현하는 데 벌을 주었는가?

그들의 반응은 예측 가능했는가, 아니면 불규칙했는가? 전반적으로 감정을 표현하는 것이 안전하다고 느꼈는가?

감정에 대한 가족의 태도와 가족이 반응하는 방식은 전체 사회 환경의 분위기를 결정한다. 나는 모든 가족에 만연한 정서적 기후 emotional climates가 네 가지 범주로 분류되는 경향이 있음을 발견했다.

1. **화창하고 따뜻.sunny and warm.** 이 가족의 분위기는 정서적으로 우호적이다. 사람들은 개방적이고 반응이 빠르며 일반적으로 감정을 경험하고 표현하는 것이 안전하다.
2. **얼음처럼 차갑고 냉정.Icy and cold.** 이 가족의 사람들은 감정적으로 반응하지 않고 회피하는 경향이 있다. 공기는 쓸쓸하고 위축되어 있으며 감정적 탐색을 지원하지 않는다.
3. **폭풍우 같은.Stormy.** 이곳의 날씨는 종종 가혹하며 감정에 대한 반응으로 비판, 수치심, 심지어 처벌까지 부정적인 돌풍이 불고 있다. 감정적인 도로 상황은 위험하고 안전하지 않다.

4. **혼합된.Mixed**. 이곳의 날씨는 변동하는 경향이 있다. 때로는 화창하고 따뜻하며, 때로는 얼음이 얼고 춥고, 때로는 완전히 폭풍우가 치는 등 변동이 심해 예측하기 어려운 경우가 많다.

카렌의 어머니 성향을 감안할 때 카렌이 자란 감정적 분위기는 다소 '폭풍' 범주에 속할 것이다. 카렌이 미소 뒤에 숨어 있지 않았을 때 그녀의 감정에 대한 반응은 대체로 부정적이었다.
자신의 경험에 대해 생각하고 다음 질문을 고려하라.

여러분 가족의 특징은 어떤 기후의 특징을 가지고 있나요? 사람들은 감정적으로 개방적이고 반응이 빠른 편이었나요? (화창하고 따뜻함), 아니면 엄격하고 거리감이 있는 편이었나요? (차갑고 냉랭함) 부정적이고 비판적이었나요?(폭풍우), 아니면 예측할 수 없이 위의 모든 것이 섞여 있었나요? (혼합)
가족의 감정 기류가 변했나요, 아니면 여전히 그대로인가요? 어렸을 때와 같은 방식으로 현재의 감정에 접근하는 자신을 발견하고 있나요?
현재 자신의 가정이나 가족의 정서적 분위기는 어떻습니까?

우리의 뇌는 양육자와의 정서적 상호작용에 의해 형성되는 것처럼, 초기 사회 환경의 정서적 분위기에 영향을 받는다. 어렸을 때 우리는 가족 문화의 일반적인 규범에 맞게 행동을 조정한다. 반복을 통해 결과적인 행동 패턴과 뇌에 확립된 각각의 신경 회로가 시간이 지남에 따라 강화된다. 우리가 살고 있는 사회적 맥락은 우리가 성장하고 자신을 위한 삶을 창조해 감에 따라 변하지만, 우리 뇌에 자리 잡은 로드맵은 우리 내면에 남아 우리가 그것에 도전하기 위해 공동의 노력을 기울이지 않는 한 우리의 경험에 계속 영향을 미친다. 성장기에 보낸 정서적 맥락을 이해하면 자신의 정서적 경험을 위축시키는 신념을 파악하고 그에 대한 도전을 시작하는 것이 더 쉬워진다는 것을 알게 될 것이다.

비난 게임?

자신이 성장한 가족의 정서적 분위기를 솔직히 돌아보기 시작할 때 갈등을 느끼는 것은 흔한 일입니다. 내담자들은 종종 "부모님을 탓하고 싶지 않아요. 그분들은 최선을 다하셨잖아요. 그런데 지금 그게 나에게 무슨 도움이 되겠어요?"라고 말합니다. 이에 대해 나는 누군가를 탓하려는 것이 아니라고 설명합니다. 우리가 이야기하고자 하는 것은 자신의 경험을 돌아보고, 인식하며, 그것이 자신에게 미친 영향을 정리하는 것입니다. 이 경험은 필연적으로 당신을 형성했으며, 현재 당신이 살아가고 사랑하는 방식에 영향을 미치고 있습니다. 이 과정은 정보를 얻는 것에 관한 것입니다. 이를 통해 당신은 더 많은 통제력을 가질 수 있고, 과거의 잘못된 '계약contract'에 기반하지 않은, 더 진실한 선택을 할 수 있습니다. 그 계약은 너무 어릴 때 이해할 수도, 동의할 수도 없었던 것이었으니까요.

사람들은 양육의 결과를 평가하기 시작하면 종종 슬프고, 화나고, 좌절하거나, 고통스러워하기 시작합니다. 당신도 그럴 수 있는 것이 당연합니다. 그러나 이러한 새로운 감정이 갈등을 느끼는 또 다른 이유일 수도 있습니다. 이러한 감정을 느끼거나 인정하기 시작하는 바로 그 자체가 자신의 감정을 의심하고 부정하게 만들고 정서적으로 위축되게 만든 가족의 교리에 반하는 행위일 수 있습니다. 따라서 갈등을 느끼는 것은 실제로 좋은 신호입니다. 당신은 현상 유지에 도전하기 시작했고, 상황을 바꾸고, 다르게 행동하기 시작하고 있습니다. 당신은 불문율로 굳어진 감정적 규칙(다음에 논의함)에서 벗어나기 시작하고 있습니다.

요컨대, 당신이 가진 감정을 존중하는 것은 보호자를 비난하는 것이 아닙니다. 그것은 당신의 진실을 인정하고 존중하는 것입니다. 이러한 감정을 갖는 것은 해결과 자유로 가는 중요한 단계입니다.

불문율

우리가 어떤 정서적 환경에서 자랐든 상관없이 우리가 감정에 대해 받은 메시지는 명시적이거나 암묵적이었을 가능성이 크다. 전달 방법에 상관없이 메시지는 강력하고 해를 끼칠 수 있다. 이러한 메시지를 더 많이 듣거나 경험할수록 그것들은 우리의 정서적 경험을 이끄는 불문율이 되었다. 다음 메시지와 그 의미를 생각해 보라.

메시지	*의미*
눈물을 흘릴 때 '울보'라고 불리기	슬픔은 나쁘고 비판을 불러온다.
자신감 있게 말하거나 화를 냈을 때 무시당하거나 냉대를 받음	화는 나쁜 것이고 그로 인해 버림받는 결과를 초래한다.
스스로에 대해 좋은 감정을 느꼈을 때 '잘난 척하지 마'라는 말을 들음	자신에 대한 자만심이나 긍정적인 감정은 해롭다.

당신이 울기 시작했을 때 당신의 부모가 외면하거나 떠나는 경우.	슬픔은 나쁜 것이고 버림받는 결과를 초래한다.
'분노는 시간 낭비다'라는 말을 듣는 경우	분노는 쓸모가 없다.
두려울 때 '겁쟁이' 또는 '계집애'라고 불림	두려움은 나쁜 것이고 비난을 가져온다.

이러한 경험 중 익숙한 것이 있는가? 감정에 대해 어떤 직간접적인 메시지를 받은 적이 있는가? 시간을 잠시 내어 자신의 감정에 대해 받은 메시지를 생각해 보고 관련 의미와 함께 종이나 일지에 적어보라.

목록을 살펴보면서 스스로에게 다음 질문을 해 보라. '나는 어떤 메시지를 거부했으며, 어떤 메시지를 나도 모르게 마음에 새겼는가? 어떤 것이 불문율이 되어 현재의 나를 지배하고 있는가?' 이러한 규칙을 고려할 때, 이 규칙들이 당신이 계속해서 삶을 살고 싶은 방식인가?

우리 집

내 가족과 내가 어렸을 때 받은 메시지에 대해 조금 이야기하겠다. 나의 부모님은 때때로 애정 표현을 잘하시고 따뜻한 분이셨지만, 내면적으로는 두 분 모두 감정에 대한 상당한 갈등과 불안을 경험하셨다. 훌륭한 가톨릭 여학생이었던 나의 어머니는 미소와 유머 감각으로 세상을 대하는 법을 충실히 배웠지만, 그 밑바닥에 끓어오르는 긴장과 걱정을 간신히 가리는 겉모습을 지니고 계셨다. 전미 해병대 대위였던 아버지는 퇴역 후에도 자녀 양육에 있어 일종의 군대식 접근 방식을 취했다.

내가 4살도 채 되지 않았던 어느 토요일 아침을 기억한다. 아버지는 어머니가 잠든 사이에 누나와 나를 위해 아침 식사를 차려주셨다. 우리는 모두 식탁에 앉아 있었다. 아버지는 신문을 읽고 있었고, 여동생은 아침 식사를 얌전히 먹고 있었고, 나는 아버지가 메이플 시럽을 잔뜩 부어버린 프렌치토스트를 보고 낙담한 채로 앉아 있었다. 나는 눅눅해진 빵 조각을 이리저리 밀기만 했고, 속이 울렁거렸다. 먹고 싶지 않았다. '왜 그는 내가 시럽을 직접 바르도록 놔두지 않았지?' 난 속으로 생각했다. 내가 더 투덜거릴수록 아버지는 점점 짜증이 나는 것 같았다. 식탁 건너편에서 그의 화가 점점 커지는 것을 느낄 수 있었다. 조심스럽게 아버지를 바라보니 아버지 얼굴에 찌푸린 표정이 서려 있었고, 나는 울기 시작했다. 내가 울면 울수록 아버지는 더 화를 내셨고, 결국 폭발하며 소리쳤다. "울지마. 남자답게 행동해!"

남자답게 행동해? 나는 겨우 네 살이었다!

우리 집의 감정적 분위기는 종종 혼합되었지만 이것은 확실히 폭풍우가 치는 순간이었다. 여기에서 메시지는 분명했다. 두려움은 나쁘고 부끄러운 것이다. 나는 또한 시간이 지남에 따라 반복되고 강화될 교훈을 배우고 있었다. 나는 내 욕구를 부정해야 한다. 나는 내 감정에 귀를 기울이거나 존중해서는 안 된다. 내 마음대로 하려는 것은 잘못된 것이며, 필연적으로 비난과 위험 그리고 파괴로 이어진다. 결국 내가 내 감정을 표현하는 것에 대해 갈등을 느끼게 된 것은 당연한 일이었다.

배선을 업그레이드 하기

좋은 소식이 있다. 비록 우리가 초기 경험에 의해 형성되었지만 과거의 포로가 될 필요는 없다. 우리의 뇌는 특정한 방식으로 반응하도록 연결되어 있지만 여전히 변화하고 성장할 수 있다.[8] 그렇다. 우리는 실제로 뇌가 연결된 방식을 변경할 수 있다. 과거 프로그래밍을 정확히 지울 수는 없지만 이미 있는 것을 무시할 수 있는 새로운 경로를 만들 수 있다.[9] 다시 말해서, 두려움이 더 이상 감정의 실타래들과 얽힐 필요가 없도록 '배선을 업그레이드'할 수 있다.

어떻게 해낼 수 있는가? 경험이 우리 뇌의 초기 배선을 확립하는 데 중요한 역할을 한 것처럼, 경험은 새로운 신경 회로를 만드는 데 어느 정도 영향을 미친다. 핵심은 우리의 감정에 대해 새로운 경험을 하는 것이다.

우리는 자신의 감정에 더 온전히 존재하도록 허용하고 결국 두려움 없이 감정을 경험하게 된다.

모든 공포증이 그러하듯이, 우리가 두려워하는 것을 피할수록 그 두려움에 직면하고 극복해야 하는 기회는 줄어든다. 감정에 대한 공포증도 마찬가지로, 감정을 계속 회피하면 감정을 느낄 때 어떤 긍정적인 결과가 올 수 있는지 결코 알 수 없을 것이다. 우리는 그것들이 정말로 우리가 두려워할 필요가 없다는 것을 결코 알지 못할 것이다. 우리는 그저 아무런 결과도 가져오지 못하는 익숙한 길을 계속해서 따라가게 될 뿐이다. 우리가 변화하기 위해서는 다른 방향으로 나아가려는 노력이 필요하다. 두려움에 직면하고 이를 줄이는 방법을 찾아야 하며 새롭고 긍정적인 방식으로 감정을 경험하기 시작해야 한다.

시간이 지남에 따라 우리가 이 새로운 방향으로 더 많이 여행할수록 더 많이 경험하고 감정을 관리할수록 더 많은 두려움이 녹아내릴 것이고, 우리는 곧 불안하지 않고 우리의 감정을 공유하고 함께할 수 있게 될 것이다. 그리고 우리가 이렇게 하는 동안, 우리는 실제로 우리의 두뇌를 재배열하고 있는 것이다! 우리는 두려움과 감정 사이의 오래된 연결 고리를 끊고, 감정을 느끼고 표현하는 것이 이제 긍정적인 경험으로 받아들여지는 새로운 길을 만들어가고 있다. 로버트 프로스트Robert Frost가 표현했던 것과 같은 것이다. "숲에서 두 갈래 길이 갈라졌을 때, 나는…… 나는 덜 다니는 길을 택했고, 그것이 모든 차이를 만들었다."[10]

새로운 것을 시도하고, 미지의 길을 가고, 새로운 것을 하는 것에 대해 불안감을 느끼는 것은 힘든 일임을 충분히 알고 있다. 마침내 내 감정을 위한 공간을 만들기 시작했을 때, 나는 속담에 나오는 사슴처럼 거의 두려움에 얼어붙어 있었다. 무슨 일이 일어날지 전혀 예상할 수 없었고 두려움에 떨었다. 그러나 두려움에 직면하는 것을 덜 무섭게 만들 수 있는 해결책이 있다. 그 비결은 불안을 충분히 줄이기 시작할 수 있는 방법을 찾아서 그 감정에 발을 담그고 그 감정과 함께할 수 있는 기회를 갖는 것이다. 한꺼번에 뛰어들 필요는 없다. 한 번에 조금씩만 하면 된다.

바위는 고통을 느끼지 않고, 섬은 절대 울지 않는다

카렌과 나는 그녀가 사용했던 불문율적인 감정 규칙과 그녀가 감정을 피하는 방식에 대해 충분히 이해하게 되자 그녀의 감정 공포증을 다루고 극복하는 작업을 시작했다. 카렌의 불안이 줄어들면서 그녀는 마음을 열 수 있는 힘을 찾기 시작했다.

오랫동안 해결되지 않은 슬픔과 분노 등 내면 깊숙이 묻혀 있던 감정까지 꺼내어 치유하는 일을 시작했다. 얼마 지나지 않아 카렌의 고통은 자아에 대한 새로운 감각으로 바뀌기 시작했다. 그녀는 고통을 겪었던 어린 시절의 자신에게 연민을 느끼기 시작했고, 어른스러운 목소리가 점차 드러나기 시작했다.

특히 강렬했던 한 세션이 끝난 후, 카렌은 위험을 무릅쓰고 남편에게 우리 작업에서 발견한 내용에 대해 이야기하고 그녀의 감정을 일부 남편과 공유하기로 했다. 침착함을 유지하려고 애쓰며 이야기를 시작한 지 얼마 지나지 않아 카렌은 슬픔과 고통이 그녀의 내면에서 솟아오르는 것을 느꼈다. 하지만 이번에는 과거에 그랬던 것처럼 그 감정과 싸우거나 거리를 두는 대신 자신의 감정을 드러냈다. 그녀는 남편 앞에서 숨기지 않고 눈물을 흘렸다. 자신의 감정이 완전히 말로 표현되지는 않았지만, 깊은 무언가가 흔들렸다는 것은 분명했다.

놀라운 일이 일어났다. 그녀의 남편은 더 가까이 다가가 그녀를 안고 위로했다. 그리고 이렇게 말했다. "나는 당신 곁에 있고 싶어. 당신을 이해하고 싶고, 당신과 가까워지고 싶어. 이런 순간이 섬에 있는 것보다 훨씬 좋아."

2장 핵심 요점

- 우리는 어린 시절 양육자와의 경험을 통해 어떤 감정이 받아들여질 수 있고 어떤 감정이 받아들여질 수 없는지를 배우며, 이에 따라 자신의 감정 표현 방식을 조정한다.
- 우리의 뇌는 양육자와 나눈 상호작용과 교류에 의해 형성된다.
- 다른 사람들과 감정을 공유하며 긍정적인 경험을 많이 할수록, 그러한 감정을 다루는 능력도 향상된다.
- 우리가 경험하는 초기 감정적 교훈은 뇌의 회로에 저장되어 우리 자신과 타인 그리고 세계를 경험하는 방식에 상당한 영향을 미친다.
- 우리의 뇌는 또한 초기 사회 환경의 정서적 분위기에 영향을 받으며, 우리는 가족 문화의 지배적인 규범에 맞게 행동을 조정한다.
- 당신의 정서적 경험을 이끌어온 불문율에 대해 알아차리면, 당신은 그 불문율에 도전하고 그것을 벗어날 수 있는 더 나은 위치에 설 수 있다.

- 우리의 뇌는 계속해서 유연하고 성장과 변화에 열려 있으며, 새로운 경험을 통해 뇌가 연결된 방식을 실제로 바꿀 수 있다.
- 자신의 감정을 긍정적이고 건강한 방식으로 받아들이는 것은 뇌를 재구성하여 결국 감정을 덜 두려워하게 만드는 데 도움을 준다.

제2부

행동으로 옮기기
Taking Action

3장
1단계: 감정 알아차리기

우리 삶의 위대한 선장은 작은 감정이라는 사실을 잊지 마세요.
우리는 자신도 모르게 감정에 순종합니다.

- 빈센트 반 고흐Vincent van Gogh

마크Mark는 피아노 건반을 내려다보며 잠시 생각에 잠겼다. 그는 심장이 크게 뛰고 이마에 땀이 맺히는 것을 느낄 수 있었다. 그는 피아노 의자에 기대앉아 깊게 숨을 들이마셨다.

이것은 마크가 유일하게 지원한 지역 대학의 음악 치료 프로그램 오디션이었다. 마크에게는 희망적인 순간이 될 수도 있지만, 그는 후회하는 것 같았다. 아니면 부끄러웠을까? 아마도 후자였을 것이다. 그는 곧 자신이 웃음거리가 될 거라고 생각했기 때문이다. 하지만 마크가 진정으로 어떻게 느꼈는지는 분명하지 않았다. '나는 왜 더 연습하지 않았을까?' 그는 좌절감을 느끼며 스스로에게 물었다.

좋은 질문이다. 마크는 오디션을 앞둔 몇 주 동안, 그는 종종 다른 무언가에 몰두하여 이 일에서 저 일로 뛰어다니고 했다. 한두 시간을 전화로 수다를 떨며 비디오 게임을 하며 보내기도 했다.

가끔은 피아노에 앉아서 잠시 연습을 해보기도 했지만, 어려워지면 곧 그만두곤 했다. 클래식 음악을 외워야 한다는 것이 얼마나 어처구니없는 일인지라고 생각하며 어깨를 으쓱이곤 했다.

마크가 오디션에 관심이 없는 것은 아니었다. 그의 흐릿한 의식 속 어딘가에서 시간이 흐르고 있다는 것을 그는 알 수 있었다. 그리고 그것이 뚜렷하게 느껴지면 긴장이 되었다. 아니, 설렜던 걸까? 그는 자신도 알 수 없었다.

사실, 그가 긴장하는지 설레는지 다른 누구도 알 수 없었다. 실제로 몇몇 사람들에게는 마크가 신경 쓰지 않는 것처럼 보였다. 누군가 마크에게 어떻게 진행되고 있는지 물으면, 그는 예민해지거나 화제를 바꾸거나 아니면 모든 것이 '잘 되고 있어'라고 말할 뿐이었다.

만약 마크가 속도를 늦추고 자신의 감정에 잠시만 더 집중할 수 있었다면, 마크는 자신이 진정으로 하고 싶은 일이 무엇인지 더 명확하게 파악할 수 있었을지도 모른다.

그는 어렸을 때부터 항상 음악을 만드는 것을 좋아했다. 특히 가족이 함께 모여 피아노 주위에서 노래를 부를 때면 더욱 그러했다. 그는 어린 나이에 피아노 레슨을 받기 시작했고 곧이어 가족 합창을 이끌고 학교 음악회와 교회 예배에서 연주를 하기도 했다. 그의 음악적 능력과 타인에 대한 연민은 음악 치료와 잘 어울리는 것 같았다. 아니면 맞는 것일까? 그는 확신하지 못했다. 아니, 가끔은 확신했지만 또 다른 때는 그렇지 않았다.

아마도 그래서 마크는 간신히 시간 맞춰서 오디션에 도착한 것일지도 모른다. '내가 뭐 하는 거지?' 마크는 속으로 생각했다. 그는 피아노 의자에 앉아서 바르게 자세를 잡고 다시 한번 깊게 숨을 들이마셨다. 그는 성급해 보이는 심사자를 힐끔 쳐다봤다. '내 손이 떨리는 게 보일까?' 손을 건반 위로 올리고 연주를 시작하면서 생각했다.

어쨌든 마크는 방을 나와 서둘러 복도를 내려오면서 혼잣말을 했다. '아마 나는 절실한 게 아니었나 봐.' 그는 외투를 들고 주차장으로 달려갔다. 그는 눈에 눈물이 고인 것을 눈치채지 못한 것 같았다.

무지가 행복이 아닐 때

마크에게 무슨 일이 생긴 걸까? 어떻게 자신이 정말로 원하는 게 뭔지 모를 수 있을까? 왜 오디션 준비를 하지 않았을까? 무엇이 그를 이렇게 갈등하게 할까?

마크의 문제는 그가 감정이 없다는 것이 아니다. 오히려 그가 조금만 내면을 들여다본다면, 그의 마음속에서 많은 일들이 일어나고 있다는 것을 알 수 있을 것이다. 만약 그가 자신의 감정과 시간을 보내고 그것을 활용할 수 있었다면, 아마도 이렇게 혼란스럽지는 않았을 것이다. 그 안에는 그를 동기 부여할 수 있는 충분한 에너지가 있고, 유용한 방향을 제시해 줄 수 있는 정보도 넘쳐난다.

예를 들어, 그는 실제로 이 프로그램에 참여하려고 노력하는 것에 대해 흥분되었지만, 자신이 하고 싶은 일에 대해 흥분될 때마다 불안을 느끼기 시작하고 주의가 산만해진다는 사실을 발견할 수도 있다. 만약 마크가 자신의 흥분을 분리하고 두려움을 견디는 법을 배울 수 있다면, 앞으로 나아가는 것이 그다지 무섭지 않을 수도 있고, 자유롭게 꿈을 좇을 수도 있을 것이다. 어쩌면 그 과정에서 얻는 설렘이 그를 북돋아 어떤 성취를 이룰 수 있을지 도전해 보는데 에너지를 줄 수 있었을 것이다.

하지만 이는 본말이 전도된 것이다. 현재 마크의 주요 문제는 그가 자신이 감정을 느끼고 있다는 사실조차 인식하지 못한다는 점이다. 그는 감정의 신호를 알아차리거나 주의를 기울이지 않는다. 잠시 멈춰서 그것을 인지하고, 그 감정이 자신에게 어떤 정서적 영향을 미치는지 탐구하려 하지 않는다.

언뜻 보기에 마크는 자신의 감정에 무관심한 사람의 극단적인 예처럼 보일 수 있다. 그러나 실제로 그의 행동 방식은 꽤 일반적이다. 우리는 실제로 감정을 느끼고 있다는 신호를 의식하지 않은 채 삶을 살아가기 쉽다. 우리는 자신 안에서 무슨 일이 일어나고 있는지 거의 알아차리지 못한 채로 하루 종일 걸어 다니거나 뛰어다니거나 달려간다. 우리는 우리의 생각에 사로잡혀 스스로에게 의문을 던지고, 걱정과 모순의 안개에 휩싸여 내면의 반응을 까맣게 잊어 버린다. 우리는 과거나 미래에 너무 사로잡혀 현재 순간에 무슨 일이 일어나고 있는지조차 알아차리지 못한다. 그리고 우리가 어떤 감정을 느낄 수 있다는 것을 인식할 때 약간의 고통을 느끼자마자 회피 전략으로 돌아가 버린다.

우리는 뭔가 다른 것을 해야 할 때가 왔다. 우리가 정말로 좋은 곳, 더 나은 곳으로 가고 싶다면 우리는 눈을 떠서 우리 내면에서 일어나는 일을 깨달아야 한다. 우리는 브레이크를 밟고 속도를 줄이고 내면의 경험에 귀를 기울여야 한다. 요컨대, 나는 이것을 정서적 마음챙김emotional mindfulness이라고 부른다.

정서적 마음챙김

마음챙김의 개념은 새로운 것이 아니다. 수십 년 동안 존재해 왔으며, 동양과 서양의 수련적인 전통에서 비롯된 뿌리를 가지고 있다. 최근에는 행동의학 분야뿐만 아니라 일반 대중에게도 인기를 얻고 있다.

우리의 마음챙김에 대한 매력은 아마도 삶의 질에 대한 불만이 커지는 것과 관련이 있을 것이다. 멀티태스킹, 첨단 기술의 복잡함, 그리고 삶의 요구사항 증가와 같은 현재 문화의 치명적인 영향들, 즉 정신없이 사는 데서 오는 피할 수 없는 결과들이 우리를 힘들게 하고 있다. 많은 사람들이 삶에 활력을 불어넣을 방법을 찾고 있다. 마음챙김은 우리의 신체적, 정신적, 사회적 웰빙을 향상시키는 힘이 있다. 이는 수많은 과학적 증거로 입증되고 있어 마음챙김의 인기에 더욱 기여하고 있다.[1]

마음챙김이란 정확히 무엇인가? 현대 의학의 주류로 마음챙김을 도입한 리더이자, 매사추세츠 대학 의료 센터의 '마음챙김 기반 스트레스 감소 프로그램' 창시자인 존 카밧-진Jon Kabat-Zinn은 마음챙김을 "특정한 방식으로 주의를 기울이는 것. 의도적으로, 현재 순간에 있으며, 판단하지 않는 것"으로 정의한다.[2]

마음챙김의 비판단적 측면은 우리가 자신에 대해 자주 반응하는 인지적 분석과 자기비판에서 우리를 해방하려는 것이다. 우리 머릿속에서 계속되는 논평과 잡담으로부터 우리를 자유롭게 하려고 하는 것이다. 의도적으로 주의를 기울인다는 생각은 우리가 습관적으로 반응하는 방식에 얽매이지 않고 명확하고 집중된 상태를 유지하기 위해 노력해야 한다는 것을 인식한다. 마음챙김은 우리가 과거에 대한 집착과 미래에 대한 꿈을 버리고 현재 순간을 온전히 받아들이도록 격려한다. 이는 자신의 경험이 펼쳐지면서 그것에 대해 호기심을 갖는 것, 그것에 대해 생각하는 것이 아니라 그저 그것을 알아차리고 관찰하는 것이다. 본질적으로 마음챙김은 마음을 열고, 지금 여기에서 경험하는 것에 집중하는 것이다. 마음챙김 수련은 현재 순간에 더욱 온전하게 참여할 수 있는 능력, 즉 완전히 깨어 있고 자각할 수 있는 능력을 키우는 것이다.

정서적 마음챙김은 그 구절이 의미하는 바와 같이 마음챙김의 기본 원칙을 우리의 정서적 경험에 적용한다. 간단히 말해 이는 발생하는 순간, 신체적으로 느껴지는 감정 경험에 의도적으로 주의를 기울이는 것이다. 예를 들어 감정이 일어날 때 그 느낌이 어떤지 알아차리는 것이다. 어디에서 에너지가 멈추고 어디에서 에너지가 흐르는지, 몸이 긴장되는 순간과 위치를 관찰하는 것이다. 얼굴이 뜨거워지고, 가슴이 아프거나 팽창하고, 호흡이 바뀌고, 팔이 저리고, 다리가 떨리는 것을 알아차리는 것이다. 자신의 경험에 대해 어떻게 반응하는지 거기에 무엇이 있는지 알아차리고 무슨 일이 일어나는지 살펴본다. 정서적 마음챙김의 목적은 우리가 자신의 감정을 더 의식적으로 인식하고 궁극적으로 그 감정에 더 온전히 현존하도록 돕는 것이다.

어떻게 해야 할까? 속도를 늦추고 내면으로 들어가 알아차리는 것부터 시작한다. 이 장의 후반부에서는 실제 과정과 핵심 감정, 그리고 그것들이 우리 몸에서 일반적으로 나타나는 방식에 대해 논의할 것이다. 하지만 지금으로서는 첫 번째 단계는 감정을 인식하는 열쇠가 마음이 아니라 신체의 경험에 뿌리를 두고 있다는 점을 받아들이는 것이다. 정서적 마음챙김은 간단해 보이지만 어떤 면에서는 연습이 필요하다. 그렇다고 부담스럽거나 숙제처럼 느낄 필요는 없다. 이를 실현하기 위해 매일 많은 시간을 할애할 필요는 없다. 언제 어디서나 할 수 있다. 잠시 멈추고 자기 모습을 확인하면 된다.

정서적 마음챙김에 대한 첫 번째 장애물 중 하나는 내가 "공간 만들기"라고 부르는 것과 관련이 있다. 즉, 혼란스러운 것을 치워서 무슨 일이 일어나고 있는지 볼 수 있도록 하는 것이다. 너무 많은 일이 일어나면, 즉 두세 가지, 다섯 가지 일이 동시에 일어나면 내면에서 무슨 일이 일어나고 있는지 알아차리는 것이 불가능하다. 우리는 잠시 속도를 늦추고 공간을 만든 다음, 단 하나의 일에만 집중해야 한다. 바로 자기 몸에 귀를 기울이는 것이다.

왜 몸을 그렇게 강조하는지 궁금할 수도 있다. 감정은 뇌에서 시작되지만 우리는 신체에서 먼저 경험한다. 그것이 "감정"이라고 불리는 이유이다. 감정은 에너지, 감각, 신체 반응을 통해 자신을 알리고 우리는 그것을 느낀다. 때때로 우리의 감정은 그 존재를 부인할 수 없을 정도로 너무 빠르고 강렬하게 다가온다. 그러나 어떤 경우에는 그 표현이 모호할 수 있다. 감정 공포증이 있는 경우 감정은 종종 불안으로 숨겨져 있는 경우가 많기 때문에 감정을 감지하기 어려울 수 있다. 그러나 우리가 느끼는 불편함은 실제로 유용한 도구가 될 수 있으며, 우리의 감정이 멀리 있지 않다는 것을 알려주는 이정표가 될 수 있다. 신체 감각에 주의 깊게 조율하면 감정에 대한 의식적 인식이 높아지고, 새로운 정보를 접할 수 있으며, 핵심 정서 경험core emotional experience에 더 가까이 다가갈 수 있다.

가끔 그럴 때가 있어요

약속 시간인 5시가 지나자 나는 마크가 어디에 있는지 궁금해지기 시작했다. 그때 그가 복도로 내려오는 소리가 들렸다. 아마 내가 들은 것은 마크가 대기실로 다가갈 때 그의 휴대전화에서 들려오는 그의 목소리였고, 그가 가까워질수록 점점 더 커졌다.

"그래, 그래, 알았어, 좋은 것 같아. 이봐, 나 지금 가야 해. 나 약속 있어."라고 말하며 그는 문을 두드리며 서둘러 내 사무실로 들어왔다. "늦어서 미안해요. 오는 길에 차가 좀 막혔어요. 주차장에 들어가는 중에 전화가 왔어요. 받지 말아야 했을지도 모르겠지만 저의 형이었어요. 이 상담이 끝난 후에 우리는 만나기로 했거든요." 그는 코트와 배낭을 소파에 던지고 내 맞은편에 앉으면서 크게 한숨을 내쉬었다.

마크는 이번 방문이 있기 몇 주 전에 처음으로 나를 만나러 왔다. 음악 치료 프로그램 오디션을 받은 지 약 1년 후였다. 그는 자신의 삶이 '엉망진창'이었다고 말하면서 그가 무엇을 하고 싶은지 깨닫고 어떤 방향으로 나아갈지에 대해 내게 도움을 청했다. 마크가 감정적인 생활과는 꽤 단절되어 있다는 것을 아는 데는 그리 오랜 시간이 걸리지 않았다. 나는 마크가 감정 공포증을 가지고 있다는 것을 알고, 그가 자신의 감정을 더 잘 인식하도록 돕고자 했다.

그가 자리를 잡은 후, 마크는 자신과 상당히 다른 형에 대해 이야기하기 시작했다. '운동을 좋아하고, 경쟁적이며, 보수적'이라고 묘사했다.

"형과 함께 시간을 보내는 것에 대해 어떤 감정이 드나요?" 내가 물었다.

그는 다리를 꼬았고, 발을 초조하게 위아래로 튕기기 시작했다. "음, 좋다고 생각해요." 그가 어깨를 으쓱하며 대답했다. "제 말은, 우린 그냥 커피나 한잔 마시는 거니까요." 그의 몸은 긴장하며 시선을 돌렸다. 그의 몸은 뭔가 다른 말을 전하는 것 같았다.

"그럼 괜찮다고 느끼시는 건가요?" 내가 확신이 서지 않아 다시 물었다. 그는 나를 돌아보며 말했다. "네, 대부분 괜찮아요."

"글쎄, 당신은 별로 괜찮아 보이지 않네요. 당신의 발에서 무슨 일이 일어나고 있나요?" 나는 마크가 자신이 느낀 감정의 경험을 더 의식하는 데 도움이 되기를 바라면서 물었다.

그는 자신의 발을 쳐다보고 발이 흔들리는 것을 알아차리고는 다리를 바르게 하고 두 발을 바닥에 놓았다. "아, 그냥 가끔 그럴 때가 있어요." 그가 불편한 듯 말한 뒤 다시 창밖을 내다보았다.

"저는 할 일이 많아요. 아무래도 스트레스를 받는 것 같아요. 다시 헬스장에 가야겠다고 생각했는데, 그게 항상 도움이 되긴 하거든요. 그런데 도대체 언제 시간을 낼 수 있을지 모르겠어요. 아마 출근 전에 가야 할 것 같긴 한데, 그게 또……"

나는 마크가 생각에 사로잡혀 유용한 정보를 놓치고 있다는 것을 알 수 있었다. 그래서 나는 그것을 중단하고 그가 다시 그의 몸에 주의를 기울이도록 하였다. "음, 아마도 스트레스와 관련이 있을지도 모르겠지만 제가 당신에게 형과 함께 시간을 보내는 것에 대해 물었을 때 당신의 발이 떨리기 시작했어요. 그걸 눈치채셨나요? 아마도 지금 이 순간, 발이 당신에게 무언가를 말하고 있는 것 같습니다. 잠시 시간을 내어 거기에 무엇이 있는지 주의 깊게 살펴보세요. 당신의 내면에서 무슨 일이 일어나는지 알아차릴 수 있는 공간을 만들어 주세요."

그는 잠시 앉아서 내면에 집중하는 것 같았다. 나는 그가 어떤 감정에 닿을지 궁금했다. 잠시 후 그는 한숨을 쉬며 말했다. "저는 형을 별로 만나고 싶지 않은 것 같아요." 그가 나를 향해 고개를 돌렸을 때 그의 얼굴에는 괴로움이 서려 있었다.

왼쪽과 오른쪽, 어느 쪽으로 가야 할까요?

자기 몸에 관심을 두기 시작하고 자신이 느낀 경험에 더 주의를 기울임으로써 마크는 더 큰 자기 인식을 향한 길로 나아가고 있다. 분명히, 그는 형에 대해 쉽게 직면하기 어려운 감정을 가지고 있으며, 그것이 그를 불편하게 만들고 있다. 앞으로 무엇을 발견하게 될지, 어떤 것을 발견하게 될지는 아무도 모른다. 적어도 지금은 그가 감정으로부터 도망치는 대신, 그 감정을 향해 나아가고 있다.

많은 사람들과 마찬가지로 마크가 걸리기 쉬운 함정 중 하나는 지나치게 생각을 많이 하는 것이다. 그는 너무 쉽게 걱정이나 고민에 사로잡히며, 모든 가능한 각도에서 딜레마를 검토하려고 하며, 머릿속에서 여러 차례 반복해서 생각한다. 이는 꽤 흔한 습관이다. 우리는 감정과 함께 시간을 보내는 대신 생각에 집중하는 데 너무 익숙해서 머릿속의 잡담을 조용하게 하고 우리가 느낀 감정에 주의를 돌리는 것이 상당히 어려울 수 있다. 사실, 우리가 생각에 잠길수록 감정과의 연결은 더욱 멀어지게 된다.

다시 뇌에 대해 이야기 하려 한다. 그러나 그 전에 설명해야 할 것이 있다.

사람들이 뇌에 대해 말할 때 특정 부분이 어떤 일을 담당하는지 일반화하는 경향이 있다. 실제로는 그렇게 흑백이 아니다. 겹치는 부분이 훨씬 더 많다. 다양한 기능들에 대해 두뇌의 양쪽 모두가 중요한 역할을 하며 함께 작동한다.

이제는 각각의 뇌반구는 실제로 다른 강점을 가지고 있다고 정확하게 말할 수 있다. 예를 들어, 뇌의 좌반구인 '언어적' 측면은 논리적, 언어적, 순차적 처리를 담당하는 중심 역할을 한다. 이는 우리의 신체 상태와 반응에 덜 민감하므로 우리의 경험을 이해하기 위해 이성과 분석을 사용할 수 있다. 우반구는 특히 감각, 소리, 이미지(감정을 표현하는 비언어적 표현)에 민감하며, 따라서 우리의 정서적 경험을 섬세하게 읽어낼 수 있다.

이 신경학적 설계의 결과는 우리가 감정을 더 완전히 인식하려고 할 때 뇌의 오른쪽은 우리의 친구이고 왼쪽은 약간 말썽꾸러기일 수 있다는 것이다. 좌뇌에서 시작되는 생각에 집중할 때, 우리는 사물에 대한 생각에 사로잡혀 신체 감각, 시각적 이미지, 신체 반응(예: 근육, 위, 내장, 심장 및 폐의 변화)과 같은 우리 감정 경험의 일부를 놓칠 수 있다. 생각은 우리가 감정과 연결하는 것을 더 어렵게 만든다. 생각이 나쁜 것은 아니지만, 감정 경험에 주의를 기울이려고 할 때 방해가 될 수 있다. 우리가 자신의 감정을 더 잘 인식하려면 왼쪽 뇌를 조용하게 하고 오른쪽 뇌에 공간을 확보해야 한다.

물론 스위치를 켜고 끄듯이 뇌의 한쪽을 즉각적으로 활성화하거나 비활성화할 수는 없다. 하지만 우리는 분명히 주의를 기울일 곳을 선택할 수 있다. 우리는 생각에서 벗어나 우리 몸에서 무슨 일이 일어나고 있는지에 귀를 기울이고, 관찰하고, 들을 수 있는 내부 공간을 만들 수 있다. 요컨대, 이 시점에서 우리의 주요 목표는 생각하는 것이 아니라 단지 알아차리는 것이다. 이 접근 방식이 마음챙김의 핵심이다.

상향식 대 하향식

정서적 마음챙김을 기르기 위해 따라야 할 또 다른 유용한 가이드는 '아래에서 위로Bottom-Up' 작업하는 것입니다.[3] 생각은 머리(위쪽)에서 일어나고 느낌은 몸(아래쪽)에서 일어난다고 상상해 보세요. 대부분의 사람들에게 일반적인 작업 방식은 위에서 아래로, 즉 사물에 대해 먼저 생각한 다음 느낌을 파악하는 것입니다. 하지만 이런 방식은 머릿속에만 갇혀 마음과 접촉하지 못하게 됩니다. 더욱 감정적인 접근 방식은 우리가 느끼는 경험의 수준, 우리가 신체적으로 느끼는 수준에서 생각의 수준에 이르기까지 아래에서 위로 작업하는 것입니다. 간단히 말해서, 먼저 느끼고 나서 생각하세요.

　이렇게 해 보세요. 당신이 느낀 경험을 확대하여 몸에서 느끼는 것이 무엇인지, 몸이 어떻게 반응하는지, 그리고 몸이 무엇을 원하는지 알아보세요. 당신의 몸을 스캔하고 어떤 느낌이 드는지 살펴보세요. 목, 가슴, 팔, 다리 등의 모든 감각을 주목하고 그 감각이 무엇을 전달하려고 하는지 귀를 기울여 보세요. 당신이 느끼는 경험을 위한 공간을 만들고 그것이 당신을 어디로 데려가는지 살펴보세요. 나중에 그 경험을 되돌아보며 자신에게 어떤 경험이었는지, 어디에서 왔는지, 어떤 결과를 가져왔는지 살펴보세요. 경험을 생각하면서 그 자체로 이해되도록 하고 의미가 자연스럽게 떠오르도록 하세요.

선택, 선택, 선택

나는 거실을 칠하려고 선택한 색이 마음에 들지 않았다. 황금빛이 도는 따뜻한 느낌을 원했지만 고민 끝에 결국 선택한 색은 노란색, 즉 카나리아 노란색이었다. 시간이 지나면 익숙해질 거라고 생각했지만 절대 익숙해지지 않았다. 내 취향이 아니었다. 밝은색이 싫다는 건 아니지만, 나는 집의 벽이라고 하면 좀 더 흙색 톤을 더 선호하는 사람인 것 같다. 그래서 디즈니랜드 같은 색깔 속에서 사는 걸 더는 참을 수 없게 되었고, 다시 페인트칠을 하기로 결심했다. 나는 완벽한 색상을 찾기 위해 동네 페인트 가게에 갔다.

'이번에는 제대로 해낼 거야!' 나는 주차장에 차를 세우면서 생각했다. 하지만 내 자신감은 오래가지 못했다.

정문을 들어서자 두 개의 거대한 벽에 걸린 색상 견본이 눈에 들어왔다. 수백 개가 있었다. 각각 비슷한 색상의 다섯 가지, 여섯 가지, 일곱 가지 다른 색조로 구성되어 있었다. 창의적인 사람이라면 선택의 폭이 너무 넓어서 흥분할 수도 있겠지만 나는 그렇지 않았다. 당황하기 시작했다. '도대체 어떻게 선택해야 할까?' 나는 당황한 채 의자에 주저앉아 혼자 생각했다.

그러던 중 운이 좋게도 내 옆 테이블에 브로셔가 쌓여 있는 것을 발견했다. 나는 첫 번째 책자를 집어 들었다. '감각적인 인테리어 컬러.' 책자를 펼쳤더니 스무 개 정도의 딱 적당히 아름다운 페인트 색상 모음이 담겨 있었다. '이제야 제대로 된 선택지가 생겼군' 하고 생각하며 마음이 한결 편안해졌다.

가끔은 선택지가 너무 많은 것도 문제다.

기본으로 돌아가기

어떤 내담자들은 처음에 자신의 감정을 말해달라고 하면 당황해한다. 그들은 감정을 느끼지 않는 것이 아니라, 종종 그렇게 '느끼기feel'는 하지만 그것을 무엇이라고 불러야 할지 잘 모를 뿐이다.

문제 중 하나는 선택의 폭이 너무 넓다는 것이다. 그들은 수백만 가지의 다양한 선택지가 있다고 생각하며, 내가 페인트 가게에서 느꼈던 것처럼 어디서부터 시작해야 할지 모른다. 하지만 그것은 함정trap이다. 실제로는 선택의 폭은 그리 넓지 않다. 거대한 두 벽면의 페인트 견본에 있던 색상만큼이나 다양한 감정이 있는 것처럼 보일 수 있지만, 실제로는 모두 몇 가지 기본적인 감정의 변형과 혼합일 뿐이다.

일부 이론가들은 어떤 감정이 목록에 포함되어야 하는지에 대해 동의하지 않지만 일반적으로 우리 감정의 스펙트럼은 실제로 8가지 주요 감정과 그와 관련된 변형 및 조합으로 구성된다. 이들은 다음과 같다.

- 분노Anger: 짜증irritation, 성가심annoyance, 좌절frustration, 격분exasperation, 싫어함dislike, 분개resentment, 격노rage
- 슬픔Sadness: 실망disappointment, 당혹감dismay, 외로움loneliness, 상처hurt, 절망despair, 큰 슬픔sorrow, 비통grief, 낙담dejection

- **행복Happiness**: 흡족contentment, 만족satisfaction, 재미amusement, 즐거움enjoyment, 열정enthusiasm, 흥분excitement, 자부심pride, 기쁨delight, 환희joy, 희열elation, 행복감euphoria
- **사랑Love**: 친절friendliness, 배려caring, 애정affection, 부드러움tenderness, 연민compassion, 욕망desire, 열정passion
- **두려움Fear**: 근심concern, 신경질nervousness, 걱정worry, 경계wariness, 불안anxiety, 괴로움distress, 공포terror, 무서움dread, 공황panic, 놀람fright
- **죄책감-수치심Guilt-shame**: 당혹감embarrassment, 후회regret, 양심의 가책remorse, 굴욕감humiliation, 모멸감mortification
- **놀람Surprise**: 놀라움amazement, 경악astonishment, 경외감awe, 경이로움wonder, 충격shock
- **혐오감Disgust**: 멸시contempt, 경멸disdain, 거부감aversion, 불쾌distaste, 역겨움revulsion

이 8가지 기본 감정은 각각 다양한 감정에 대한 일종의 단축키 역할을 한다. 이 목록을 살펴보면 각 그룹의 다양한 감정이 하나의 연속선상에 놓여 있는 것으로 볼 수 있다는 것을 눈치챘을 것이다. 예를 들어, 분노는 성가심이나 짜증으로 시작할 수 있지만 계속 위협을 받거나 방해를 받으면 격한 감정으로 발전할 수 있다. 두 경우 모두 근본적으로 분노를 느끼고 있지만 격노는 짜증보다 훨씬 더 강렬한 분노의 표현이다.

마찬가지로 슬픔의 경우, 복권에 당첨되지 못한 것과 같은 소소한 손실을 경험하면 (당첨 금액에 따라 다르겠지만!) 실망감을 느낄 수 있다. 하지만 사랑하는 사람의 죽음과 같은 상실은 훨씬 더 큰 슬픔을 느끼게 할 것이다. 다시 말하지만, 각각의 상황에서 우리는 어느 정도 동일한 감정을 느끼지만, 어떤 경우에는 더 적게, 어떤 경우에는 더 많이 느낀다.

이러한 기본 감정을 사용하면 자신의 감정을 파악하는 작업을 단순화할 수 있다. 선택할 수 있는 폭이 넓은 것이 바람직하다고 생각할 수도 있지만, 감정이 모호할 때는 선택의 폭이 너무 넓으면 오히려 분별 과정이 필요 이상으로 혼란스러워질 수 있다. 감정이 강렬할 때는 자신이 무엇을 경험하고 있는지 파악하기 어렵지 않다. 하지만 두려움에 휩싸여 있을 때처럼 감정이 약해지거나 흐릿해지거나 숨겨져 있을 때는 구분하기 어렵다. 가능성이 수백 개가 아닌 소수일 때 무엇이 있는지 파악하는 것이 훨씬 쉽다. 게다가 기본적인 감정들만으로도 대부분의 필수적인 부분을 충분히 다룰 수 있다. 지금으로서는 그것들만으로도 충분하다.

사실, 이 논의의 목적상 처음 여섯 가지에 초점을 맞추고자 한다. 일반적으로 대부분의 사람들은 놀라움이나 혐오감을 느끼는 데 큰 문제가 없다. 이러한 감정은 일반적으로 큰 불안을 유발하는 감정은 아니다. 그렇다고 감정 공포증을 극복하기 위해 배우는 다양한 전략을 모든 감정에 적용할 수는 없다.

이 과정은 광범위하게 적용할 수 있으며 두려움은 모든 감정과 연관될 수 있지만 다음 여섯 가지 감정은 사람들에게 가장 문제가 되는 것으로 보인다.

분노   슬픔   행복
사랑   두려움   죄책감-수치심

비록 제한된 범위처럼 보일 수 있지만 이러한 기본적인 감정들만으로도 얼마나 많은 영역을 다룰 수 있는지 알게 될 것이라고 확신한다.

죄책감과 수치심은 같은 것인 가요?

죄책감과 수치심은 같은 계열에 속하지만 근본적인 면에서 차이가 있습니다. 일반적으로 수치심은 자신이 한 일보다는 자신에 대해 느끼는 감정과 더 관련이 있습니다. 죄책감은 전자와 관련이 있습니다. 우리는 스스로 부끄러움을 느끼지만, 하지 말아야 할 일을 한 것에 대해 죄책감을 느낍니다. '나는 나쁜 사람이야'(수치심)와 '내가 나쁜 짓을 했어'(죄책감)의 차이입니다. 그래서 수치심과 죄책감을 따로 분리하지 않고 죄책감-수치심으로 함께 묶어 두었습니다. 저는 이 구분이 간과되거나 모호해지는 것을 원하지 않습니다.

두려움이 목록에 포함된 이유를 궁금해할 수도 있다. 우리가 극복하려는 것이 바로 두려움이 아닐까? 그렇다. 그것이 불필요할 경우에는 두려움을 극복해야 한다. 하지만 때로는 두려움을 느끼는 것이 적응적인 반응adaptive response일 때도 있다. 예를 들어, 실제로 위험에 처했을 때는 두려움을 느껴야 한다. 이는 우리에게 안전을 위해 해야 할 일을 하도록 촉진한다. 그러나 감정 공포증의 경

우, 두려움을 느끼는 것 자체를 두려워할 수도 있다. 우리는 자신이 나약하고, 비겁하고, 어리석고, 남자답지 못한 사람으로 느껴질 수 있기 때문에 두려움과 맞서 싸우고, 억누르고, 없애려고 노력한다. 이러한 반응은 우리가 두려움을 다루고 이를 유리하게 활용하는 방법을 배우지 못하게 한다.

다시 기억해 봅시다

기본 감정이 무엇인지 기억하는 데 어려움이 있나요? 다음은 감정을 기억하는 간단한 방법입니다. 분노mad, 슬픔sad, 행복glad, 사랑love, 두려움scared, 수치심-죄책감ashamed or guilty이라고 불러보세요. 사실, 어떤 감정인지 명확하기만 하다면 무엇이든 원하는 대로 불러도 됩니다. 감정의 이름은 몇 가지 다른 범주의 감정에 대한 줄임말일 뿐이라는 점을 기억하세요.

다른 방법을 시도해 보려 합니다

마크는 어렸을 때 형을 우러러보며 항상 형의 관심을 끌기 위해 노력했던 이야기를 들려주었다. 마크보다 다섯 살 많은 그의 형은 운동을 하고, 친구들과 어울리고, 데이트를 하는 등 자기 삶에 몰두하느라 마크는 눈에 들어오지 않는 것 같았다. 나이가 들면서 마크의 형은 마크와 친해지려고 노력하고 가끔 함께 시간을 보내려고 노력하는 것처럼 보였다. 하지만 마크의 입장에서 그들의 상호작용은 어색하고 부자연스럽게 느껴졌다.

나는 마크가 말하는 동안 그의 눈에서 슬픔을 볼 수 있었다. 나는 그에게 "당신은 너무 슬퍼 보여요."라고 말했다.

"글쎄요. 아마도요. 모르겠어요." 그는 불편한 표정으로 의자에 몸을 움직이며 그 감정을 피하려고 했다.

"마크, 당신 눈에서 눈물이 보여요. 눈물이 뭔가 말하고 있는 것 같아요. 당신 안에서 무슨 일이 일어나고 있나요?" 나는 마크가 자신에게 무슨 일이 일어나고 있는지 귀를 기울이길 바라며 물었다.

그의 초점은 다시 그의 생각으로 돌아갔다. "형이 저를 이해하지 못하는 것 같아요. 내가 뭘 해도 형에게는 부족한 것 같고요. 우리가 만날 때마다 저는 항상 기분이 나빠지고, 그걸 떨쳐내는 데 하루나 이틀이 걸리죠. 그런데 왜 내가 그걸 신경 쓰는지 모르겠어요. 그냥 형이 원래 그런 사람이라는 걸 받아들이고 넘어가면 안 되는 걸까요?"

나는 이런 식의 질문으로는 아무것도 얻을 수 없다는 것을 알고 있다. 그의 뇌의 왼쪽(사고)이 너무 강해서 오른쪽(감정)에서 일어나는 일을 거의 들을 수 없기 때문이다. 나는 그에게 "제 생각에는 내면에 인정받지 못한 감정이 자리 잡고 있어서 앞으로 나아가기 어렵다는 생각이 듭니다."라고 말했다. 이 말에 마크는 잠시 멈칫했다. "그래서 괜찮으시다면 다른 방법을 시도해 보려 합니다."

그는 고개를 끄덕였고 나는 그것이 내가 얻을 수 있는 가장 좋은 녹색신호green light라고 생각했다.

"자신에게 질문하는 대신 잠시 생각을 옆으로 두고 내 몸에서 무슨 일이 일어나고 있는지, 신체적으로 무엇을 경험하고 있는지 이것을 알아차릴 수 있는지 살펴보세요."

그는 잠시 가만히 앉아 있었다. 그의 눈은 아래를 바라보았고 고개는 약간 앞으로 떨어졌다. 잠시 침묵이 흘렀다. 그러고 나서 그는 나를 올려다보며 "음, 목 뒷부분이 좀 이상한 느낌이에요. 약간 아픈 것 같기도 하고."라고 말했다.

"좋아요." '그가 뭔가를 느끼기 시작했군' 내가 속으로 생각하며 물었다. "그 외에 또 무엇을 알아차리셨나요?"

마크는 잠시 말을 멈추고 자신을 확인하고는 "모르겠어요. 가슴이 아프네요"라고 말했다.

"아픈 그 가슴의 감각에 집중해 봅시다. 어떠신가요?" 내가 물었다. "마음에 들지 않아요. 나를 긴장하게 만드네요. 다음으로 넘어가고 싶어요. 하지만 저 자신과 당신에게 솔직하게 말하자면, 저는 생각보다 더 슬퍼하고 있는 것 같아요."

자신의 감정에 귀 기울이기

마크는 자기 몸에 귀를 기울이고 감정을 더 잘 알아차리기 시작했다. 그는 정서적 마음챙김을 발달시키고 있다. 머리에서 벗어나 마음을 위한 공간을 만들면서 슬픔의 신체적 징후(목의 통증, 가슴의 통증)와 자신의 감정에 가까워질 때 느끼는 불안감을 알아차리기 시작한다.

우리는 모두 조금씩 다른 방식으로 감정을 경험한다. 동시에, 나의 슬픔 경험은 당신과 다를 수 있지만 특정 감정에 더 자주 동반하는 특정 감각과 신체 반응이 있다. 예를 들어, 마크가 느끼는 목뒤의 통증은 슬픔을 경험할 때 흔히 나타나는 증상이다. "목에 덩어리가 걸렸어요", "목이 막혔어요."라는 표현이 나온 것도 이 때문일 것이다. 당신의 감정적 경험이 독특하든 다른 많은 사람들과 비슷하든 옳고 그름은 없다. 그저 있을 뿐이다. 사람들이 흔히 경험하는 감정에 대해 알아보기 전에, 지금 자신의 감정과 그 신체적 표현에 대해 어느 정도 인식하고 있는지 파악해 보는 시간을 가져보자.

알아차리기 연습

방해 요소가 없는 조용한 장소를 찾아서 내 안에서 일어나는 일에 집중할 수 있는 시간을 가져보세요. 몸의 에너지와 온전히 접촉할 수 있는 편안하고 이완된 자세를 취하십시오. 일반적으로 허리를 곧게 펴고 지지대를 받치고 발은 바닥에 대고 똑바로 앉는 것이 가장 좋습니다.

여기에 나열된 각각의 다른 감정에 대해, 그 감정을 일으킨 인생의 한 시기를 떠올려 보세요. 사건을 기억하는 데 어려움이 있거나 어떤 감정을 불러일으키는 기억이 떠오르지 않는다면, 상상력을 발휘하여 반응을 일으킬 만한 시나리오를 만들어 보십시오. 본인이나 다른 사람에게 일어나는 일을 상상할 수 있습니다. 몇 가지 예를 들어 도움이 될 수 있도록 안내해 드리겠지만, 이에 국한되지 마십시오.

어떤 순간을 선택하든 최대한 자세하게 시각화하세요. 그 장면이 펼쳐지고 감정이 커지도록 놔두세요. 경험에 몰입하면서 머리, 얼굴, 목, 어깨, 등, 가슴, 팔, 배, 다리 등 몸 곳곳에서 일어나는 일에 주의를 기울이고 관찰한 신체적 감각을 기록하십시오.

감정을 연결하는 데 어려움이 있더라도 걱정하지 마십시오. 이 책을 읽는 이유가 바로 여기에 있으니까요! 그냥 거기에 무엇이 있든, 떠오르는 것이 무엇이든 관찰하세요. 어떤 것이든 떠오르는 대로 관찰하며 열린 마음을 유지하고 판단은 뒤로 미루면 됩니다. 아무런 감각이 느껴지지 않아도 괜찮습니다. 이 연습은 지금 본인이 어디에 계신지 파악하기 위한 것입니다.

1. **분노Anger**. 살면서 부당함을 느꼈던 때, 권리를 침해당했던 때, 또는 자신이나 사랑하는 사람이 부당한 대우를 받았던 때를 떠올려 보십시오. 어떤 종류의 침해를 목격하거나 목표를 이루는 과정에서 방해를 받는 장면을 상상해 보세요. 몸에서 어떤 일이 일어나고 있는지 주목해 보세요. 어떤 신체적 감각이 느껴지나요?

2. **슬픔Sadness**. 어떤 형태로든 상실을 경험했던 상황을 떠올려 보세요. 사랑하는 사람이 죽거나, 관계가 끝났거나, 가까운 사람이 어떤 식으로든 여러분을 실망시켰을 수도 있습니다. 또는 사랑하는 사람이 고통을 겪거나, 사랑하는 애완동물을 떠나보내야 하거나, 친한 친구와 이사를 가기 전에 작별 인사를 해야 하는 상황을 상상해 보십시오. 당신의 몸은 어떻게 반응하나요? 신체적으로 무엇을 알아차리나요?

3. **행복Happiness**. 대회에서 우승했거나, 프로젝트를 성공적으로 완수했거나, 멋진 휴가를 떠났을 때 등, 인생에서 가장 기뻤던 순간을 떠올려 보십시오. 또는 좋은 친구와 즐거운 시간을 보내거나, 도움이 필요한 사람을 돌보는 일을 하거나, 단순히 아이의 웃음소리를 들었을 때를 상상해 보십시오. 당신의 몸은 어떻게 반응하나요? 무엇을 알아차렸나요?

4. **사랑Love**. 사랑하는 사람과 함께했던 다정한 순간, 누군가가 당신을 진심으로 위로해 줬던 경험, 인생에서 누군가를 특별히 사랑한다고 느꼈던 순간을 기억해 보십시오. 사랑하는 사람과

함께 애정을 담아 바라보며 따뜻한 포옹을 나누는 모습을 상상해 보십시오. 어떤 신체적 감각이 느껴지나요?

5. ***두려움**Fear*. 인생에서 어떤 위험에 처했지만 아무것도 할 수 없었던 순간을 떠올려보십시오. 혼자 어두운 한적한 거리를 걷고 있는데 누군가가 따라오고 있다고 상상해 보거나, 아주 높은 건물 꼭대기에서 가장자리를 내려다보고 있는 상황을 상상해 보거나, 당신에게 무서운 상황이 될 수 있는 어떤 상황이든 상상해 보십시오. 그 순간에 머물면서 몸에서는 어떤 일이 일어나는지 알아차려 보세요.

6. ***죄책감-수치심**Guilt-Shame*. 당신이 약속을 어겼거나 누군가에게 고통과 슬픔을 안겨준 말이나 행동을 했던 때를 생각해 보십시오. 사랑하는 사람에게 상처를 주거나 배신할 것이라고 생각하는 일을 하거나 엄격한 도덕규범에 위배되는 행동을 했다고 상상해 보십시오. 당신이 겪은 가장 창피한 경험을 생각하거나 누군가에게 굴욕을 당하거나 조롱을 당하는 모습을 상상해 보십시오. 이 순간을 기억하거나 상상할 때 어떤 신체적 감각이 느껴지나요?

이제 완료했다면, 작성한 목록을 아래 여섯 가지 감정의 일반적인 신체적 반응 설명과 비교해 보자.

슬픔
- 눈꺼풀이 무거워짐
- 눈이 촉촉해지거나 눈물이 남
- 목 뒤쪽이 약간 아픔
- 가슴이 아프거나 무거운 느낌

- 어깨가 구부정함
- 에너지 손실, 온몸이 무거워지고, 속도가 느려지고, 내적 침잠

분노
- 꽉 다문 턱
- 빠른 심장 박동
- 체온 상승
- 얼굴이 화끈거리고 붉어지는 느낌
- 내부에서 압력이 쌓이는 감각과 함께, 앞으로 나아가려는 충동(화를 일으킨 대상 쪽으로), 때리거나 공격하려는 충동
- 힘이 있고 강한 느낌

두려움
- 차가운 손
- 심호흡 또는 빠른 호흡 또는 숨 참기
- 땀 흘리기
- 팔이나 다리의 떨림
- 복부 압박감
- 전체적으로 떨리는 느낌
- 뒤로 물러나거나, 도망치거나, 뛰고 싶은 충동과 함께 다리로 가는 혈류 증가(위험에서 벗어날 수 있도록)

행복

- 웃음
- 시야 넓히기
- 가슴이 뻥 뚫리는 느낌
- 전반적인 가벼움 또는 부력감
- 내면의 따뜻한 감정
- 에너지 증가
- 참여에 대한 열정과 준비성

사랑

- 가슴이 부풀어 오를 것 같은 팽창감
- 녹아내리는 듯한 따뜻한 느낌
- 소름이 돋거나 따끔거리는 느낌
- 다른 사람에 대한 부드러움의 느낌
- 앞으로 나아가고 포용하고 애정 어린 성향
- 평온하고 만족스러운 느낌

죄책감-수치심

- 눈을 피하려는 성향
- 머리가 아래로 내려가는
- 물러나거나, 끌어내거나, 숨고 싶은 충동
- 전반적인 무거움
- 에너지 감소

- 속이 메스꺼운 느낌(특히 수치심)

　아마도 당신은 이러한 감각 중 몇 가지 또는 그 이상을 경험했을 수도 있다. 목록에 없는 독특한 느낌을 경험한 적이 있을 수도 있다. 이는 좋은 신호다! 당신은 자신의 개인적인 정서 경험을 알아차리기 시작했다. 당신은 정서적 마음챙김을 발전시키고 있다는 뜻이다.
　정서적 마음챙김은 하나의 기술이며 다른 기술과 마찬가지로 배우고 개발할 수 있음을 기억하라. 이를 위해서는 연습이 필요하다.
　당신이 할 일은 다음과 같다. 당신이 원할 때 언제든지 멈추고 스스로에게 '내가 느끼는 감정은 무엇이지?'라고 물어본다. 그리고 그 순간에 내 안에서 일어나는 일에 귀를 기울인다. 일어나야 한다고 생각하는 일, 일어나기를 바라는 일이 아니라 지금 일어나고 있는 일에 집중한다. 의식적으로 느껴지는 경험에 주의를 기울인다. 마음이 방황하기 시작하거나 다른 생각이 떠오르기 시작하면 몸으로 돌아와야 한다고 스스로에게 상기시킨 다음 그렇게 한다. 지켜보고 관찰한다.
　이 행동을 반복할 때마다 신체 감각에 다시 초점을 맞추면 새로운 습관이 생기는 것이다. 자신의 감정적 경험을 인식하고 주의를 기울이도록 마음을 훈련하는 것이다.
　정서적 마음챙김에 접근할 때는 개방적이고 수용적인 태도, 그리고 판단하지 않는 마음가짐이 중요하다. 감정의 세계에는 옳고 그름이 없다. 해야 할 일은 그저 인식하고 현재에 머물며 집중하는 것이다.

* * *

마크는 정서적 마음챙김을 연습하면서 자신의 감정에 대한 인식이 커졌다. 말할 필요도 없이, 그의 내면에는 생각보다 훨씬 더 많은 감정이 있었다. 그러나 자신의 감정에 마음을 열려고 노력하는 과정에서 그는 감정을 회피하는 다양한 방법도 발견하기 시작했다. 다음 장에서는 방어에 대해 이야기할 것이다.

3장 핵심 요점

- 인정받지 못한 감정은 우리의 경험과 행동에 부정적인 영향을 미친다.
- 연습을 통해 자신의 감정을 더 의식적으로 인식할 수 있다.
- 감정은 몸에서 느껴진다.
- 생각은 감정과 멀어지게 한다.
- 몸의 감각에 주의를 기울이면 자신의 감정에 더 가까이 다가갈 수 있다.
- 다른 모든 감정의 기반이 되는 8가지 기본 감정이 있다.
- 감정을 경험하는 방식은 옳고 그름이 아니라 그저 있을 뿐이다.

4장
1단계, 계속: **방어 알아차리기**

슬픔을 막기 위해 우리 주변에 쌓은 벽은 기쁨도 차단합니다.

- 짐 론Jim Rohn

줄리Julie는 상사의 사무실을 나서면서 간신히 몸을 가눌 수 있었다. 그녀는 서둘러 복도를 따라 칸막이가 있는 개인 공간으로 내려가면서 아무도 자신을 알아채지 않기를 바랐다. 그녀는 혼자만의 시간이 필요했다. 앉아서 방금 일어난 일을 가만히 들여다보고, 자신을 꼬집으며 자신이 꿈을 꾸고 있지 않은지 확인할 수 있는 시간이었다. 그녀는 책상 의자에 앉자 심장이 두근거리고 뱃속이 울렁거림을 느낄 수 있었다. 그녀는 숨을 고르고 속도를 늦추려고 노력했다.

'숨을 쉬어, 그냥 숨을 쉬어', 그녀는 혼잣말로 생각했다.

놀랍게도 줄리의 상사는 그녀에게 관리직으로 자리를 옮기라고 제안했다. 회사에 입사한 지 1년도 안 된 사람치고는 꽤 인상적인 승진이었다.

'내가 뭔가 제대로 하고 있나 봐!'

줄리는 잠시 동안 자신의 내면에서 희미하게나마 자신감과 가치를 느끼고 자부심이 자라나는 것을 느꼈다. 사실 줄리가 꿈꿔왔던 일이었다. 그녀가 남몰래 바라던 일이었다.

그녀는 입가에 미소가 번지면서 의자에 앉았다. 창문을 통해 들어오는 햇살이 그녀의 얼굴을 따뜻하게 감싸주었다.

그녀는 전화기를 들고 재빨리 부모님께 전화를 걸었다. 누군가에게 이 소식을 전해야 했기 때문이다.

"아빠?" 그녀의 목소리는 흥분으로 떨렸다. "무슨 일이니? 무슨 일이야?"

"아무것도 아니에요, 아빠, 사실 좋은 일이에요. 좋은 소식을 전하려고 전화했어요."

"뭐? 뭔데?"

"제 상사가 방금 저에게 승진 제안을 했어요! 우리 부서의 매니저가 될 거예요."

"정말?"

"네."

"와우."

그녀의 아버지는 잠시 침묵했다. 마치 전화선 저편으로 사라진 것 같았다. 줄리는 불편한 기분이 들기 시작했다.

"책임이 대단할 것 같네." 그녀의 아버지가 말했다. "감당할 수 있겠니?"

"어…… 음…… 물론…… 음……"

줄리의 심장이 가라앉기 시작했다. 그녀는 거대한 진공청소기처럼 자신의 에너지를 아래로 끌어당기는 익숙한 느낌을 받았다. 과거에 이런 일이 몇 번이나 있었을까? 그녀는 아버지에게 좋은 소식을 전했지만 아버지의 의심과 우려, 걱정에 부딪히곤 했다.

마음속 어딘가에서 화가 나기 시작했지만, 그녀는 계속 말을 이어가며 아버지에게 새로운 직책에서 어떤 일을 하게 될지, 왜 자신이 그 일에 적합한지, 왜 이런 승진이 합당한지 설명하려고 노력했다.

"글쎄, 애야, 네가 좋은 일이라고 생각한다면 나도 기뻐할게." 아버지의 마지못한 대답이 줄리에게는 진정성 없게 들렸다.

"고마워요, 아빠." 어색한 침묵이 흐르자 줄리는 이런저런 핑계를 대며 전화를 끊었다.

'예상대로야.' 줄리는 전화를 끊으며 생각했다. '내가 뭘 기대했지? 아빠는 항상 이런 식이잖아.' 하지만 마음속 깊은 곳에서 다시 분노가 치밀어 오르기 시작했다. 하지만 분노가 더 커지기 전에 그녀는 자리에서 일어나 분노를 털어내려고 노력했다. '아빠는 좋은 뜻으로 한 말일 거야'라고 그녀는 스스로에게 말했다. '아빠가 나를 위해 최선을 바라고 있다는 걸 알아.'

'아빠는 단지 이해하지 못할 뿐이야.' 그녀는 아버지의 반응을 마음속에서 지워버리고 더는 신경 쓰지 않고 앞으로 나아가겠다고 다짐했다.

하지만 줄리는 불과 몇 분 전에 느꼈던 설렘을 마음속에서 찾아보았지만, 그 설렘은 어디에서도 찾을 수 없었다. 어디로 사라진 걸까? 그 후 며칠 동안 줄리는 새 직장에 대한 설렘을 느낄 때마다 불안감을 느끼곤 했다. 너무 기분이 좋아지면 나쁜 일이 일어나 조만간 일을 망칠까 봐 걱정했다. 긍정적인 감정이 그녀 안에서 올라오기 시작하면, 그녀는 긴장되고 불편해지며 승진이 자만으로 이어지는 것에 대해 죄책감을 느끼기 시작했다. 아버지의 반응을 생각하면 잠시 짜증과 좌절감, 분노를 느끼다가도 자신을 의심하기 시작하고, 자신이 정말 새로운 직책을 감당할 수 있을지 의문을 품고, 자신이 정말 그 직책에 적합한지 의문을 품게 될 것이다.

의구심을 품고 고민하고. 걱정을 하느라. 이제 막 승진한 사람에게서 기대할 수 있는 모습은 거의 없었다!

무슨 일이 일어나고 있는 걸까?

줄리는 아버지가 아니라 자신이 최악의 적이 되었다는 사실을 깨닫지 못한다. 지금 줄리는 자신이 힘들어하는 원인이 바로 자신이라는 사실을 깨닫지 못한다. 줄리는 성장하면서 아버지의 부정적인 반응을 예상하는 법을 배웠다. 시간이 지남에 따라 아버지의 반응은 그녀의 정신에 내재화되어 이제는 자신의 반응 과정의 일부가 되었다. 어떤 의미에서 그녀는 이제 아버지와 같은 방식으로 자신의 정서에 반응하고 있다. 설상가상으로, 그녀는 자신의 감정을 어느 정도 알아차림에도 불구하고 자신이 어떻게 감정을 방해하고, 밀어내고, 차단하는지에 대해서는 전혀 알지 못한다. 그녀는 자신이 자신의 길을 방해하고 있다는 사실조차 모르고 있다.

줄리의 초기 반응인 흥분, 자부심, 분노는 모두 매우 합리적이고 적절한 것이지만, 이러한 감정이 그녀를 불안하게 만들기 때문에 어떻게 해서든 피하려고 한다. 그녀는 자신이 흥분하는 것을 두려워하고, 흥분하면 나쁜 일이 일어날까 봐 두려워한다. 교만해 보이거나 거만해 보일까 봐 불안해하며 자존심이 상하는 것을 불편해한다. 또한 분노를 느끼고 표현하는 것을 두려워하며 아버지가 화를 낼까 봐, 아버지의 기분을 상하게 할까 봐, 아버지가 그것을 감당하지 못할까 봐 걱정한다.

줄리가 그렇게 억눌리지 않았다면 누릴 수 있는 좋은 점이 너무 많다. 자신이 자랑스럽다고 느낄 수 있었다면 그렇게 의심에 사로잡히지 않았을 것이다. 몇 초 만이라도 설렘을 느낄 수 있다면 실제로 행복할 수 있을 것이다. 그리고 자신의 분노를 스스로 느낄 수 있다면 아버지에게 자신의 진짜 감정을 솔직하게 말하고 앞으로 나아갈 힘을 얻게 될 것이다.

하지만 실제로는 어땠을까? 줄리는 자신이 무엇을 하고 있는지 깨닫지 못한 채 화가 나기 시작하면 화가 사라질 때까지 계속 이야기하거나, 아버지에 대한 변명('좋은 뜻인데 이해하지 못하는 것뿐이다')을 생각하면서 이성적으로 해결하려 한다. 흥분하기 시작하면 머릿속에서 만들어낸 걱정에 빠져들고, 마음속에서 자부심이 자라기 시작하면 자신이 잘난 척하는 행동을 하고 있다는 두려움에 스스로를 멈춘다.

방어

우리 중 많은 사람들이 그렇듯이 줄리도 자신도 모르게 특정 감정을 느낄 때 겪는 고통으로부터 자신을 보호하기 위해 여러 가지 전략을 개발해 왔다. 이러한 반응을 방어 기제defense mechanisms라고 한다.

일부 심리학 학파에서는 방어 기제를 불쾌한 생각, 감정, 욕망을 피하려고 사용하는 무의식적 과정으로 정의한다. 감정 공포증의 관점에서 보면, 정서적 감정과 그로 인해 유발되는 불안으로부터 자신을 멀리하기 위해 사용되는 모든 생각, 행동 또는 반응은 방어 기제 또는 단순히 방어라고 할 수 있다. 어떤 의미에서 방어는 자신의 감정에 가까워질 때 느끼는 고통과 그 고통을 피하려는 욕구에 의해 작동하는 대처 전략이다. 요컨대, 방어는 두려움에 대처하는 방식이다.

방어는 어디에서 오는가?

2장에서 유아기에는 양육자가 자신의 감정에 반응하는 방식에 매우 민감하게 반응한다는 사실을 살펴봤다. 부정적인 반응에 대한 두려움은 의식적인 감정과 연관되며, 우리는 불안을 유발하는 감정을 생략하거나 피함으로써 그에 따라 정서적 범위를 조정한다.

이 시기에 우리의 방어 반응은 어려운 상황을 관리하고, 양육자와의 관계를 유지하며, 정서적 경험과 표현을 받아들이지 않는 환경에서 안전하다고 느끼도록 돕기 위한 최선의 노력으로 탄생한다. 시간이 지나면서 나이가 들수록 이러한 방어는 더욱 정교해지고 감정에 대한 '기본' 반응으로 발전한다. 예를 들어, 우리는 일반적으로 슬픔을 무시하거나, 주의를 돌리거나, 슬픔을 느끼게 하는 상황을 최소화하는 방식으로 슬픔에 대응할 수 있다. 마찬가지로, 우리는 이러한 감정으로부터 자신과 다른 사람들을 보호하기 위해 생각을 재빨리 돌리거나 다른 대화 주제로 넘어가는 방식으로 분노에 대응할 수 있다.

하지만 이러한 방어 전략은 우리가 어렸을 때는 최선의 노력이었다고 언급했다. 우리는 더 이상 어린아이가 아니다. 그때 우리에게 효과가 있었던 것이 성인이 된 지금은 더 이상 효과가 없을 수도 있다. 사실, 많은 방어 전략이 지금 시점에 맞지 않을 가능성이 높다. 정서적 환경은 변했지만 우리는 변하지 않았다. 우리는 여전히 감정을 두려워해야 할 대상인 것처럼 반응하고 있지만, 사실은 그렇지 않다. 우리는 여전히 자신과 타인을 보호해야 하는 것처럼 행동하고 있지만, 실제로는 그렇지 않다. 우리의 타고난 감정을 느끼는 능력은 구식 대응 방식에 의해 방해되고 있으며, 우리의 정서적 성장은 막다른 골목에 부딪혔다.

우리가 멈춰버린 것은 놀랍지 않다.

그렇지만 방어가 본질적으로 나쁜 것은 아니라는 점도 인정해야 한다. 사실, 방어는 매우 건강할 수 있다. 감정에 관해서는 어느 정도의 방어가 필요하며, 그렇지 않으면 우리는 부적절한 시기에 부적절한 감정을 느끼게 될 것이다. 방어는 감정을 드러내지 않아야 하는 상황(예: 업무, 사회적 상황, 특정 권위자와의 관계)에서 감정을 조절하고 관리하기 쉽게 만드는 데 도움이 될 수 있다.

하지만 회피가 감정에 대한 일반적인 반응이 되면 문제가 생긴다. 방어에 지나치게 의존하고 정서를 직접적이고 의식적으로 다루는 방법을 배우지 못하면 자신과 깊이 접촉함으로써 얻을 수 있는 이점을 얻지 못하게 된다. 결국 우리는 자신의 진정한 감정, 진정한 자아, 그리고 주변 사람들과 단절된 채 건강에 해로운 행동 패턴을 반복하게 된다. 분명히 이러한 접근 방식은 행복의 비결이 아니다. 심리학자이자 교사 도로시 코크빌 브릭스Dorothy Corkville Briggs는 다음과 같이 말했다,

"자신의 감정을 숨기는 만큼 자신과 타인으로부터 소외되고 외로움은 그만큼 커진다."[1]

설상가상으로, 방어기제에 의존하는 시간이 길어질수록 방어기제는 더 깊이 뿌리내리게 된다. 결국에는 자동으로 작동하게 된다. 우리는 자신도 모르게 반사적인 방식으로, 즉 무릎반사처럼 자신의 감정에 반응한다. 이러한 알아차림 부족은 특히 문제가 되는데, 우리가 무엇을 하고 있는지 알아차리지 못하면 선택권이나 통제권을 빼앗기기 때문이다. 우리는 왜 상황이 변하지 않는지 궁금해하면서 무의식적으로 같은 행동을 반복하게 된다. 왜 앞으로 나아갈 수 없는지 궁금해한다. 결국 우리는 방어 기제에 휘둘리게 되고, 다른 방식으로 행동할 힘을 잃는다.

줄리의 경험을 생각해 보자. 그녀는 자신이 분노에 대해 이야기하거나 분노가 여전히 남아 있을 때 반복적으로 털어내는 것을 알아차리지 못한다. 또는 분노를 향해 한 걸음 내디딜 때 자신의 능

력을 의심하기 시작하고 결국 걱정에 빠져 헤매게 된다. 그녀는 전혀 눈치채지 못한다. 자신이 무엇을 하고 있는지 알았다면, 그녀는 더 건강한 방향으로 나아갈 수 있는 다른 행동을 취할 수 있을 것이다. 예를 들어, 화를 낼 때 느끼는 불안에 대처하고, 분노를 인내하고 활용하는 방법을 배우고, 아버지에게 건설적인 방식으로 대응할 수 있을 것이다. 대신 이러한 패턴을 인식하지 못한 채 걱정, 의심, 두려움에 갇혀서 왜 설렘을 오랫동안 느끼지 못하는지, 왜 자신을 진정으로 자랑스럽게 느끼지 못하는지, 왜 몇 초 이상 행복하지 못하고 불안해하는지 궁금해한다.

결론

우리의 행동을 더 나은 방향으로 바꾸기 위해서는 우리가 자신의 감정을 경험하는 데 방해가 되는 모든 방식을 알아차려야 한다. 우리는 정서적 감정에 가까워질 때 경험하는 두려움과 불안으로부터 자신을 보호하기 위해 개발한 다양한 전략을 모두 알아차릴 필요가 있다. 우리는 우리의 방어 전략을 인식할 수 있어야 한다.

이를 위해서는 자발적인 의지, 호기심, 동기가 필수적이다. 우리는 기꺼이 자신을 솔직하고 개방적으로 바라보고, 자신이 무슨 일을 하고 있는지 호기심을 갖고, 그렇게 하려는 동기를 가져야 한다.

만약 우리가 이 발전의 기회를 방어적으로 접근한다면, 말하자면 우리의 진전은 방해받게 될 것이다. 반테 H. 구나라타나Bhante H. Gunaratana는 그의 책 『*쉬운 말로 배우는 마음챙김*Mindfulness in Plain English』에서 "존재를 거부하기 바쁘면 무언가를 온전히 들여다볼 수 없다."[2]고 지적한다.

마음챙김에 대해 다시 말하자면, 우리는 마음챙김을 사용하여 우리의 행동에 대한 의식적인 알아차림을 높일 수 있다. 우리는 우리의 감정과 그에 대한 반응에 대한 알아차림을 높여야 한다. 정서적 마음챙김을 연습하면 감정의 존재에 민감해질 뿐만 아니라 회피행동을 알아차리고, 원한다면 대처행동을 할 수 있다.

요컨대, 자신의 방어 행동을 알아차림으로써 우리는 다시 운전석에 앉을 수 있게 된다. 알아차림은 통제력을 회복하고, 선택의 폭을 넓히며, 변화를 일으킬 수 있게 한다. 방어를 알아차리는 것은 정서적으로 자유로워지는 과정에서 필수적인 단계이다.

스스로에게 여유를 주세요

사람들이 자신의 방어 기제를 인식하기 시작할 때, 무의식적으로 자신의 감정을 회피했던 여러 가지 방식을 보기 시작하면 때때로 자신에게 화가 나기도 합니다. 이런 감정을 느끼기 시작했다면 여러분은 혼자가 아닙니다. 당황스러움을 느끼는 것은 드문 일이 아닙니다('어떻게 지금까지 이걸 보지 못했을까? 내가 뭘 하고 있었는지 어떻게 몰랐을까?'), 좌절감('왜 정신을 차리고 일을 처리할 수 없을까? 왜 계속 이러고 있는 걸까?'), 심지어 수치심('내가 왜 이러는 걸까?')까지 느껴질 수 있습니다. 하지만 이제는 현실을 냉정하게 점검할 때입니다. 사물을 객관적으로 바라볼 필요가 있습니다. 여러분의 방어기제는 오래전, 여러분이 어렸을 때 이미 시작되었다는 사실을 상기하세요. 당신은 어린아이가 할 수 있는 최선을 다했고, 자신에게 더 많은 것을 요구하는 것은 공평하지 않습니다. 그러니 스스로에게 시간을 주세요! 나쁜 감정에 대한 해독제는 스스로에 대한 연민을 실천하는 것입니다. 자신이 자란 정서적 환경에서 최선을 다한 어린아이라고 상상해 보세요. 최선을 다했음을 깨달아 보세요. 이제 다른 방법을 알게 된 것에 감사하세요. 이제 여러분에게는 선택권이 있습니다. 여러분은 더 많은 선택권을 가진 성인이 되었습니다. 새로운 방식을 배울 수 있습니다. 그리고 당신은 이미 그렇게 하고 있습니다.

그리고 당신은 다른 사람들과 더 깊이 연결될 수 있다. 이것은 정말 중요한 일이다!

따라서 이 시점에서의 주요 목표는 우리가 자신의 진정한 감정으로부터 자신을 가로막고 있는 방식에 대한 알아차림을 높이는 것이다. 방어가 어떻게 작동하는지에 대해 조금 알아보는 것부터 시작해 보자.

문제의 구조

몇 년 전, 정신분석 분야의 선구자인 헨리 에즈리엘 박사Dr. Henry Ezriel는 숨겨진 감정, 불안, 방어 패턴 사이의 관계를 설명하는 방법을 개발했다.[3] 이 독창적인 개념화는 여러 다른 이론가들에 의해 정교화되었으며, 인간 행동에 대한 이해를 명확히 하는 데 도움이 되었을 뿐만 아니라 사람들이 자신의 감정과 관련하여 겪는 갈등을 극복하도록 돕는 많은 치료사들에게도 귀중한 자료로 입증되었다.

그림 4.1에서 볼 수 있듯이 삼각형의 각 모서리는 정서적 경험의 세 가지 구성 요소 중 하나를 나타낸다. 맨 아래 모서리는 우리

의 감정feelings(F)이다. 감정이 삼각형의 맨 아래에 있다는 것은 감정이 근본적인 것이며, 우리 내면 깊은 곳에서 '아래로부터 위로' 올라오는 것임을 보여 준다. 오른쪽 모서리에는 감정에 대한 두려움인 불안anxiety(A)이 있고, 왼쪽 모서리에는 방어defenses(D)가 있다. 삼각형의 상단에 위치한 이 두 요소의 위치는 실제 생활에서 불안과 방어가 어떻게 표면적으로 나타나고 근본적인 진정한 감정을 덮어버리거나 가리는지를 나타낸다.

그림 4.2는 두려운 정서적 경험에 가까워질 때 우리에게 어떤 일이 일어나는지 보여 준다. 그 과정을 단계별로 살펴보자. 삶에서 감정적 반응을 불러일으키는 어떤 일이 일어나고 핵심 감정core feeling(F)이 떠오르기 시작한다. 이때 그 감정이 우리가 갈등을 느끼는 감정이라면 내면에서 "위험해, 윌 로슨!"이라는 경고음이 울리고 불안(A)을 느끼기 시작한다. 불안이 커지면 도망치도록, 즉 방어적인 행동을 하도록 유도한다(D).

그림 4.1 정서적 경험의 구성 요소

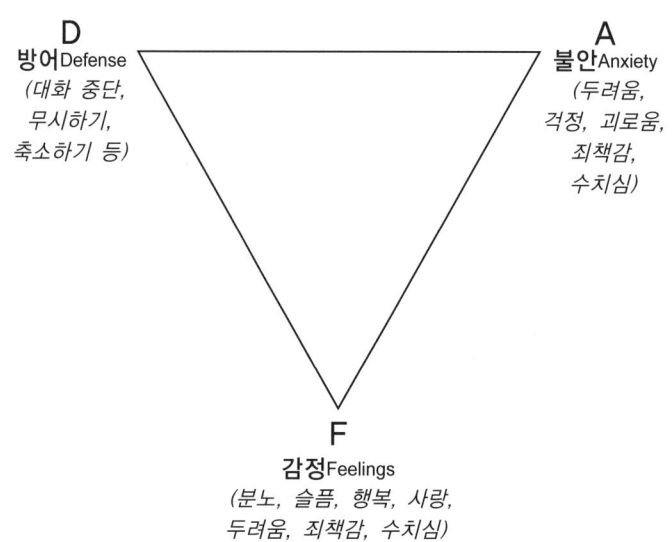

그림 4.2 두려운 정서에 대응하는 방법

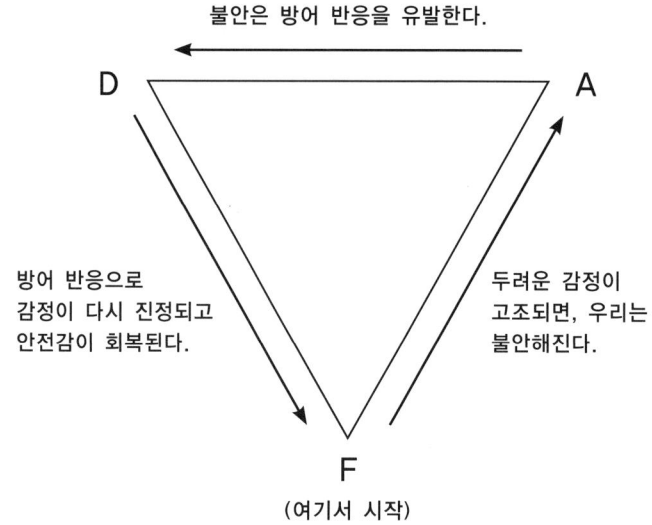

우리의 방어 전략이 반격에 나서서 두려움이 사라질 만큼 충분히 감정을 진정시키고 잠깐 안전이 회복되지만, 또 다른 불안을 유발하는 감정을 느끼기 시작하고 전체 패턴이 반복된다. 어쩌면 동일한 방어 전략이 아니라 동일한 삼각형 프로세스가 반복될 수도 있다.

줄리의 경험(그림 4.3 참조)에서 아버지와 좋은 소식을 공유했을 때 아버지는 축하 대신 의심과 우려로 좋지 않은 반응을 보였다. 아버지는 줄리가 새로운 직책을 감당할 능력이 있는지 의심하면서, 그녀는 당연히 화를 느끼기 시작하지만(F), 어느 정도 무의식적으로 분노에 대한 갈등을 느끼며 불안해한다(A). 불안을 진정시키기 위해 그녀는 계속 말을 하면서(D) 효과적으로 분노를 누그러뜨린다. 나중에 아버지의 반응에 대해 반추할 때 분노(F)가 다시 솟아오르면 불편해지므로(A) 아버지에 대한 변명(D)으로 방어적인 대응을 하고, 이 분노가 감지되지 않게 분노를 다시 누그러뜨린다.

이 모든 과정은 대개 무의식적으로(즉, 의식적 알아차림을 벗어나서) 진행된다는 점을 명심하자. 줄리는 자신이 자신의 감정을 회피하고 있다는 사실을 깨닫지 못하며, 일반적으로 우리도 마찬가지이다. 일반적으로 우리는 자신의 내면에서 무슨 일이 일어나고 있는지, 자신의 감정이 불편함을 유발하고 있는지, 방어적으로 반응하고 있는지 알아차리지 못한다.

그림 4.3 분노에 대한 줄리의 반응

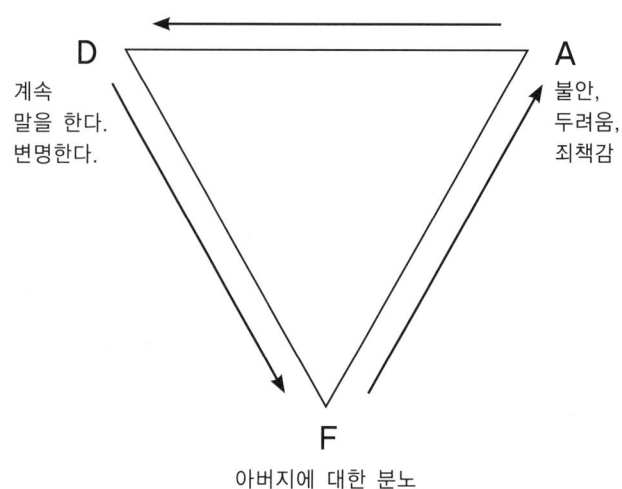

이런 일들은 그냥 일어난다. 그러나 우리가 정서적 경험에 귀를 기울이고 정서적 마음챙김을 연습하면 불편함과 그것을 피하려는 다양한 방법을 더 잘 알아차릴 수 있다.

이제 우리의 방어 기제가 어떻게 작동하는지 알았으니, 불편한 감정을 막기 위해 우리가 어떤 방어 전략을 사용하는지 몇 가지 방법을 살펴보자.

작별 인사를 할 때마다

'이제 끝인가 보네', 브렌다는 주차장에 가까워지면서 혼자 생각했다. 그녀와 친구 에밀리가 수백 번 매주 함께 걸었던 호수 산책코스가 끝날 무렵이었다. 하지만 이번에는 달랐다. 에밀리의 남편이 다른 직장에 취직했고, 며칠 후면 그녀도 남편과 함께 그곳에 합류할 예정이었기 때문에 이번이 어쩌면 둘이 함께 걷는 마지막 산책이 될 수도 있었다.

산책을 하는 동안 브렌다는 에밀리와 함께했던 많은 순간, 서로를 위해 함께했던 모든 시간, 좋은 일과 나쁜 일, 기쁜 일과 슬픈 일들이 계속 주마등처럼 스쳐 지나갔다. 에밀리는 8년 전 도시로 이사 온 이래로 그녀의 가장 친한 친구였는데 이제 그녀가 떠난다는 사실이 믿기지 않았다. 비현실적으로 느껴졌다.

산책을 앞둔 며칠 동안 브렌다는 에밀리와의 만남을 생각할 때마다 불안하고, 사랑하는 친구에게 작별 인사를 해야 한다는 사실과 마주하고 싶지 않은 마음이 들었다. 브렌다는 그런 생각을 떨쳐 버리고 나중에 그 순간이 오면 그때 대처하면 된다고 스스로에게 말하곤 했다. 하지만 그 순간이 다가왔지만 그녀는 전혀 준비가 되어 있지 않았다.

그들은 함께했던 즐거운 시간을 회상하며 이야기하고 웃었지만 슬픔에 대해서는 아무 말도 하지 않았다. 브렌다는 적어도 수십 번 가슴에 슬픔이 밀려오는 것을 느꼈지만 그때마다 화제를 바꾸거나 주의를 돌리거나 호숫가에 늘어선 웅장한 집 중 하나를 감상하며 ("난 항상 저 집을 좋아했어!") 슬픔을 밀어냈다. 그러다가 수다는 사라지고 표현되지 않은 감정으로 가득 찬 불편한 침묵만 남았다. 갑자기 이별의 현실을 더 이상 피할 수 없게 되었다.

"다음 주말에 너를 못 본다는 게, 우리가 항상 그랬던 것처럼 그냥 만나지 못한다는 게 믿기지 않아." 에밀리가 차 앞에 멈춰 서며 말했다.

브렌다는 목구멍에 덩어리가 뭉치고 감정이 치밀어 오르는 것을 느꼈지만 이를 가볍게 넘기려고 노력했다. "요즘은 이메일도 있으니 언제든 연락할 수 있잖아. 그 어느 때보다 연락할 시간이 많을 거야."

에밀리는 그렇게 믿고 싶어서 미소를 지으려 애썼다. "그럼 이만 가볼게. 안 그러면 울음을 멈출 수 없을 거야." 두 사람은 포옹을 했고 브렌다는 마치 몸이 녹아내릴 것 같은 기분이 들었지만, 마음속에서 밀려오는 격렬한 감정을 억누르고 그녀는 몸을 떼어냈다. 도저히 견딜 수 없을 것 같았기 때문이다. 브렌다는 차에 올라타 에밀리에게 미소를 지으며 손을 흔들고는 고개를 돌렸다. 브렌다는 에밀리의 얼굴에서 슬픔을 보았고 그것이 자신을 감정에 더 가까워지게 했기 때문에 그것을 감당할 수 없었다. 그녀는 라디오를 켜고 차를 몰았다. "괜찮을 거야."라고 그녀는 스스로에게 말하며 눈물을 닦아냈다.

당신을 알아가기

작별은 어렵다. 특히 감정을 회피하려고 할 때는 더더욱 어렵다. 마음을 열고 경험을 공유할 수 없을 때 말이다. 그 순간을 무마하고 상실의 강도를 줄이려고 노력할 때. 브렌다가 이별의 아픔을 혼자 감당하지 않았다면 어땠을까? 에밀리와 슬픔을 함께 나눌 수 있었다면? 나는 두 사람이 더 가까워졌을 것이고, 슬픔을 공유함으로써 서로에 대한 사랑이 더욱 빛났을 것이며, 기분이 더 나아지지 않았을까 하는 데 무게를 두고 싶다. 핵심 감정에 접근할 수 있다는 것은 그것이 고통스럽더라도 안도감을 줄 뿐만 아니라, 브렌다와 에밀리가 슬픔을 겪으면서도 외롭지 않았을 것이기 때문이다.

브렌다의 행동이 여러분에게도 익숙한 것 같은가? 아마도 친구나 가족에게 이런 경험을 한 적이 있을 것이다. 여러분도 이런 식으로 반응한 적이 있을 수도 있다. 브렌다가 이 어려운 순간에 대응한 방식은 매우 일반적이다. 우리 중 많은 사람들이 상실의 순간에 자신의 감정을 있는 그대로 받아들이는 데 어려움을 겪는다. 왜 그럴까? 정서적 고통을 표현하면 오히려 기분이 더 나빠질까 봐 두려워하기 때문이다(사실, 그 반대이다). 그래서 브렌다처럼 우리는 그 경험을 피할 방법을 찾는다.

우리는 그 순간을 축소하거나, 감정을 나중으로 미루지만 그 나중은 절대 오지 않거나, 설령 오더라도 멈춰 서서 그 순간에 집중하지 못한다. 불편한 기분이 들기 시작하면 우리는 그저 화제를 바꾸고 넘어간다.

이 모든 행동은 방어 행동이다.

우리의 감정에 방어적으로 반응하는 방식은 하늘의 별만큼이나 다양하다. 사실 어떤 생각, 행동, 반응이든 그것이 자신의 진정한 감정을 회피하기 위해 사용되는 것이라면 방어 반응이 될 수 있다. 가능성은 무한하지만, 다른 방어 전략보다 더 보편적으로 사용되는 특정 방어 전략이 있다. 더욱 일반적인 방어 전략을 숙지하면 자신에게도 이러한 방어 전략이 있음을 인식할 뿐만 아니라 여러분이 명백히 발달시켜 온 '하나의 주제에 대한 다양한 변형variations on a theme'도 파악하는 데 도움이 될 것이다.

일반적으로 우리의 방어는 개인 간 방어와 개인 내 방어의 두 가지 범주로 분류되는 경향이 있다.

타인과 나 사이

대인방어는 다른 사람에게 자신의 감정을 드러내지 않고 정서적으로 노출되거나 들키지 않기 위해 하는 행동이다. 여기에는 다음과 같은 행동이 포함된다.

- 감정이 표면으로 드러나기 시작할 때 눈을 피하거나 누군가로부터 외면하기
- 실제로 분노나 슬픔과 같은 다른 감정을 느끼고 있는데 미소를 짓거나 웃기
- 주제 바꾸기
- 방금 표현한 감정을 스스로 부정하거나 최소화하기
- 상대방이 말을 알아들을 수 없을 정도로 빠르게 말하거나 많이 말하기
- 전혀 말하지 않거나, 닫아버리거나, 참여를 중단하거나, 침묵으로 전환되기
- 구체적인 표현을 피하고 자신의 기분에 대해 모호하거나 일반적인 표현(예: "괜찮아요" 또는 "별일 없어요")
- 자신의 감정이나 다른 사람의 감정을 무시하는 경우("내가 화가

난 것 같아? 아니, 전혀 신경 안 써!")

또한, 우리는 자신의 감정을 신체적으로 억누르고 드러나지 않도록 하는 방법도 있다. 내면에서 밀려오는 감정에 대해 의도적으로 자신을 방어하는 경우도 있지만, 이러한 신체적 반응은 다른 많은 방어 방식과 마찬가지로 자동적이고 무의식적인 경향이 있다. 여기에는 다음이 포함된다.

- 몸 전체에 긴장감 증가
- 특정 부위(예: 가슴, 목, 인후, 턱 등)의 신체적 수축
- 무감각해짐(전신 또는 특정 부위)

이 장과 다른 장에서 대인 방어에 대해 설명했다. 예를 들어, 브렌다는 자신의 감정이 떠오르기 시작하면 화제를 바꾸거나 에밀리로부터 시선을 돌린다. 2장의 카렌은 어땠나? 결혼 생활의 고통스러운 문제에 대해 이야기하는 동안 계속 미소만 짓던 그녀를 기억하는가? 3장에서 만났던 마크는 형과 함께 지내는 것에 대해 어떻게 생각하냐고 물었을 때 상당히 긴장한 채 다른 곳을 바라보고 있었다. 1장의 알렉스는 '고요한 밤'의 긴장감이 슬픔을 불러일으키자, 아내를 외면한다. 그는 운전대를 움켜쥐고 몸을 긴장시키며 자신의 감정을 억누른다.

이 모든 행동은 방어 행동이다. 이 사람들은 자신의 감정을 억누르고, 다른 사람과 감정을 공유하는 것을 피하고, 궁극적으로는

정서적으로 개방적이고 취약한 상태에서 오는 친밀감을 회피하기 위해 이러한 방어기제를 사용하고 있다. 우리의 방어기제는 양육자와의 초기 관계에서 대인관계의 맥락에서 시작되었음을 기억해 보자. 우리는 우리의 감정과 연관된 두려움을 가지고 있으며, 다른 사람들이 우리의 정서적 표현에 어떻게 반응할지 두려워한다. 이런 식으로 우리는 자신의 감정뿐만 아니라 우리가 마음을 연 상대방이 초기에 양육자가 그랬던 것처럼 무시, 경멸, 위축, 긴장, 적대감 등의 방식으로 반응할 가능성을 두려워한다. 진정한 친밀감은 정서적 정직성과 개방성을 요구하기 때문에 우리에게 위협이 된다.

이러한 방어적인 행동 중 자신의 감정을 억누르는 방식과 비슷한 것이 있는지 알아차릴 수 있는가? 앞에서 언급된 목록을 다시 한번 살펴보고 자신에게 익숙하게 느껴지는 것이 있는지 생각해 보자. 잠시 후, 자신의 감정에 방어적으로 반응하는 방식을 더 잘 파악할 수 있도록 돕는 알아차림 연습을 하게 될 것이다.

나와 진짜 나 사이

다른 사람들로부터 자신의 감정을 숨기는 데 도움이 되는 대인 방어와는 달리, 내적 방어는 자신의 감정을 경험하지 못하도록 자신을 보호하는 방식이다. 감정이 표면으로 드러나는 바로 그 순간에 발생하는 대인 방어와는 달리, 내적 방어는 순간적이면서도 오래 지속될 수 있기 때문에 좀 더 복잡하고 감지하기가 더 어려울 수 있다. 사실, 이러한 세부적인 방어 전략 중 일부는 만성적인 대응 방식이 되어 자신의 감정으로부터 끊임없이 멀어지게 만들 수 있다.

예를 들어, 앞서 집, 직장, 학교, 헬스장, 그리고 다시 집까지 한 곳에서 다음 장소로 끊임없이 뛰어다니던 내 모습을 설명했던 것을 기억하는가? 그 모든 활동은 내 판단을 신뢰하고 내 삶을 앞으로 나아가는 것에 대한 두려움이 주를 이루는 내 진정한 감정으로부터 나를 보호하는 데 좋은 역할을 했다. 그리고 때때로 이렇게 행동하는 것이 아니라 그것이 나의 존재 방식이 되어버렸다. 지금이야 뒤늦게나마 이런 말을 할 수 있지만, 당시에는 내가 얼마나 불안한지, 바쁘다는 것이 사실은 두려움에 대한 거대한 방어책이었다는 것을 알아차리지 못했다.

2장에서 설명한 감정 공포증의 일반적인 징후 중 일부는 사실 개인 내적인 방어기제이다. 여기에는 다음이 포함된다.

- 문제에 대해 지나치게 생각하거나, 생각에 '갇혀' 행동을 취하지 못하는 것(한 내담자는 이를 "분석 마비 analysis paralysis"이라고 표현했다).
- 통제력을 가져야 하거나 지나치게 자급자족하는 것(그렇지 않으면 강인하게 보이는 겉모습에 금이 가고 정서적 감정이 드러날 수 있음)
- 감정을 유발할 수 있는 상황을 피하는 것(예: 슬픔에 빠진 친구를 방문하지 않거나, 실망이 두려워 새 직장에 지원하지 않거나, 화를 내거나 화나게 한 가족 구성원을 피하는 것)
- 상황이나 경험의 강도를 축소하여 정서적 영향을 줄이려는 것 ("그렇게 큰일은 아니야." 또는 일부 미국 중서부 친구들이 말하

는 것처럼 "더 나쁠 수도 있었잖아.")
- 정서적으로 자극적인 상황을 다룰 때 냉정하고 거리를 두고 지적인 자세를 취하기(예를 들어, 가까운 사람의 장례식에 참석하고는 교회의 역사만 이야기하는 것, 사랑하는 사람이 심각한 질병을 앓고 있는데 질병 경과의 과학 지식에만 집중하는 것, '나'를 사용하지 않고 2인칭으로 자신에 대해 이야기하는 것).
- 수동적 공격성을 보이는 것(즉, 고집을 부리거나, 약속에 늦게 나타나거나, 무언가를 '잊어버리는' 등)

이 외에도 다음과 같이 우리가 흔히 자신의 진정한 감정을 경험하지 못하게 하는 몇 가지 다른 방법들이 있다.

- 자신(또는 다른 사람)의 행동을 변명하거나 정당화 또는 '합리화'(예: 마땅히 되어야 할 승진을 하지 못한 후, 올해 회사가 과거만큼 잘되지 못했다고 이유를 붙이기. 약속을 어기거나 누군가를 부당하게 대했던 것에 대해 죄책감을 느끼기보다는 이를 정당화하는 것)
- 자신을 바쁘게 하거나 산만하게 함(텔레비전 시청, 인터넷 서핑, 집 안 청소, 쇼핑 등)
- 자신을 비난하거나 공격하기 ("애초에 그 일자리에 지원한 것조차 어리석었어! 난 정말 바보야!")
- 진단 결과 이상이 없다고 나왔음에도 불구하고 신체적 문제나 건강 관련 문제에 대해 걱정하거나 집착하기(예: 긴장성 두통,

소화기 문제, 심각한 질병이 있을지도 모른다는 근거 없는 걱정)
- 어떤 감정을 유발할 수 있는 사안, 문제 또는 상황의 존재를 무시하거나 부정하기(예: 심각한 재정적 상황에 처해 있는데도 주의를 기울이지 않거나, 약물 의존 문제가 있는데도 이를 부정하기)
- 모든 중독성 행동(알코올, 마약, 음식, 섹스, 도박, 쇼핑 등)
- 감정을 건강한 방식으로 경험하거나 표현하지 않고 '행동화'하기(중독성 있는 행동에 참여하거나, 화를 내거나, 싸움을 하거나, 보호 장치가 없거나 위험한 성관계를 갖는 경우)
- 의도적으로 감정을 억누르거나 억압하기

이 마지막 방어 방법은 다른 유형과는 조금 다르다. 감정을 억누를 때 우리는 실제로 자신이 무엇을 하고 있는지 알아차린다. 우리는 감정을 억누르거나 피하려고 의식적으로 선택한다. 감정을 경험하고 표현할 수 있는 안전한 상황이 될 때까지 감정을 조금 억제하거나 미뤄야 할 때는 유용한 방어 수단이 될 수 있다.

방어 알아차림 연습하기

자신의 감정에 대응하는 방어적인 방법을 알아차리는 시간을 가져 보세요. 대인관계 방어 및 개인 내 방어 목록을 살펴보고 어떤 것이 자신에게 적용될 수 있는지 생각해 보세요. 자신도 비슷한 행동을 하고 있지는 않은지 잠시 멈춰서 생각해 보세요.

이러한 행동의 대부분은 우리가 알아차리지 못하는 경우가 많으므로 자기 삶에서 정서적으로 힘들었던 시기를 떠올린 다음 어떻게 반응했는지 생각해 보는 것이 현실에 근거한 평가를 내리는 데 도움이 될 수 있습니다. 앞으로 나아가서 그 감정에 마음을 열었나요, 아니면 멀어졌나요? 멀어졌다면 어떻게 그렇게 했나요? 어떤 감정이 생길 수 있는 상황을 상상해 보고 어떤 방어 반응이 나올 것 같은지 생각해 보세요. 여러분은 어떤 행동을 쉽게 할 수 있을까요? 여러분은 어떤 행동을 취했나요? 종이나 일기장에 어떤 방어 기제가 떠오르는지 적어 보세요. 여기에 언급되지 않은 다른 방식으로 자신의 감정을 특징적으로 회피하는 방법이 있나요? 그것도 목록에 포함하세요. 방어기제를 적어두면 앞으로 나아갈 때 더 많이 알아차리고 무의식적으로 남아있을 가능성을 줄이는 데 도움이 됩니다. 종이나 일기에 감정을 회피하는 가장 일반적인 방법 다섯 가지를 적어 보세요.

하지만 모든 방어 반응이 그렇듯이, 억압에 지나치게 의존하여 감정을 계속 억누르고 건강한 방식으로 감정을 다루지 않으면, 고통을 겪게 된다.

방어 기제의 작동 방식

개인 내 방어가 어떻게 작동하는지 더 잘 이해하기 위해 다음 사례에 나타난 가장 일반적인 방어 몇 가지를 살펴보자. 각 사례의 제목에는 어떤 방어 수단이 사용되고 있는지, 어떤 감정을 회피하는지에 대한 설명이 나와 있다.

두려움과 슬픔에 대한 방어 반응으로서의
합리화Rationalizing 및 회피Avoidance

다이앤은 전화를 끊고 식탁에 앉았다. 여동생이 방금 여든아홉 살의 이모가 입원하셨다는 전화를 걸어온 것이었다. 다이앤은 혼자 생각했다. '정말 가서 뵙고 싶어. 이모는 나에게 정말 소중한 분이야.' 하지만 다이앤은 병원에 가서 항상 활기차고 생기 넘치던 이모가 병상에 누워 수많은 튜브에 연결되어 있는 모습을 본다면 어떨지 상상해 보았다. 그녀의 머릿속에서는 심장 모니터에서 삐 소리가 나는 소리가 맴돌았다. 가슴이 아프고 먹먹해졌고 불안이 몰려왔다. 다이앤은 혼잣말을 했다. '아마 이모는 정신이 없어서 내가 가도 눈치채지 못하실 거야…… 가는 게 무슨 의미가 있겠어? 어떻게 될지 상황을 지켜보자.' 불안감이 조금 가라앉자 그녀는 할 일을 찾아 방 안을 둘러보았다. 그녀는 식탁에서 일어나 식기 세척기를 비우기 시작했다.

분노에 대한 방어 반응으로서의
신체적 문제 Physical Problems와 집착 Preoccupations

데릭은 상사가 방금 자신에게 할당해 준 프로젝트 목록을 살펴봤다. 짧은 시간 안에 처리하기에는 무리한 작업량처럼 보였지만, 늘 그렇듯 상사가 작업량에 대한 피드백을 요청했을 때 데릭은 아무 말도 하지 않았다. 그는 책상으로 돌아갈 때 짜증이 나기 시작했고 불안하고 스트레스를 받기 시작했다.

'이 모든 일을 어떻게 해내지?' 그는 고민했다. 데릭은 자리에 앉아 눈앞에 쌓인 작업 더미를 정리하기 시작했다. 갑자기 목에 둔한 통증이 느껴졌다. '딱 나에게 필요한 게 바로 이런 거야'라고 생각했다. 그날 밤 작업을 마치고 집에 돌아왔을 때 그는 너무 아파서 아무 생각도 할 수 없었다. 상사와의 한계를 설정하는 데 유용할 수 있었던 데릭의 분노는 어디에도 보이지 않았다. 그 분노는 "목의 통증"으로 변해버렸다.

자존심과 기쁨에 대한 방어 반응으로 최소화Minimizing하기
10분 동안 마이클은 네 번째 칭찬을 받았다. 모두가 마이클에게 다가와 모금 행사를 훌륭하게 마쳤다며 축하 인사를 건넸다. 한 여성은 이렇게 독특하고 성공적인 행사를 만드는 그의 특별한 재능에 대해 연신 칭찬을 이어갔다. 사실이었다. 마이클은 모든 것을 스스로 생각해 냈고, 몇 달 동안 작업해서 또 다른 환상적인 행사를 만들어 냈다. 그의 마음속 어딘가에는 자신의 작업에 대한 자부심과 잘해 낸 일에 대한 기쁨이 시작되고 있었다. 하지만 마이클은 불편하고 불안하며 동요된 기분이 들었다. 이 정도의 인정과 칭찬은 그가 감당하기에는 너무 많은 양이었다. 그는 제동을 걸 방법을 찾아야 했다. '이 사람들은 너무 과하게 친절하게 대하고 있잖아'라고 그는 혼자 생각했다. '누구나 이 정도는 할 수 있는 일이야. 특별한 재능이 필요한 것도 아니야.' 그러고는 빈 잔을 내려다보며 바에 가서 와인을 한 잔 더 주문했다.

(불확실한)감정에 대한 방어 반응으로써의
과잉 사고Overthinking
로렌은 1년 넘게 사귀어 온 닉에 대한 자신의 감정을 명확히 밝히기 위해 고군분투하고 있다. 친구와 가족들이 보기에는 완벽한 커플처럼 보이지만, 로렌은 확신이 서지 않았다. 로렌은 자신의 진짜 감정을 파악하고 명확히 하려고 노력하지만, 명확히 하려고 할 때마다 머릿속에서 생각이 꼬이면서 결국 생각에 갇혀버린다. 만약 우리가 그녀의 생각을 들어볼 수 있다면 이런 이야기를 들을 수 있을 것이다(이 과정에서 느낌과 연결되지 않고 생각 사이를 왔다 갔다 하는 것을 주목해 보자).

'그는 정말 좋은 사람이고 우리는 정말 재미있게 지낸다. 하지만 뭔가 빠진 것 같아. 그게 뭔지 모르겠어. 내가 정말 그를 사랑하고 있는지 궁금해. 그게 뭔지 정말 궁금해. 사랑에 빠졌는지 어떻게 알 수 있을까? 내가 사랑에 빠졌을 수도 있는데 자신도 모를 수도 있잖아? 사랑한다는 건 알지만 그 감정은 뭔가 달라야 할 것 같아. 어쩌면 우리는 잠시 휴식이 필요할지도 몰라. 내가 혼자서 어떻게 느끼는지 보기 위해 좀 더 시간을 갖는 게 좋을지도 몰라. 하지만 그게 그에게 얼마나 상처가 될지 생각하면, 아마 그건 너무 힘들 거야. 얼마나 속상해할지 상상이 돼. 난 그런 짓을 할 수 없을 것 같아. 내가 너무 많은 걸 기대하는 건지도 모르지. 내가 그와 더 편안하게 지내고, 너무 걱정하지 않는다면 기분이 달라질지도 모르지. 그가 정말 나에게 맞는 사람일지도 모르지. 그런데 또 생각이 드네……'

그리고 로렌은 계속해서 그 생각을 반복한다. 그녀의 생각은 결국 어디에 다다를까? 아무도 모른다. 그녀도 마찬가지이다.

감정도 방어적일 수 있다

앞서 어떤 생각, 행동, 반응도 방어적으로 사용될 수 있다고 말했던 것을 기억하는가? 그런데 감정 자체도 방어 수단이 될 수 있다. 맞다. 우리가 방어하는 바로 그 감정이 방어 수단으로도 사용될 수 있다. 감정이 우리의 핵심 정서적 경험을 덮는 데 사용될 때 감정은 방어적이다. 예를 들어, 사람들은 때때로 근본적인 상처나 슬픔을 느낄 때 분노로 반응하는 경우가 있다. 반대로, 실제로는 분노를 느끼고 있는데도 절망감을 느끼거나 슬픔처럼 보이는 눈물을 흘리는 경우도 있다. 여러 가지 이유로 인해 가장 쉽게 표면으로 드러나는 정서적 감정이 숨겨져 있는 감정보다 더 수용되거나 견딜 수 있기 때문에 방어 수단으로 사용될 수 있다. 이런 식으로 방어적인 감정은 더 깊은 정서적 수준에서 실제로 일어나는 일을 가리는 역할을 한다.

어떤 감정이 방어적인지 어떻게 알 수 있을까? 한 가지 확실한 징후는 감정이 사라지지 않는다는 것이다. 마치 고장 난 레코드판처럼 계속 반복되며 결코 만족스럽게 끝나지 않는다. 분노나 죄책감이 사라지지 않는다. 슬픔이나 두려움도 가라앉지 않는다. 그리고 아무리 많은 시간을 그 감정과 함께 보내도 지속적인 안도감을 얻지 못한다. 핵심 적응 감정 core adaptive feelings은 이와 다르다. 핵심 적응 감정은 진전되는 경향을 가지고 있으며, 때로는 상당히 빠르게 해소된다. 이러한 감정에 마음을 열고 그 감정을 끝까지 느낄 수 있을 때, 우리는 안도감을 느끼고 더 나은 위치에 있는 자신을 발견하게 된다.

방어적인 감정은 우리에게 아무 도움이 되지 않는다. 줄리의 경험을 생각해 보자. 아버지와 전화 통화를 한 후 그녀가 느낀 걱정과 죄책감은 부분적으로는 분노와 행복이라는 코어 감정에 대한 방어였다. 결국 그녀는 방어적인 감정에 갇혀 앞으로 나아갈 수 없게 된다. 줄리는 아무리 노력해도 그 감정을 떨쳐낼 수 없다. 그리고 자신의 방어 반응을 인식하고 근본적인 감정을 다룰 수 있을 때까지 떨쳐낼 수 없을 것이다.

이제 어떻게 하는가?

자기 행동을 이해해야 한다는 생각에 눈앞이 캄캄해진다면 이는 흔한 일이다. 궁극적으로 앞서 설명한 방어의 정확한 범주나 이름을 기억하는 것은 그리 중요하지 않다. 내가 시간을 내어 이러한 일반적인 방어 기법에 대해 설명한 것은 여러분이 자신의 행동을 살펴볼 때 참고할 수 있는 틀을 제공하기 위해서이다. 가장 중요한 것은 스스로 무엇을 경계해야 하는지 잘 파악하는 것이다.

이것이 바로 지금 여러분이 해야 할 일이다. 이 시점에서 여러분이 해야 할 일은 경각심을 갖는 것이다. 센서를 켜고 자신의 반응에 귀를 기울여 보자. 감정에 대한 마음챙김을 확장해서 자신의 감정에 어떻게 반응하는지 알아차리는 연습을 해 보자. 감정에 가까워질 때 자신이 무엇을 하는지 알아차려 보자. 감정이 떠오르기 시작할 때 무엇을 하고 싶거나 하고 싶은 충동을 느끼는지 알아차려 보자. 정서적 반응을 불러일으킬 수 있는 상황에서 내가 어떻게 반응하는지 살펴보자. 흐름을 따라가는가? 아니면 흐름을 거스르는가? 관심을 가지고 자신의 말에 귀를 기울이는가, 아니면 방어적인 방식으로 반응하는가?

때때로 방어적일 수 있는 특정 방식으로 행동하는 자신을 발견할 수 있다. 불안해하거나 움직여야 할 것 같거나 주의를 분산시켜야 할 것처럼 느끼는 자신을 발견할 수도 있다. 이 장에서 설명한 방어적인 행동을 하고 있거나 하고 싶은 충동을 느끼는 자신을 관찰할 수도 있다. 잠시 멈추고 무슨 일이 일어나고 있는지 스스로에게 물어보자. 방금 일어난 일로 인해 어떤 반응이 일어났고, 이로 인해 마음이 편치 않거나 불안하거나 두려운 기분이 드는 건 아닌가? 감정을 알아차리지는 못했지만 내면에서 어떤 일이 일어나고 있다고 의심되는 경우, 자기 생각과 행동에 대해 스스로 점검해 보자. 어떤 반응이 있는지 알아차리고 호기심을 가져보자. 스스로에게 물어보자.

- 내 안에서 무슨 일이 일어나고 있는가? 나는 무엇을 알아차리고 있는가? 내가 무엇을 느끼는가?
- 내 몸에서 어떤 일이 일어나고 있는가? 나는 어떤 감각을 경험하고 있는가?
- 내가 무언가를 피하고 있는가? 나는 어떤 느낌을 피하고 있는가? 그럴지도 모른다는 느낌을 받는가?
- 바라보기가 두렵거나 함께 있기가 두려운 무언가가 내 안에 있

는가? 내 안에 나를 불안하게 만드는 무언가가 있는가? 내가 방어적으로 반응하지 않는다면, 즉 내가 물러서지 않는다면 어떤 상황에 직면할 수 있을까? 나는 무엇을 느낄 수 있을까? 나는 무엇을 하고 싶을까?

이 질문들은 여러분의 알아차림을 높이고, 여러분의 경험에 동조하도록 돕기 위해 고안된 탐색 질문이다. 이 질문들 중 일부는 약간 모호하다는 것을 눈치챘을 수도 있다(내 안에서 무슨 일이 일어나고 있는가? 무엇을 알아차리는가? 무엇을 느끼는가?). 이는 사실 의도적인 것이다. 앞서 감정과 연결하려고 할 때 오른쪽 뇌에 더 초점을 두고 집중하는 것에 대해 배운 내용을 기억하는가? 개방형 질문은 탐구 과정에서 발견할 수 있는 다양한 요소를 살펴볼 수 있는 여유를 제공하기 위함이다. 이는 생각에 빠져들거나 '왜'라는 질문에 집착하는 대신, 자신의 실제 경험에 집중할 수 있도록 돕기 위한 것이다. 그런 생각에 빠져드는 것은 함정이 될 수 있다.

지금 당장 다음 질문에 답할 수 없어도 된다. '모르겠다'고 말해도 괜찮다. 그리고 자신이 느끼는 감정을 파악하는 것이 그렇게 중요한 것은 아니다. 중요한 것은 외부가 아닌 내부로 초점을 돌리는 것이다. 도망칠 방법을 찾는 대신 현재에 머무르는 훈련을 하는 것이다. 그 자체가 큰 진전이다.

방어 레이더를 켜고 그대로 둬보자. 당신의 일부가 당신을 대신해 경계하고 감시하도록 '지속적인 모드'로 작동하게 해 보자. 그 순간에 자신을 발견할 수도 있고, 자신의 감정에 방어적으로 반응한 후에 발견할 수도 있다. 알아차림을 높이는 데 도움이 된다면 어느 쪽이든 좋다.

판단을 배제하고 열린 마음을 유지하며 스스로를 격려하고 자신이 무엇을 하는지 관찰하는 것을 잊지 말아보자. '또다시 나 자신을 공격하고 있구나. 또다시 주제를 바꾸고 있구나. 또다시 변명을 늘어놓고 있구나. 또다시 내 생각에 사로잡혀 내 감정을 무시하고 있구나. 조금 전에 내가 무언가를 피하고 있었을까? 그 순간 나는 왜 그렇게 긴장하고 위축되어 있었을까? 숨도 쉬지 않고 말을 많이 하게 된 이유는 뭘까?' 이러한 행동을 하는 자신을 발견하면 방어기제라는 것을 알 수 있으니 주의를 기울여 보자. 방어는 내면의 경험을 알려주는 신호이다. 방어는 자신에 대해 중요한 것을 발견할 수 있는 소중한 기회이다. 방어적인 방식으로 반응하는 자신을 발견하면 잠시 멈추고 여유를 가진 후, 내면으로 들어가 귀를 기울여 보자. 내면의 목소리에 귀를 기울여 보자. 현재에 머무르면서 무엇을 발견할 수 있는지 살펴보자.

이런 식으로 마음챙김을 연습하면, 자신을 더 온전히 볼 수 있는 알아차림의 렌즈를 열어서 자신을 더 온전히 볼 수 있게 되고, 그렇게 함으로써 자신의 반응을 통제할 수 있다. 이제 여러분은 다르게 해 볼 수 있는 기회가 생겼다. 이제 여러분은 더 성취감 있고 만족스러운 삶을 향해 새롭고 흥미로운 방향으로 나아갈 수 있는 기회가 생겼다.

4장 핵심 요점

- 방어는 감정으로부터 거리를 두기 위해 사용하는 생각, 행동 또는 반응이다.
- 방어에 지나치게 의존하면 다양한 문제가 발생할 수 있다.
- 방어는 자신의 진정한 감정에 가까워질 때 경험하는 불안으로부터 자신을 보호하기 위해 작동한다.
- 방어는 다른 사람으로부터 뿐만 아니라 나 자신으로부터 감정을 숨기거나 억제하는 데 사용될 수 있다.
- 감정은 또한 자신의 진정한 정서적 경험을 은폐하는 데 사용될 때 방어적일 수 있다.
- 정서적 마음챙김을 연습하면 자신의 방어 반응을 인식하는 능력이 향상될 수 있다.
- 자신의 방어 반응을 알아차리는 것은 정서적으로 자유로워지고 다른 사람들과 더 깊이 소통하는 데 필수적이다.

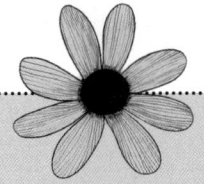

5장
2단계: 두려움 길들이기

우리가 두려워하는 일을 행하면 두려움의 소멸은 확실하게 일어납니다.

- 랠프 월도 에머슨 Ralph Waldo Emerson

어느 흐린 가을날, 나는 치료사의 어두운 사무실에 앉아 있었다. 심장이 두근거리고, 손이 얼얼한 채로, 나에게 무슨 일이 일어났는지 설명하려고 애썼다. 내가 두려움을 아주 자세하게 설명하는 동안 치료사는 내 말을 주의 깊게 잘 들어주었다. 말을 하면 할수록 내가 처한 관계에 대한 의구심, 미래에 대한 걱정, 기분이 어떤지, 내가 무엇을 해야 하는지, 어디로 가야 하는지에 대한 질문을 하면 할수록 불안은 커져만 갔다. 계속 얘기할 수도 있었겠지만, 어느 시점에서 치료사는 진짜 문제가 완전히 다른 것임을 예리하게 감지하고 앞으로 몸을 기울이고 내 말을 멈췄다.

"당신이 말하는 것에 대해 두 가지 반응을 느껴요."라고 그녀가 말했다. "첫째는 당신의 불안감이 느껴진다는 거예요. 그것은 매우 강렬하고 고통스럽고 괴롭네요. 또한 어떤 면에서는 내가 당신을 알아가는 것을 막는 벽처럼 느껴져요. 제 말은, 당신을 정말로 알고 싶다는 거예요. 만약 당신이 그 불안감을 잠시나마 내려놓을 수 있다면 그곳에 뭐가 있을까요?"

치료사의 예상치 못한 질문은 나를 당황하게 했다. 나는 의자를 움직이며, 몸을 안정시키려 애썼다. 내 긴장된 목소리로 채워졌던 방은 조용해졌다. 시계의 똑딱거리는 소리가 들렸고 점점 시간이 멈춘 듯 느릿느릿했다. 그녀의 강렬한 시선은 마치 카메라가 클로즈업하며 사진을 찍듯 나를 향해 다가왔다.

내 눈은 그녀의 얼굴에서 도망가려는 듯 그녀 옆에 있는 책장으로 시선을 돌렸다가, 다시 눈을 감았다. 나는 조심스럽게 내 주의를 안쪽으로 집중시켜, 내면의 풍경을 살피며, 내가 생각했던 것 외에 무엇이 있는지 살펴보았다. 그러나 어둠과 공허와 두려움만 가득했다.

나는 그녀의 질문에 고개를 절레절레 흔들며 대답했다가 다시 시도했다. 최대한의 용기를 내어 발을 바닥에 단단히 고정하고 주의를 내면으로 향하게 하고 내 불안 뒤에 숨어 있는 것이 무엇인지 열심히 찾아보았다.

직면해야 할 때

그래서 나는 중요한 변화로서 두려움을 잘 길들이고 내 안에 일어나는 감정이 무엇인지 볼 수 있는 조용한 공간을 만드는 작업을 시작했다. 당시에는 몰랐지만 내 인생의 방향을 바꿀 경험이 시작되는 순간이었다. 박사 과정을 졸업하고 몇 개월 후인 1994년의 가을이었는데, 마치 아주 예전의 일처럼 느껴진다. 그때의 나는 완전히 다른 사람이었다. 사실 돌이켜보면 나 자신을 알아보기도 힘들고, 그런 불안함을 느껴본 기억도 나지 않는다. 하지만 나는 그랬다.

아주 어렸을 때부터 나는 내가 진정으로 느끼는 것을 의심하고 내 느낌을 믿고 내 진짜 본모습을 드러냈을 때의 결과를 두려워하는 법을 배웠다. 나는 그럭저럭 앞으로 나아가고 많은 것을 성취했지만 내면적으로는 고군분투하고 있었다. 마음 깊은 곳에서는 내가 진정으로 마음을 열고 내 정서적 경험을 온전히 받아들인다면 뭔가 나쁜 일이 일어날 것이라고 생각했다. 내 뇌의 오래된 배선은 계속 경고 신호를 보내면서, 나를 효과적으로 통제하고 내 진정한 자아가 완전히 드러나지 않도록 했다.

나도 모르는 사이에 내 진정한 감정들과 그것이 야기하는 두려움을 피하려고 수없이 많은 다른 방법을 개발했다. 꽤 오랫동안 나의 방어기제-바쁘게 지내고, 주의를 분산시키고, 내 감정을 의심하고, 합리화하고, 무시하거나 부정하는 등-는 나의 불안을 막기 위해 작용해 왔다. 하지만 내 안의 무언가는 포기하지 않았다. 내 가장 깊은 자아의 목소리에 귀를 기울이고 싶었고, 내 불안의 틈새를 계속 찾고 있었다.

졸업식 날 탈출구를 찾았다. 그 후 몇 달 동안 학업에 매진하지 않아도 내 마음속에서 계속 균열이 생겼다. 도망치던 감정이 마침내 무너져 내리고 있었다.

나는 달리기를 멈추고, 속도를 늦추고, 머릿속의 잡음을 가라앉히고 내 안에서 일어나고 있는 일을 위한 공간을 마련할 때가 왔다는 것을 깨달았다. 내가 진정으로 원하는 삶을 살려면 내 감정들을 알아차리기 위해 노력해야 했다. 다행히도 나를 도와줄 수 있는 훌륭한 치료사를 찾았다. 회피의 달인이 되었기 때문에 처음에는 쉽지 않았다. 사실, 나의 내면에서 일어나는 일에 더 주의를 기울일수록, 내가 수년 동안 개발한 모든 영리하고 디테일한 회피 전술을 더 많이 발견하게 되었다. 나는 내 감정을 피하는 데 얼마나 능숙해졌었는지 전혀 몰랐었다.

그러나 나는 매우 다른 무언가에 능숙해질 필요가 있었다. 나는 불안이 내 정서적 경험을 지배하는 것을 느슨하게 푸는 방법을 배워야 했다. 두려움을 길들이는 법을 배워야 했다. 이제 내가 배운 것을 당신에게 알려주려 한다.

당신의 방어를 넘어서

우리 자신의 방어 기제를 인식하고 자신이 느끼는 것에 충실하려고 노력할 때 불안, 두려움과 같은 불편한 감정에 직면하는 것은 불가피한 일이다. 아마도 이것은 이미 당신에게 일어난 일일 수도 있다. 당신은 불안함을 알아차리게 되거나 공포와 같은 느낌을 경험한 적이 있을 수도 있다. 아마도 당신은 몸의 긴장, 가슴의 답답함, 빠른 심장 박동 또는 안절부절못한 느낌을 자각한 적도 있을 수 있다. 이것들은 모두 두려움의 표현이며, 애초에 방어기제를 발달하게 만든 바로 그 원인이다.

우리가 감정에 대한 방어적인 춤을 추는 것을 멈추면, 우리는 피하려고 했던 두려움에 더 다가갈 수 있게 된다. 이런 종류의 고통은 즐겁지 않지만 실제로 우리가 정서에 더 가까워지고 있다고 알려주는 유용한 신호이다. 어떤 면에서 그것은 우리가 올바른 길을 가고 있고, 우리의 정서에 다가가며, 감정을 다루는 방법을 배우기 시작했음을 알려 준다. 이는, 우리가 더 나은, 더 풍요로운 삶으로 나아가고 있다는 뜻이다. 그러나 먼저 성장 과정의 이 중요한 시점에서 우리는 불안을 줄일 수 있는 방법을 찾아야 한다. 그렇지 않으면 우리는 정서적 경험의 충만함을 계속 피하고 그렇게 함으로써 우리의 행복을 손상시킨다. 그렇기 때문에 고통에 대처할 수 있는 보다 효과적인 전략을 개발하여 우리를 확고하게 통제할 수 있도록 하는 것이 중요하다. 우리가 불안하고 두려울 때 정확히 어떤 일이 일어나고 있는지 자세히 살펴보는 것부터 시작하자.

뇌로 돌아가기

2장에서 우리는 초기 감정에 기반한 경험이 어떻게 신경 회로의 일부가 되며, 따라서 우리 자신, 타인, 세계를 경험하는 방식에 중대한 영향을 미치는지 살펴보았다. 우리의 감정이 버림받거나 비난의 위협에 직면할 때, 그 감정은 위험감과 연관되어 어떤 희생을 치르더라도 피해야 할 신경계의 감정 기록 "목록inventory"의 일부가 된다.

우리 뇌 깊숙이 있는 아몬드 모양의 신경 회로 군집cluster인 편도체amygdala는 이러한 기억과 다른 중요한 정서적 기억을 저장하는 창고다. 또한 사건의 정서적 중요성을 측정하여 상황이 좋은지 나쁜지, 행복한지 슬픈지, 안전한지 위험한지 알려주는 뇌의 영역이기도 하다. 편도체는 우리가 현재 논의하고자 하는 두려움과 관련이 있다. 편도체는 공포가 발생하는 뇌 부위로, 이성적인 사고를 압도하고 현실을 무시하며, 감정적 경험을 지배하는 강력한 역할을 한다. 이러한 특징 때문에 현재 우리가 다루고 있는 주제와 밀접하게 연결된다.

신경과학자 조셉 르두Joseph LeDoux의 획기적인 연구는 편도체가 뇌의 나머지 부분을 '강탈hijack'할 수 있는 방법을 설명하는 데 도움이 되었다.[1] 그와 뉴욕대학교NYU의 동료들은 최첨단 기술을 사용하여 뇌가 연결된 방식에 따라 편도체가 뇌의 '사고thinking' 부분인 신피질을 우회하여 신체에 위험을 경고하는 방법을 보여 주었다. 편도체는 매우 빠르게 반응하여 우리가 상황을 신중하게 평가할 기회를 얻기도 전에 나머지 뇌에 신호를 보내고 몸이 투쟁 도피 반응을 하도록 준비시킨다. 뇌의 이성적인 부분이 상황을 판단하는 동안, 우리의 심장은 뛰고, 주의력이 높아지며, 근육은 행동을 준비한다. 결국 많은 정보를 가진 신피질의 역할이 더 중요하지만 더 복잡한 신경 회로 때문에 이것이 일어나는 데 더 오랜 시간이 걸린다.

편도체의 이러한 신속한 반응 능력은 감정이 이성적인 판단을 넘어서는 경우를 만들어 내는데, 이런 특성은 우리의 생존에 중요한 역할을 해왔다.

선사 시대에 우리가 안전한 길을 찾기 전에 멈추어서 위험한 상황에 대해 생각해야 했다면 그렇게 오래 지속되지 못했을 것이다. 편도체는 계속해서 우리에게 위험을 경고하고 그에 따라 대응하도록 우리를 움직이게 한다.

그러나 문제는 편도체가 반응하는 방식이 신경저장소에 저장된 과거의 오래된 교훈을 기반으로 반응하는 경우가 많다는 것이다. 편도체가 먼저 우리의 현재 경험을 스캔한 다음 감정 기록의 목록을 검색하여 경고음에 대한 원인이 기록되어 있는지 평가하는 "패턴 일치pattern matching" 프로세스에 의존하는 평가 방식이다. 과거 경험에서 일치하는 패턴 항목을 찾으면 이 항목이 매우 먼 과거의 경험이라도 원래의 경험에서 했던 것처럼 반응하도록 만든다.

간단히 말해서, 뇌는 이전의 경험을 바탕으로 나쁜 일이 일어날지 예측하고 우리 몸은 그에 따라 반응을 보인다. 이 과정은 우리가 두려워할 이유가 없는데도 때때로 두려움으로 상황에 반응하는 이유를 설명하는 데 도움이 된다. 예를 들어, 내 친구는 20대 초반에 치명적인 교통사고를 당한 적이 있다. 그녀는 자기 앞 차를 바짝 따라가고 있었는데 앞차가 유턴하기 위해 갑자기 멈춰 섰다. 아이들이 가득 타고 있는 차를 들이받고 싶지 않았던 내 친구는 반사적으로 핸들을 오른쪽으로 돌려 전봇대를 들이받았다. 다행히도 그녀는 살아서 이 이야기를 전할 수 있었다. 하지만, 25년이 지난 지금도, 그녀는 운전 중 앞차와 너무 가까워질 때마다 불안해한다. 우리의 감정에도 같은 일이 일어난다. 초기의 부정적 정서 경험 때문에 우리의 편도체는 두려워할 것이 없는데도 감정에 가까워지면 계속 당황하고 공황 상태에 빠지게 된다.

그러나 이 상황이 영구적으로 지속될 필요는 없다. 우리는 우리의 감정에 대해 더 친근한 반응을 하도록 편도체를 "재프로그램reprogram"할 수 있다. 궁극적으로 우리는 다른 반응 패턴을 만들 수 있다. 감정에 대한 건설적인 경험을 반복함으로써 우리는 감정과 친숙하고 기대할 수 있는 보다 더 긍정적인 관계를 발전시킬 수 있다. 그렇게 함으로써 우리는 편도체에 대한 새로운 참조 프레임을 구축하여 감정이 더 이상 위협적인 것으로 인식되지 않고 좋은 것으로 인식되도록 한다.

데일 카네기Dale Carnegie가 한 말과 같다. "하기 두려운 일을 하고 계속하는 것이 두려움을 극복하는 지금까지 발견된 가장 빠르고 확실한 방법이다."[2]

'말처럼 쉽지 않다'고 생각할 수도 있다. 충분히 이해한다. 특히 오랜 세월을 회피해온 우리가 두려움을 떨쳐버리고 감정을 온전히 받아들이는 것이 그리 쉬운 일이 아니다. 이것은 우리의 방어적 전략을 수행할 때 치러야 할 대가 중 하나이다. 방어 전략들은 두려움 반응을 소멸시킬 수 있는 생산적인 감정 경험을 할 수 있는 기회를 박탈하기 때문이다.

좋은 소식은 우리가 스스로를 다독이며 앞으로 나아가야 할 필요가 없다는 것이다. 그것은 우리의 감정을 있는 그대로 받아들이는 방법을 찾는 데 실제로 도움이 되지 않을 것이다. 대신, 우리는 불편함을 훨씬 더 관리하기 쉬운 수준으로 줄여 정서적 경험에 마음을 여는 과정이 압도적이지 않도록 하는 법을 배울 수 있다. 마침내 새로운 감정을 경험할 수 있을 때까지 한 번에 한 단계씩 완전한 감정 경험을 향해 점진적으로 나아갈 수 있다.

정서적 경험에 마음을 여는 것은 하나의 과정이며, 하룻밤 사이에 일어날 수는 없지만 연습과 자각을 통해 두려움을 길들이고, 몸을 진정시키며 진정한 감정과 연결하는 법을 배울 수 있다. 이 장의 나머지 부분은 감정에 접근할 때 신경계를 진정시키는 데 사용할 수 있는 몇 가지 도구를 알려 주려 한다. 그 도구는 다음과 같다.

1. 정서를 인식하고 명명하기
2. 자신의 경험을 마음챙김으로 추적하기
3. 심호흡
4. 긍정적인 시각화

이러한 전략을 연습하면 불안감을 덜고 현재 상태를 유지하고 감정을 수용할 수 있는 공간을 만드는 데 도움이 된다.

자기 내면을 점검하는 시간

프랭크Frank는 곧 이혼할 아내와 짧은 대화를 나눈 후 전화를 끊었다. 그는 당황스러웠고 혼란스러웠으며 무엇을 해야 할지 확신이 서지 않았다. 그녀는 프랭크에게 주말에 자신의 집을 부동산 중개업자에게 매물로 올렸다고 말했으며, 그들이 10년 동안 함께 살았던 그 집이 일주일 후에 부동산 매물로 나올 것이라고 말했다. 그들은 며칠 전에 그 주제에 대해 잠깐 언급했지만, 적어도 프랭크가 보기에는 결정을 거의 내리지 못했다.

프랭크는 옆방으로 걸어가면서 마음속으로 '나는 집을 팔 준비가 되었다고 말한 적이 없어.'라고 생각했다. 그는 의식 밖의 깊은 내면 어딘가에서 화를 느끼기 시작했다. "감히 어떻게 그렇게 할 수가 있지!"라고 말하고 싶은 마음도 생겼다. 그러나 그의 불안과 걱정이 이미 그의 관심을 독차지했기 때문에 그 부분은 드러나지 않았다. 당황한 그는 몇 시간 동안 집 안을 서성거리며 머릿속으로 전화 대화를 반복해서 되뇌고 있었다. 그는 잠을 자려고 했지만 잠을 잘 수 없고, 생각이 왔다 갔다 하고, 감정이 내면에서 요동쳤다. 프랭크는 대부분의 밤을 이리저리 뒤척였으며, 우울한 눈과 지친 기색으로 회사에 도착해 하루를 어떻게 보낼지 고민했다.

프랭크가 그가 느끼고 있는 것을 인정하고 알아차릴 수 있었다면 그의 저녁은 많이 달라졌을 것이다. 전화를 끊은 후 잠시 멈추고 그가 감정적 경험에 귀를 기울이고, 자신의 분노를 알아차리고, 그 분노에 이름을 붙였다면 그는 훨씬 더 나아졌을 것이다. 단순히 감정이 무엇인지에 대한 이름을 붙이는 것만으로도 실제로 강력한 불안 조절 도구가 될 수 있다. 교실에서 책상에 앉아 자리에서 꿈틀거리며 손을 허공에 흔들며 선생님의 관심을 끌기 위해 애타게 애쓰는 어린아이의 모습을 상상해 보자. 아이는 에너지가 넘치고 끊임없이 움직인다. 선생님이 부를 때까지 그는 진정하지 못한다. "티미, 할 말 있니?" 그녀가 마침내 물었다. 갑자기 티미는 자신이 인정받고 있다는 느낌을 받았다. 선생님이 자신의 말을 잘 들어준다면 티미는 의자에 다시 앉으면서 긍정과 만족감을 느낄 것이다.

감정은 그 아이와 비슷하다. 감정은 주목받고, 인정받고, 확인받아야 한다. 일단 우리가 그 감정에 귀를 기울이고, 그 감정이 무엇인지 알아차리고, 그 감정에 이름을 붙이면, 그 감정은 종종 우리의 관심을 끌기 위해 경쟁하는 것을 멈추고, 그 감정이 일으키는 동요가 줄어들고, 우리는 평온함을 느낀다. 프랭크가 자신의 분노를 인정하고 받아들일 수 있었다면 아마도 안도감과 같은 변화를 경험했을 것이고, 다른 각도에서 자신의 선택지를 바라볼 수 있었을 것이다.

생리학적 수준에서 보면, 단순히 감정에 이름을 붙이는 것만으로도 편도체가 진정된다. UCLA 심리학자의 최근 연구에 따르면, 매튜 리버만Matthew Lieberman과 그의 동료들은 감정에 이름을 붙이면 공포 반응이 약화되어 정서적 고통이 줄어든다는 사실을 확인했다.[3] 분노, 슬픔, 불안, 공포, 행복, 사랑, 죄책감, 수치심 등 감정을 인정하고 이름을 붙이면 자기 신경계를 조절하고 다시 통제할 수 있게 되므로 감정 조절이 가능해진다.

이름에 무엇이 담겨있나요?

3장에서 살펴본 기본 감정을 기억해 보자

| 분노Anger | 슬픔Sadness | 행복Happiness |
| 사랑Love | 두려움Fear | 죄책감-수치심Guilt-shame |

이 여섯 가지 기본 감정을 인식하면 우리가 느끼는 것을 더 쉽게 파악할 수 있다. 감정적으로 무슨 일이 일어나고 있는지 확신이

서지 않는다면, 목록을 훑어볼 수 있다.

때로는 단순히 우리가 느끼는 경험에 주의를 기울이면 우리의 감정에 쉽게 초점을 맞춰 이름을 붙일 수 있지만 때로는 우리가 느끼는 것이 명확하지 않다. 우리의 감정적 경험이 쉽게 드러나지 않을 때 기본적인 감정 하나하나를 주의 깊게 살펴보는 것이 큰 도움이 될 수 있다.

우리는 때때로 한 가지 이상의 감정을 동시에 경험할 때가 있다. 여러 감정이 한꺼번에 뒤죽박죽으로 뒤섞여 혼란스러워지면, 얽힌 것들을 하나씩 풀어서 정리할 필요가 있다. 예를 들어, 내담자 중 한 명은 파트너와의 다툼 이후 복잡하게 얽힌 감정들을 경험하고 있었다. 그의 감정을 함께 탐색해 본 결과, 그는 자신이 분노와 슬픔, 사랑 그리고 불안을 느끼고 있다는 것을 알아차렸다. 여기서 분노와 슬픔, 사랑은 관계에서 겪은 혼란스러운 상황을 고려할 때 충분히 타당한 반응이었지만, 불안은 감정 자체를 느끼는 것에 대한 그의 전반적인 불편감과 더 밀접하게 연결된 것이었다. 이러한 각각의 감정을 식별하고 이름을 지정할 수 있는 것은 그가 자신의 경험을 이해하는 데 도움이 되었을 뿐만 아니라 그가 느끼는 불안을 줄이는 데 도움이 되었다.

감정을 명명하는 과정의 가장 좋은 점 중 하나는 감정적 경험에 열린 태도를 유지할 수 있을 때 즉각적인 피드백을 받을 수 있다는 것이다. 마치 온라인에서 일종의 시험이나 설문조사를 치르고 답을 입력하고 나면 다음과 같은 피드백을 받을 수 있다. Enter 키를 누르면 "맞습니다!" 또는 "틀렸습니다!"라는 문구가 화면에 깜

빠인다. 감정에 이름을 붙일 때도 마찬가지이다. 이름이 맞지 않으면 감정 에너지가 변하지 않기 때문에 목표를 달성하지 못했다고 말할 수 있다. 그러나 그것이 맞으면 마치 퍼즐 조각이 제자리에 쉽게 끼워지는 것처럼 느낄 수 있다. 우리 몸의 에너지가 변화하고 안도감이 들며 불안이 조금 진정되는 것을 경험하게 된다. 물론, 이 모든 것은 우리의 감정과 소통할 수 있는 능력에 달려 있다.

프랭크가 아내와 대화한 후 자신이 느끼는 감정을 확인하고 이름을 짓는다면 어떤 과정이 되었을지 살펴보려 한다.

프랭크는 깜짝 놀라 전화를 끊는다. 아내의 소식이 전해지자 그는 잠시 멈칫했다. 그런 다음 그는 갑자기 집 안을 서성거리기 시작했다. 프랭크 자신이 무엇을 하고 있는지 알아차리기까지 몇 분이 지나가고, 그는 전화를 끊은 이후로 자신의 움직임이 멈추지 않았음을 깨닫고 속으로 생각했다. '내가 너무 흥분하고 있구나. 나에게 무슨 일이 일어나고 있는 걸까?' 그는 소파에 앉아 내면으로 집중했다. 프랭크는 그의 심장이 빠르게 뛰고 있다는 것과 그가 초조함을 느끼고 있음을 알아차렸다. '내가 불안한 건가? 그는 호기심을 가지고 자신을 진정시키려 노력했다. '맞아, 그런 부분도 있다'는 것을 그는 인정한다.

이름 붙이기 도구

불안하거나 불편할 때 다음 단계를 따르세요.

1. 당신이 감정을 느끼고 있을 수 있음을 인식하세요.
2. 몸으로 느끼는 경험에 주의를 집중하고 현재에 머무세요.

3. 당신이 느끼는 감정(분노, 슬픔, 행복, 사랑, 두려움, 죄책감 또는 수치심)을 확인하고 이름을 붙여보세요. 느낌이 명확하지 않다면 잠시 시간을 내어 그 감정을 둘러싸고 있는 감각에 집중하세요.
4. 그 이름이 맞는지, 이름과 감각이 일치하는지 확인하세요.
5. 자신의 감정에 정확하게 이름을 붙일 수 있게 되면 몸의 에너지가 변화하는 것을 느낄 수 있습니다. 잠시 시간을 내어 이 새로운 알아차림에 집중해 보세요.

하지만 프랭크는 자신에게 더 많은 무언가가 일어나고 있음을 느꼈다. 그는 다시 내면에 집중하고 자신이 화를 내고 싶은 충동을 느낀다는 것을 알아차린다. '나는 화가 나.'라고 스스로에게 말하면서, 몸의 에너지가 변화함을 더 명확하게 느끼며, '당연히 화가 나지' 그는 생각했다. '그녀는 나와 상의하지 않고 집을 부동산에 내놓을 권리가 없어!'라고 생각했다. 프랭크는 잠시 앉아서 자신의 감정 에너지와 연결될 수 있도록 하였다.

이전 페이지의 이름 붙이기 도구를 사용하여 자신의 감정을 식별하고 그 이름을 명명할 수 있었다.

단순하게 유지

감정에 이름을 붙이는 것은 복잡한 작업이 아니어야 한다. 많은 단어가 필요하지 않으며, 사실 몇 개만 있어도 큰 효과를 얻을 수 있다. 예를 들어 '슬프다, 화가 난다, 행복하다' 등의 짧은 문구는 많은 정보를 담고 있다. 이러한 문장은 모두 감정적 경험을 명확하게 표현하며 현재 상황에 대해 의심의 여지가 없다. 더욱 정교한 설명이나 정당화는 단순히 감정에 이름을 붙이기보다는 그 *감정에 대해* 이야기하거나 생각하게 하는 경우가 많다. 예를 들어 "내 인생이 엉망인 것 같아요"와 같은 말을 할 수 있다. 이 말은 설득력 있는 표현이지만, 자신의 감정에 대해서는 아무것도 말해주지 않는다. 그럴 수 없는 것이다. '감정이 아니라 생각일 뿐이다.' 대신 "내 인생이 엉망이라 화가 나거나 좌절감이나 슬픔을 느낀다."라고 말할 수 있다.

사람들은 종종 생각과 감정을 혼동한다. 우리는 우리가 생각하는 것에 대해 실제로 이야기할 때 우리의 감정적 경험을 묘사하고 있다고 생각한다. 이는 머릿속에 갇혀 진정한 감정과 단절되는 확실한 방법이다. 또한 감정이 우리의 주의를 끌려고 할 때 감정이 불러일으키는 에너지를 줄이는 데도 거의 도움이 되지 않는다. 감정은 수면 아래에서 계속 윙윙거리고, 우리는 계속 불안감을 느끼게 된다.

우리가 느끼는 감정을 파악하려고 할 때 '느끼다'라는 단어 앞에 '처럼' 또는 '같은'과 같은 단어를 붙이면(예: '나는 처럼 느낀다 또는 나는 같이 느낀다'), 결국 우리가 느끼는 것이 아니라 의견, 판단 또는 생각을 표현하게 된다. 예를 들어, "이 상황이 너무 불공평한 것처럼 느껴져요." 또는 "최선을 다한 것 같이 느껴져요."라고 말하는 것은 실제로 자신이 느끼는 감정을 말하는 것이 아니라 생각을 표현하는 것이다. 이 상황이 어떻게 불공평하다고 '느끼나요?' 화가 났나요? 슬픈가요? 죄책감이 드나요? 자신이 잘했다고 어떻게 '느끼나요?' 행복하나요? 흥분되나요? 안심되나요? 등과 같이 간단한 형용사로 신체적으로 느껴지는 경험을 묘사하고, 그 과정에서 자신이 느끼는 감정을 설명해 보자.

자기 감정을 파악하고 설명하려고 할 때, 사용하는 단어에 주의를 기울이고, 감정을 표현할 때 두세 단어로 구성하고(예: '나는 두렵다, 나는 부끄러움을 느낀다. 나는 흥분을 느낀다.') 기본 감정과 그의 연관 감정 단어에 충실하면, 자신의 감정을 표현할 때 생각을 설명하는 함정에 빠지는 것을 피할 수 있다. 또한 감정적 경험에 머무르지 않고 생각에 집중하는 경향을 인식하게 될 수도 있다. 많은 내담자들이 그러하듯, 여러분도 자기 생각을 감정으로 잘못 받아들이는 자신을 발견하고 다시 집중하고 정상으로 돌아갈 수 있게 될 것이다.

생각 대 감정

여기 간단한 형용사 테스트가 있습니다. 자신의 감정을 파악하려고 할 때 '느낌'이라는 단어를 '생각하다'라는 단어로 대체해도 여전히 말이 된다면 감정이 아니라 의견이나 생각을 표현하고 있는 것입니다. 예를 들어 "나는 내가 부당한 대우를 받고 있다고 *느낀다*"는 말은 "나는 내가 부당한 대우를 받고 있다고 *생각한다*"로도 표현할 수 있습니다. 두 표현 모두 관점이나 의견을 표현하는 것입니다. 어느 쪽도 불공정한 대우를 받는 것에 대해 어떻게 느끼는지에 대해서는 아무 말도 하지 않고 있습니다. 그러니 간단하게 표현하고, '그것that'이나 '같이like'와 같은 불필요한 말을 피하면 자신의 감정을 정확히 전달할 가능성이 더 높습니다.

상황이 명확하지 않을 때

때로는 감정이 명확하지 않을 때가 있다. 때때로 감정은 겉으로 드러나지 않는 곳에서 무언가가 일어나고 있다는 막연한 느낌으로 다가오기도 한다. 예를 들어, 프랭크는 아내가 집을 부동산에 내놓은 것에 대해 화를 내는 것 외에도 쉽게 드러나지 않는 상실감과 슬픔을 느끼고 있을 수 있다. 프랭크는 자신의 내면에 어떤 감정이 스며들고 있다는 것을 알아차릴 수 있지만, 다른 감정을 식별할 수는 없다. 이럴 때는 감정의 존재, 즉 '내가 무언가를 느끼고 있다'는 사실을 인정하는 것만으로도 불안감을 줄일 수 있다. 이를 통해 스스로에게, 감정을 발견하고 이해할 준비가 되어 있다는 메시지를 보낼 수 있다. 마치 발견의 문을 열어둔 채로 두는 것처럼…… 자신이 무엇을 느끼고 있는지 알고 싶다는 것을 스스로에게 알리는 것은 감정이 결국 드러날 수 있도록 허용하는 것이며, 자신의 정체성을 드러낼 수 있게 해 준다. 반대로, 우리가 포기하거나 상관없다고 말하거나 무언가를 느낄 가능성을 무시함으로써 잠재적인 인식의 문을 닫으면 자연스럽게 전개될 수 있는 과정을 방해하게 된다. 우리의 감정 에너지는 내면으로 되돌아가고, 결국 우리는 '인정받고 싶어 하는 수업 시간의 아이처럼 괴로움을 느끼게 된다.

열린 상태 유지 방법을 사용하여 열린 마음을 유지하고 모호한 느낌을 격려하여 스스로가 명확해지도록 유도할 수 있다.

열린 상태 유지 방법

자신의 감정을 파악할 수 없을 때는 다음과 같이 해 보세요.

1. 자신이 무언가를 느끼고 있다는 사실을 스스로 인정하세요.
2. 알아낼 수 있다는 사실을 스스로에게 알려주세요. 스스로에게 이렇게 말하세요: '내 기분이 어떤지 알고 싶어.' '나는 그것을 알아갈 준비가 되어 있다' '어떤 일이 일어날지 기다려보자.'
3. 감정을 탐지하는 레이더를 계속 켜놓고 응답이 도착할 때까지 수용적인 태도를 유지하세요.

마음챙김 추적하기

프랭크는 이혼으로 인한 스트레스를 감당할 수 없게 되자 나를 찾아왔다. 당혹스러웠던 그는 결혼 생활에서 겪은 문제 중 하나가 감정적으로 마음을 열기가 어려웠던 것이라고 나에게 털어놓았다. 프랭크는 자주 자신을 추측하고 머릿속으로 자신의 감정을 합리화하는 데 많은 시간을 보냈으며, 자기 내면에서 무슨 일이 일어나고 있는지 파악하지 못하는 경우가 많았다. 그는 아내가 자신을 "감정적으로 멀리 떨어져 있다"고 표현하며 자신과 소통하는 것을 포기했다고 고통스럽게 털어놓았다. 사실 프랭크에게도 감정이 없는 것은 아니었다. 그는 단지 감정을 느끼는 것에 대해 매우 불안해했고, 자신의 감정을 어떻게 다루고 잘 활용할지 몰랐을 뿐이었다.

함께 작업하면서 프랭크는 자신의 감정을 더 잘 인식하고 감정적 경험을 회피하거나 방해하는 방식을 인식하게 되었다. 자신의 감정을 식별하고 이름을 붙이고 호흡에 집중하는 것은 불안을 더 잘 관리하는 데 도움이 되었으며, 불안을 느끼는 신체적 경험에 주의를 기울이는 데도 도움이 되었다. 처음에는 이 전략이 프랭크에게는 직관적이지 않은 것처럼 보였다. "어떻게 불안에 주의를 기울이면 기분이 나아질 수 있을까요?"라며 그는 믿기지 않는 듯 의아해했다. "그러면 더 악화되지 않을까요?" 나는 프랭크에게 불안의 신체적 증상을 주의 깊게 *묘사하고 추적하면* 감정적 경험을 조절하고 불안으로부터 조금 더 거리를 두는 데 도움이 되고, 불안을 인정하면 그 강도가 줄어들 것이라고 설명했다. 프랭크는 이 방법을 시도해 보고 불안에 대한 신체적 경험을 묘사하는 것만으로도 고통이 현저히 줄어드는 것을 보고 의구심이 사라지기 시작했다.

두려움을 느낄 때, 우리는 두려움에 휩싸여 아무것도 할 수 없다는 압도감과 무력감에 빠질 위험에 처할 수 있다. 관찰하는 자세를 취하고 자신에게 무슨 일이 일어나고 있는지 설명하면 불편함에서 조금 벗어나 자신의 경험에 대한 통제력을 되찾는 데 도움이 된다.

어두운 무대에 서 있는데 위에는 밝은 스포트라이트가 바닥에 원을 비추고 있다고 상상해 보자. 원 안에 서 있으면 빛에 포화되어 잘 보이지 않는다. 대신 빛의 영역 밖으로 나가면 더 잘 볼 수 있다. 빛에 가려지지 않으면서도 관찰하고 묘사할 수 있다. 이것이 바로 우리가 감정적 경험을 성찰할 수 있을 때 일어나는 일이다.

우리는 한 발짝 물러나서 그 순간에 일어나는 일을 더 정확하게 볼 수 있고, 감정에 압도당하지 않을 수 있다.

자신의 감정에 마음을 열고 탐색하려고 할 때 관찰의 언어를 사용하면 불안을 줄이는 데 도움이 될 수 있다. 예를 들어, 우리가 프랭크의 생각을 경청할 수 있다면 프랭크가 마음챙김 추적을 사용하여 불안을 관찰하고 고통을 조절할 수 있다. 프랭크는 스스로에게 이렇게 말할지도 모른다. "이제 막 내가 조금 불안해지기 시작했다는 것을 알아차렸어요. 어쩌면 조금보다는 그 이상일 수도 있겠지만요. 심장도 빨리 뛰고 있고, 가슴에서 느껴져요. 이제 제 호흡이 얕고 가쁘다는 것을 알았어요. 가슴에 무언가가 앉아 있는 것 같아요. 무거운 무언가. 하지만 말하자면 약간 이완되고 강렬하지 않다는 것을 알 수 있어요. 약간 풀리는 듯한 느낌이 들죠. 그리고 이제는……"

보다시피, 프랭크는 자신의 내면에서 일어나는 일을 말로 표현하고 있을 뿐이다. 그는 그것을 판단하거나, 알아내거나, 멈추게 하려고 노력하지 않는다. 단순히 자신의 경험을 관찰하고 말로 표현함으로써 불안을 효과적으로 줄이고 자신의 경험을 어느 정도 통제하고 있다. 마음챙김 추적 도구를 사용하면 자신의 감정을 탐색할 때 불안을 관리하는 데 도움이 될 수 있다.

마음챙김 추적 도구

불안감이나 두려움을 느낀다면 다음 단계를 따르세요.

1. 신체적으로 느껴지는 경험(예: 턱에 힘이 들어가고, 가슴이 답답하고, 손이 저리고, 심장이 뛰고, 호흡 곤란 등)에 집중하세요.
2. 의심하거나 판단하지 말고 신체적으로 어떤 일이 일어나고 있는지 스스로 알아차리고 설명하세요. "이제 나는……"라는 문구를 사용하여 과정을 이끌어갈 수 있습니다.
3. 주의를 기울일 때 감각이 어떻게 바뀌는지, 혹은 바뀌지 않는지 주목하세요.
4. 불안이나 두려움이 어느 정도 가라앉을 때까지 계속해서 자신의 경험을 추적하고 묘사하세요. 계속 불안감을 느낀다면 이 장의 다른 연습을 시도해 볼 수도 있습니다.
5. 충분히 안도감을 느꼈다면 잠시 시간을 내어 이 변화를 감상하세요.

숨 돌리기

비키Vicki는 인생의 어려운 시기에 나를 찾아왔다. 그녀는 대학 진학을 앞둔 큰딸과의 관계에서 어려움을 겪고 있었다. 이전까지는 매우 가까운 사이였지만 최근 딸의 학교 개강을 앞두고 떠날 날이 가까워지면서 딸이 비키를 밀어내는 것 같았다. 비키는 만감이 교차했다. 딸과의 거리가 멀어지고 둘 사이의 신체적, 정서적 친밀감이 사라질 수밖에 없다는 사실에 슬픔을 느꼈다. 또한 때때로 불합리한 행동을 하는 딸에게 화가 났고, 이런 감정을 갖는 것에 대해 갈등을 느꼈다. 그녀는 그저 딸과 함께 남은 짧은 시간을 즐기고 싶었을 뿐이다.

비키는 자신의 감정적 경험을 온전히 인정하고 함께하는 것이 어려웠다. 비키에게 감정에 관해 물어볼 때마다 비키는 불안해하고 긴장하는 모습을 보였다. 사실 나는 그녀가 자신의 감정에 가까워지면 잠시 숨을 참는 것 같았다. 숨을 멈추는 것이 감정의 자동 차단 밸브인 것 같았다. 마치 숨을 충분히 참으면 감정이 사라질 것만 같이. 이 반응에 대해 비키의 주의를 환기시켰을 때 그녀는 놀라며, 사실이라고 인정했다. 나는 이 반응이 두려움의 신체적 표현, 즉 감정이 표면으로 드러나면서 몸이 긴장하는 것이며 호흡을 깊게 하고 천천히 하는 데 주의를 기울이면 이 반응을 조절할 수 있다고 설명해 주었다. 호흡을 계속할 수 있게 되자 비키의 경험은 빠르게 변화했고, 결국 그녀는 두려움을 덜 느끼고 자신의 감정에 마음을 열고 기꺼이 시간을 보낼 수 있게 되었다.

비키가 숨을 참거나 호흡을 억제하는 경향은 드문 일이 아니다. 나는 이런 모습을 항상 본다. 사람들은 불안한 감정을 느끼기 시작하면 호흡에 변화가 생겨 숨을 참거나 더 빠르게 가슴을 치며 숨을 쉴 수도 있다. 이는 우리가 두려워하는 것에 대한 자연스러운 반응이다. 하지만 놀라운 점은 이런 반응이 언제 얼마나 많이 그리고 얼마나 자주 일어나는지 우리가 인지하지 못한다는 것이다. 이는 우리의 감정에 대한 자동 반응인 셈이다.

우리 대부분은 호흡에 많은 주의를 기울이지 않지만, 호흡에 주의를 기울여야 한다. 호흡 패턴은 우리의 감정 상태를 반영할 뿐만 아니라 영향을 미치기도 한다. 예를 들어, 나는 내 호흡을 더 의식하게 되면서 불안하거나 스트레스를 받을 때 호흡이 어떻게 변하는지 알게 되었다. 호흡이 얕아지고 가슴이 답답해진다. 불안한 반응에 주의를 기울이지 않으면 불안이 커질수록 호흡이 더욱 수축되고, 호흡이 얕아지고 가슴이 답답해지면서 불안이 더욱 심해질 수 있다. 이럴 때 나를 진정시키는 간단한 방법은 복부 호흡에 집중하는 것이다. 이렇게 하면 불안감이 상당히 줄어들고 비교적 짧은 시간 안에 마음이 편안해진다.

어떻게 심호흡이 우리의 경험을 그렇게 바꿀 수 있을까? 그 해답은 환경 변화에 적응하는 데 도움을 주는 자율 신경계와 관련이 있다. 우리가 어떤 식으로든 위협을 느끼면 교감신경계가 작동하여 심박수와 혈액량이 증가하고 근육이 긴장하며 호흡이 빠르고 얕아져 싸우거나 도망갈 준비를 한다. 신경계의 부교감신경은 이러한 반응을 진정시키고 긴장을 완화하는 역할을 한다. 심호흡은 부교감 신경계를 자극하고 공포 반응의 활성화를 되돌릴 수 있는 가장 빠른 방법이다. 실제 연구에 따르면 호흡에 주의를 기울여 천천히 호흡하면 공포 중추인 편도체 활동이 감소한다.[4] 또한 복식호흡은 전반적인 평온함과 편안함을 촉진하고 깊은 이완 상태에 이르게 하며, 정신과 의사 헨리 에몬스Henry Emmons가 『기쁨의 화학 The Chemistry of Joy』에서 지적한 것처럼 우리 뇌 건강에 "놀라운 효과"가 있다.[5] 이것은 우리에게 정말 좋은 것이다!

자신의 감정을 알아차리고 불안하거나 두려움을 느끼기 시작할 때 호흡 도구를 사용할 수 있다. 긴장이 느껴지면 호흡을 깊게 하고 긴장을 푸는 데 집중해 보자. 복식 호흡을 매일 몇 분씩 연습하면 자신을 더 쉽게 진정시킬 수 있는 능력이 강화되므로 복식 호흡을 연습하는 것도 좋은 방법이다.

호흡 도구

불안하거나 두려운 마음이 들 때는 다음 단계를 따르세요.

1. 몸의 긴장에 집중하세요.
2. 갈비뼈 바로 아래 배에 손을 얹습니다.
3. 코로 천천히 숨을 들이마시고 숨이 복부까지 내려가도록 합니다. 제대로 하고 있다면 손이 올라가는 것을 느낄 수 있을 것입니다.
4. 숨을 완전히 들이마신 후 잠시 멈춘 다음, 천천히 숨을 내쉬면서 몸을 놓아주세요.
5. 이 과정을 여러 번 반복하면서 호흡에 집중하고 호흡이 더 깊고 자유롭게 깊어질 수 있도록 합니다. 완전히 긴장을 풀고 신체적, 감정적 경험에 집중할 수 있도록 스스로를 격려하세요.

긍정적 측면 강조

이 섹션을 쓰고 있는 지금 나는 추운 겨울날 해가 드는 소파에 앉아 있다. 내 옆에는 세상에서 가장 사랑스러운 두 마리의 개, 케언 테리어인 메이지와 노리치 테리어인 러스티가 앉아 있다(나는 내가 자랑스러운 부모임을 안다). 잠시 두 녀석을 바라보는 것만으로도 마음이 따뜻해지고 두 녀석에 대한 애정이 가득해진다. 우리 집과 내 삶에 많은 사랑과 웃음을 가져다주는 한 쌍이다. 내 사무실 책상에는 강아지 두 마리의 사진이 걸려 있다. 가끔 바쁘게 일하다가도 강아지 두 마리의 사진을 흘끗 쳐다보면 따뜻한 기분이 들곤 한다. 긴장이 되거나 스트레스를 받을 때, 큰 갈색 눈동자를 바라보는 것만으로도 내 영혼의 진정제 같기에 마음이 편안해진다.

정신적 이미지와 그 이미지가 불러일으키는 감정은 우리의 감정 상태에 영향을 미친다. 사랑하는 반려동물, 사랑하는 사람들과 함께 보내는 행복한 시간, 꿈에 그리던 휴가를 상상하는 등 긍정적인 이미지는 우리를 즐거움과 기쁨으로 가득 채우는 감정적 경험을 불러일으킬 수 있다. 또한 불안감도 완화시킬 수 있다. 스웨덴의 신경내분비학자인 케르스틴 우브나스-모버그Kerstin Uvnas-Moberg의 연구에 따르면 사랑하는 사람의 긍정적인 이미지를 떠올리면 우리 몸에서 옥시토신이 분비되는 것으로 나타났다.[6] 옥시토신은 스트레스 호르몬의 분비를 줄이고 편도체 활성화를 억제하는 신경화학 물질이다.[7] 따라서 긍정적인 정신 이미지에 주의를 돌리는 것은 진정 효과가 있어 공포에서 벗어날 수 있는 강력한 도구가 될 수 있다.

최근 몇 년 동안 긍정 심리학 분야에서는 행복, 사랑, 만족, 감사 등 긍정적인 감정이 우리의 전반적인 웰빙에 미치는 영향을 조사하기 시작했다. 이 연구 분야는 심리학 분야에서 환영할 만한 발전이다. 너무 오랫동안 우리의 관심은 주로 기분을 나쁘게 만드는 요인을 이해하고 대처하는 데 집중되어 있었다. 기분을 좋게 만드는 요인이 무엇인지도 이해해야 한다는 것은 분명한 것 같다. 우리는 긍정적인 감정이 우리의 심리적, 신체적 건강에 얼마나 근본적인지 깨닫기 시작했다. 예를 들어, 긍정적인 감정은 기분을 좋게 만드는 것 외에도 회복력, 직관력, 창의력을 향상시키고 실제로 수명을 연장시킨다.[8]

긍정적인 감정은 또한 어려운 상황에 더 잘 대처하는 데 도움이 될 수 있다. 특히 불안과 두려움과 같은 상황에 효과적인 해독제가 될 수 있다. 미시간대학교University of Michigan의 심리학자 바바라 프레드릭슨Barbara Frederickson의 연구에 따르면 가벼운 기쁨이나 만족감과 같은 긍정적인 감정을 경험하면 부정적인 감정의 생리적 영향을 줄일 수 있다.[9] 예를 들어 두려울 때 경험하는 빠른 심장 박동은 긍정적인 감정을 불러일으키는 무언가를 상상함으로써 느려질 수 있다. 이 과정을 시각화visualization라고 하는 이유는 긍정적인 감정을 불러일으키는 사람이나 사물을 시각화하기 때문이다.

시각화는 우리가 감정에 마음을 열 때 직면하는 불안을 관리하는 데 도움이 될 수 있다. 긍정적인 이미지를 떠올리고 그 이미지가 만들어내는 즐거운 감정과 연결하면 두려움에 효과적으로 대응할 수 있지만, 불안감을 느낄 때까지 기다렸다가 긍정적인 이미지를 떠올리려고 노력할 필요는 없다.

필요할 때 참조할 수 있는 정서적으로 공명하는 이미지가 담긴 내면의 '사진 앨범'이 있다면 시각화를 더 쉽게 할 수 있다. 부드러움, 사랑, 연민, 기쁨 등 긍정적인 감정과 쉽게 연결되도록 도와주는 이미지, 기분을 좋게 하고 감정 상태를 변화시키는 이미지가 어떤 것이든 시간을 내서 찾아보자. 친구와 나눈 행복한 순간을 떠올리거나, 사랑스러운 포옹을 받는 상상을 하거나, 따뜻하고 고요한 공간에 있는 자신을 상상해 볼 수 있다. 두려움을 극복하는 데 도움을 주는 사람이나 그룹을 시각화한 다음, 그들의 사랑과 지지를 스스로 느낄 수 있다. 또는 스스로에 대한 연민을 연습해 볼 수도 있다. 예를 들어, 내 안의 겁에 질린 아이를 위로하는 어른의 모습을 상상하고, 아이가 더 이상 두려워하지 않도록 필요한 것을 알려 주고 스스로 공감과 사랑을 느끼도록 할 수 있다.

자신에게 가장 효과적인 방법을 찾는 데는 다소 시간이 걸릴 수 있다. 그렇기 때문에 불안감을 느끼기 전에 시각화를 실험해 보는 것이 좋다. 이미지와 긍정적인 감정이 쉽게 떠오르지 않더라도 걱정하거나 좌절하지 않기를 바란다. 이 장에 소개된 다른 불안 조절 기술과 마찬가지로 시각화도 개발할 수 있는 기술이다. 약간의 시간과 노력이 필요할 뿐이다. 연습을 통해 시각화를 통해 긍정적인 감정을 만들어 내고, 이러한 감정을 사용하여 두려움을 중화시키는 방법을 배울 수 있다. 긍정적인 이미지 도구를 사용하면 고통을 완화하는 데 도움이 될 수 있다.

긍정적인 이미지 도구

불안감이나 두려움이 느껴지면 다음 단계를 따르세요.

1. 불편함을 인정하세요.
2. 긍정적인 감정을 불러일으키는 이미지, 기억 또는 상황을 떠올려 보세요.

3. 심호흡을 하면서 이 자료에 집중하세요.
4. 긍정적인 감정이 당신을 덮쳐 불안이나 두려움을 무력화시킨 다고 상상해 보세요.
5. 불안이나 두려움이 충분히 녹아내리면 잠시 시간을 내어 자신의 감정에 집중하고 감사하는 시간을 가져보세요.

힘을 내다

공포를 진정시키는 데 도움이 될 수 있는 마지막 진정 전략이 있다.

신경과학자 스티븐 W. 포지스Steven W. Porges는 스트레스에 대응하고 신경을 진정시키는 아주 간단한 방법이 있을 수 있다고 제안한다.[10] 이 전략의 핵심은 신경계의 부교감 신경의 주요 통로인 미주 신경이다. 미주 신경은 뇌간에서 시작하여 심장, 폐, 장 등 신체의 다양한 부위에 신호를 전달한다. 미주신경은 심박수와 호흡 조절과 밀접한 관련이 있다.

마음의 도구

불안하거나 두려운 마음이 들 때는 다음 단계를 따르세요.

1. 한 손을 가슴 중앙의 심장 위에 올려놓고 복부에서 심호흡을 합니다.
2. 평온함이나 기쁨의 순간을 떠올리고 상상 속에서 확장시켜 몸의 모든 세포에서 그 에너지를 느낄 수 있을 때까지 상상하세요.

3. 마음이 편안해지면 잠시 시간을 내어 이 새로운 공간에 앉아 감상해 보세요.

미주 신경의 활성화는 심박수를 늦추고 혈압을 낮추며 전반적인 이완 상태를 촉진하여 공포 반응을 진정시킨다. 가슴 중앙의 심장 위에 손을 올려놓는 것만으로도 미주 신경을 자극하고 심장의 리듬을 진정시킬 수 있다. 이 전략은 심호흡 및 시각화와 함께 사용하면 특히 효과적일 수 있다. 또한 마음의 도구를 사용하여 자신의 감정을 솔직하게 털어놓을 때 발생하는 불안을 관리하는 데 도움이 될 수 있다.

이제 당신의 차례

두려움을 극복하기 위한 노력으로 나는 이 챕터에서 여러분과 공유한 모든 전략을 사용했고, 그 전략은 나에게 큰 도움이 되었다. 나는 매일 나의 내담자들에게 이 전략들을 가르치고 있으며, 내담자들은 이를 매우 성공적으로 활용하고 있다. 두려움에서 도망치는 대신 두려움을 직시하고 고통을 완화하는 방식으로 대응할 수 있게 되면서, 내담자들은 스스로를 더 잘 통제하고 감정적으로 어떤 일이 일어나고 있는지 살펴볼 수 있게 된다. 이제 여러분은 자신의 감정에 마음을 열기 시작할 때 활용할 수 있는 도구 키트를 갖게 되었다.

이 챕터의 기술은 연습을 통해 개발할 수 있는 기술이라는 점을 기억하는 것이 중요하다. 감정에 가까워지고 불안이나 두려움을 느끼기 시작하는 순간에 사용하기 위한 것이지만, 가능하면 언제든 연습하는 것을 추천한다. 불안을 조절하는 근육을 단련한다는 점을 제외하고는, 몸매를 가꾸거나 신체 건강을 유지하기 위해 하는 운동이라고 생각하면 된다. 연습할 때마다 불안을 관리하고 두려움을 통제할 수 있는 능력을 키우는 것이다. 연습할 때마다 실력이 향상된다. 그리고 이런 식으로 자신의 감정에 반응함으로써 감정에 대한 뇌의 반응을 변화시킬 수 있다. 두려움으로 반응하는 대신 자신의 감정을 감당할 수 있고 두려워할 필요가 없는 것으로 인식하게 된다.

이제 모든 불안을 없앨 수는 없다는 사실을 인정하는 것이 중요하다. 괜찮다. 불안은 내 안에 주의가 필요한 일이 일어나고 있다는 유용한 신호라는 사실을 기억하자. 이런 점에서 불안은 여러분의 친구다. 여러분은 그 정보가 필요하다. 또한, 약간의 불안감은 안주하지 않도록 자극하기 때문에 나쁜 것은 아니다. 안주하지 않고, 앞으로 나아가고 진정으로 원하는 삶을 살기 위해서는 동기를 부여하는 것이 필요하다. 하지만 부당한 불안이나 두려움으로 발목을 잡는 것은 좋은 일이 아니다. 이런 종류의 고통은 여러분이 감당할 수 있어야 한다. 여러분의 주요 목표는 불편함을 관리 가능한 수준으로 줄여 자신의 감정에 개방적인 태도를 유지할 수 있도록 하는 것이다. 이 장에서 다루는 전략은 바로 그 목표를 달성하는 데 도움을 주려는 것이다. 각 전략을 시도해 보고 자신에게 가장 적합한 방법이 무엇인지 알아보자.

5장 핵심 요점

- 불안이나 두려움은 우리가 감정에 가까워지고 있다는 유용한 신호일 수 있다.
- 감정에 압도당하지 않도록 불편함을 감당할 수 있는 수준으로 줄일 수 있다.
- 감정을 파악하고 간단히 이름을 붙이면 불안감이 줄어든다.
- 불안이나 공포의 신체적 증상을 묘사하고 추적하면 감정적 경험을 조절할 수 있다.
- 복식 호흡은 부교감 신경계를 자극하고 공포 반응을 진정시킨다.
- 시각화와 그로 인해 생기는 긍정적인 감정은 불안과 두려움에 대한 해독제 역할을 할 수 있다.
- 심장에 손을 얹으면 미주 신경이 자극되어 신경계를 진정시킨다.
- 이러한 전략을 실천하면 고통을 관리하고 두려움을 통제할 수 있는 능력이 향상된다.

6장
3단계: 온전히 느껴보기

배를 항해하는 방법을 배우고 있기에 폭풍이 두렵지 않습니다.

- 루이자 메이 알콧Louisa May Alcott

30대 중반의 학교 교사인 브라이언Brian은 주말에 부모님과 겪은 긴장된 만남으로 인해 단절감과 무감각함을 느꼈다고 힘들게 이야기했다.

"무슨 일이에요?" 나는 그의 눈물이 흐르는 것을 알아차리고 부드럽게 물었다. "지금 기분이 어때요?"

브라이언은 아래를 내려다보며 내면으로 집중했다. 조용히 앉아 있다가 나를 올려다보며 이렇게 말했다. "음…… 상처와 분노가 복합적으로 작용한 것 같아요. 네, 맞아요. 저는 그들이 한 일로 인해 상처를 받았고 화가 났어요. 하지만 무엇보다도 제 감정을 표출하지 못하는 저 자신에게 좌절감을 느껴요. 제 감정이 어떤지, 무엇이 있는지 알지만 무언가가 막고 있어요. 무언가가 저를 억누르고 있어요."

나는 이런 종류의 좌절감 때문에 브라이언이 내 상담실로 찾아오게 된 이유임을 알고 있었다. 브라이언은 '짓눌린 느낌weighed down'을 느낀다고 묘사하였는데, 이는 감정표현이 어려운 가정에서 자란 것에 대한 자연스러운 결과였다. 브라이언은 흥분이나 자부심, 분노나 슬픔, 행복이나 사랑 등 어떤 감정이든 간에 그의 감정 표현은 종종 이해받지 못하고, 경멸당했다. 그 결과 그는 자신의 감정을 의심하고 억누르고 부정하는 법을 배웠으며, 결국 우울하고 생기를 잃게 되었다. 하지만 함께 일하면서 나는 그가 감정적으로 살아나고 있다는 것을 알 수 있었다.

"가끔 달리기하러 갈 때면 머릿속으로 부모님께 내 기분을 이야기하는 상상을 하곤 해요. 마치 내 감정을 털어놓기 시작하는 것처럼 느껴지죠. 하지만 달리기가 끝날 무렵에는 아무것도 달라진 게 없다는 것을 깨닫게 되죠. 아무 변화도 없어요. 아무것도 달라진 게 없죠. 무슨 소용이 있지? 그건 가치가 없다라는 생각을 해요"

늘 그렇듯이 브라이언은 그 순간 자신이 느끼는 감정을 그대로 받아들이기보다는 부모님에게 할 말을 생각하는 것에 몰두하는 경우가 많았다. 나는 브라이언에게 이 점을 지적하는 것이 좋겠다는 생각이 들었지만 브라이언에게 눈물을 흘리게 하는 것이 무엇이든지 감정으로 다시 돌아가야 한다는 사실을 떠올렸다. 우리는 그의 감정으로 돌아가야 했다.

"브라이언, 당신이 스스로를 포기한다는 것은 그건 정말 나에게 고통스러운 일이에요." 나는 공감하며 말했다." 스스로를 포기하는 마음이 너무 안타까워요. 당신이 그런 식으로 감정을 느낀다고 생각하니 마음이 아프네요." 브라이언은 고개를 끄덕였지만 그를 보살피기 위한 나의 직접적인 표현을 어떻게 받아들여야 할지 몰라 당황한 듯 보였다. 뭔가 말하려는 듯 입술을 움직였지만 아무 말도 나오지 않았다. 그는 다시 한번 시도한 후 "저도 고통스럽습니다. 내 말은…… 고마워요…… 음 ……" 다시 한번 잠시 멈춘 후 "제 생각에는 내가 할 수만 있다면……"

브라이언이 생각에 방향을 바꿔 빠져들기 전에 내가 멈췄다. "브라이언, 앉아 있는 지금 내면에서 뭐가 느껴지나요?" 나는 물었다.

그는 잠시 이야기를 듣더니 "음…… 가슴이 따뜻해지는 느낌이에요."라고 말했다.

그는 옆을 바라보며 아주 가만히 앉아 있었다. 그런 다음 그는 의자에서 몸을 움직이며 앉았고, 마치 수면 위로 올라오는 감정을 떨쳐버리고 일어나려는 듯 보였다.

"브라이언, 지금 느끼는 것을 그대로 유지하려고 노력해 보세요. 거기에 뭐가 있죠?"

"글쎄요." 그는 내가 자신에게 공감하는 것에 대해 언급하면서 "그런 말을 하는 사람은 많지 않아요."라며 사실대로 말하려고 애썼다. " 그는 잠시 머뭇거리더니 고개를 저었다. "부모님이 왜 저에게 좋은 말을 해주지 않으셨는지 이해가 안 돼요. 왜 항상 내 단점에 집중해야 하나요, 아니면 ……." 그는 멈추고 눈을 감았다.

"괜찮아요." 내가 말했다. "그냥 감정에 맡기세요."

천진난만한 눈빛으로 나를 바라보더니 "어린아이가 된 기분이에요……. 학교에서 시상식을 마치고 집으로 돌아오던 기억이 나요. 저는 상을 많이 받았는데 부모님은 아무 말씀도 안 하셨어요. 부모님은 상에…… 대해서…… 아무 말씀도 안 하셨어요. 그리고 저는 제 침실에…… 앉아 있었던 것만…… 기억나요."

슬픔의 파도가 차례로 그를 덮치면서 그의 고개가 앞으로 떨어지고 어깨가 흔들리기 시작했다. 나는 그에게 숨을 쉬고, 감정이 그를 통해 움직이게 하고, 그의 고통에 머물러 있으라고 격려했다.

1~2분 후, 밀물이 물러나기 시작했다.

마침내 폭풍이 끝나고 바다가 잔잔해지자 브라이언은 고요한 곳에 앉아 한숨을 쉬었다. 그는 나를 올려다보며 "이게 바로 나를 억누르고 있던 것이군요."라고 말했다.

"이제는 더 이상 그렇지 않을 거예요. 브라이언", 이라고 내가 말했다. "더 이상 그렇지 않을 거예요"라고.

사물의 본성

브라이언은 자신의 감정을 있는 그대로 받아들이고 그 경험에 마음을 여는 법을 배움으로써 너무 오랫동안 쌓여 있던 슬픔과 고통을 치유할 수 있게 되었다. 감정을 진정으로 느낄 때 우리 내면의 에너지가 샘솟게 된다. 이 감정 에너지가 가진 특성대로 흐르도록 두면, 그것은 우리를 온전함과 새로움의 장소로 인도한다. 감정이 고통스러울 때도 감정을 느끼는 것 자체가 치유가 된다.[1] 감정적 경험에 자신을 개방하면 생동감과 활력이 증가하고, 명료함과 의미에 대한 감각이 생기고, 우리 자신에 대한 더 깊고 충만한 경험으로 연결된다. 또한, 우리가 피하거나 두려워했던 것을 직면하고 극복할 힘을 길러준다.

하지만 두려움이 방해가 될 수 있다. 두려움은 감정을 온전히 느끼면 그 순간 아무리 강렬하게 느껴지더라도 영원히 지속되지 않는다는 단순한 진리를 발견하는 것을 막을 수 있다. 감정은 파도처럼 작게 시작하여 파도가 절정에 달할 때까지 강도가 높아지다가 사라진다. 감정은 순식간에 왔다가 사라지기도 하고 해결되는 데 시간이 걸릴 수도 있다. 여러 감정의 파도가 연달아 오거나 하나의 파도가 혼자서 일었다가 가라앉을 수도 있다. 감정을 차단하거나 밀어내지 않고 인정하고 그대로 두면 감정을 인내하고 끝까지 견디는 법을 배울 수 있다.

감정을 다스리는 방법을 배우는 것은 항해하는 방법을 배우는 것과 같다. 때로는 물살이 거칠고 조종하기 어려울 때도 있지만, 잔잔할 때도 있다. 때로는 물살이 거세고 강렬하지만 때로는 부드럽게 흐르기도 한다. 바다는 예측 가능한 경우도 있지만 때로는 예상치 못하게 급격하게 변하기도 한다. 이러한 다양한 조건에서 항해하는 것은 무섭게 느껴질 수 있지만, 하면 할수록 더 쉬워지고 기분이 좋아진다. 연습을 통해 우리는 감정의 배를 항해하는 데 필요한 기술을 습득할 수 있다.

감정의 강을 흐르게 하라

내담자가 감정적인 경험, 즉 감정이 폭발하기 직전의 위기에 처했을 때 종종 멈춰 서서 "이제 어떻게 해야 하나요?"라고 묻곤 한다. 그들은 미지의 바다에 빠진 자신을 발견하고, 어느 방향으로 가야 할지 모르겠고, 어떻게 가야 할지 불안해한다. 우리 중 많은 사람들이 그러하듯 그들도 필사적으로 통제권을 갖고 싶어 한다.

하지만 감정을 경험하는 데 있어 필요한 것은 통제하거나 행동을 취하는 것이 아니다. 경험에 대해 마음을 열고 여지를 마련한 다음 그 과정이 펼쳐지도록 내버려두는 것이 중요하다.

무엇보다도 우리는 자신의 방식에서 벗어나야 한다. 너무 자주, 우리는 감정이 완전히 도달하기 전에 그 과정을 중단하고 감정을 멈춘다. 예를 들어, 우리는 행복하다고 느끼기 시작하면 재빨리 그 감정의 문을 닫아버린다. 슬픔을 느끼기 시작하면 슬픔을 털어버린다. 또는 화가 나서 자신의 반응에 의문을 품기 시작한다.

정서적 마음챙김이 다시 한번 유용하게 쓰일 수 있는 곳이 바로 여기다. 정서적 마음챙김은 풍부한 감정을 위한 공간을 마련하고 포용하며 감정을 헤쳐 나가는 데 도움이 될 수 있다. 특히 정서적 마음챙김의 여섯 가지 요소는 감정을 온전히 경험하려고 노력하는 것에 도움이 될 수 있다. 그 요소는 다음과 같다.

1. 수락/ 수용 Acceptance
2. 주의 기울이기 Paying attention

3. 속도 늦추기 Slowing down

4. 감정을 허용하기 Giving way

5. 끝까지 경험하기 Seeing it through

6. 되돌아보기 Reflecting

이 장의 나머지 부분에서는 이러한 각 요소를 향상시키는 방법을 배워 끝까지 자신의 감정에 집중할 수 있도록 돕는 데 중점을 두었다. 반복적인 연습을 통해 감정 경험을 관리하고 잘 활용할 수 있는 능력을 키울 수 있다.

감정은 원래 그래

마지막으로 본 이후 어떻게 지냈냐고 묻자 브라이언은 "잘 지냈어요."라고 대답했다.

"정말요?" 나는 확신하지 못한 채 물었다. "안 좋아 보여요."

브라이언은 지난 며칠 동안 자신이 제정신이 아니었다고 인정했다. 어머니와 전화 통화를 한 적이 있었는데, 어머니가 자신을 무시하고 비판하는 경향이 있어서 짜증과 불안감을 느꼈기 때문이었다. 어머니의 행동이 브라이언을 괴롭히는 것은 드문 일이 아니었지만 이번에는 어머니가 브라이언을 완전히 비하하는 발언을 했다. 나는 "어머니가 한 말을 생각해 보면 어머니에 대해 어떤 기분이 드세요?"라고 물었다.

"글쎄요, 이건 새삼스러운 일이 아니에요." 그가 대답했다. "그녀는 항상 이런 식으로 말을 해요. 제가 어떻게 해야 하죠? 제 말은, 그녀가 변할 것 같지 않다는 거죠."

브라이언은 자신을 합리화하고 앞서 나가며 자신의 감정을 전면에 내세우지 않고 있었다. "그럴 수도 있죠." 내가 말했다. "하지만 그런 식으로 행동할 때 당신이 그녀에 대해 어떻게 느끼는지는 말해주지 않았어요."

"글쎄요, 신경이 쓰여요."라며 그는 인정하기 시작했다.

"그렇긴 한데 '신경이 쓰인다'는 표현이 좀 모호하네요. 기분이 어떤지 좀 더 구체적으로 말씀해 주시겠어요?"

"음, 화가 나네요."

브라이언은 망설이는 것 같았다. 나는 "확실하지 않으세요?"라고 물었다.

"아니…… 네, 정말 화가 나요. 너무 미워요."

"당연히 화나시겠죠. 완전히 이해가 되네요." 나는 잠시 멈칫했다. "어떤 기분인가요?" 나는 그가 자신의 내면을 스스로 느끼기 시작하길 바라며 물었다.

그는 나를 쳐다보더니 이렇게 말했다. "잠깐은 기분이 나아질 수 있을 것 같다가도 이내 기분이 나빠지는 것 같아요. 제 말은 그녀 자신이 뭘 하는지 모르는 것 같아요. 그런 그녀에게 내가 화를 내는 것은 정말 말이 안 되는 것 같아요. 그렇지 않나요?"

있는 그대로를 수용하기

브라이언은 스스로를 판단하기 시작했다. 브라이언이 분노에 대해 느끼기 시작할 때, 그는 특히 어머니에 대한 분노가 올바른 반응인지 의문을 품으며 분노를 멈췄다.

이러한 딜레마는 드문 일이 아니다. 우리 중 많은 사람들이 사랑하는 사람에 대해 부정적인 감정을 갖는 것에 대해 불편함을 느낀다. 부정적인 감정을 드러내면 그 감정이 모든 긍정적인 감정을 상쇄할 것이라고 생각하기 때문이다. 하지만 그렇지 않다. 여러 감정이 공존할 수 있고 실제로 공존한다. 그리고 우리 모두 알다시피, 때로는 가장 소중한 사람이 우리를 가장 화나게 할 수 있다.

브라이언이 자신의 감정을 극복하고 다른 곳으로 가기 위해서는 먼저 자신이 느끼는 감정을 '수용해야' 했다.

수용은 마음챙김의 기본 원칙 중 하나이다. 수용은 무조건적인 태도이며, 판단이나 비판, 변화의 의도가 없이 사물을 바라보는 방식이다. 수용의 태도는 감정이 일어나는 대로 온전히 경험할 수 있도록 우리를 자유롭게 해 준다.

우리는 자신의 감정을 있는 그대로 보고 기꺼이 받아들일 수 있어야 한다. 화가 나면 화가 난 것이다. 슬프면 슬픈 대로 받아들이고, 행복하면 행복할 뿐이다. 우리의 경험은 옳고 그름이 아니라 그저 있을 뿐이다. 우리가 느끼는 감정을 받아들이지 않으면 그 감정에 관여하거나 그것에 대해 아무것도 할 수 없다. 감정이 흐르지 못하고 결국 갇히게 된다. 심리학자이자 요크대학교York University

교수인 레슬리 그린버그Leslie Greenberg는 다른 곳으로 가기 전에 먼저 감정이 '도착arrive'할 수 있도록 기꺼이 허용해야 한다고 설명한다.[2]

감정은 날씨와 조금 비슷하다. 바깥 날씨가 어떻게 될지는 우리가 선택할 수 없고 바꿀 수도 없다. 햇볕이 내리쬐거나 비가 내리거나 눈이 그치기를 바랄 수는 없다. 하지만 인내심을 갖고 충분히 기다리면 날씨는 바뀔 것이다(특히 이곳 미네소타에서는 날씨가 한순간에 바뀔 수 있다!). 날씨와 싸우거나 추위 때문에 괴로워하거나 비에 대해 불평하면 상황을 더 악화시킬 뿐이다. 날씨를 있는 그대로 받아들일 수 있을 때 우리는 날씨에 대처하고 앞으로 나아갈 수 있다. 감정에 대해서도 마찬가지이다. 우리는 감정을 선택하지 않으며, 감정과 싸운다고 해서 감정이 사라지지도 않는다. 그럴 필요가 없다. 하지만 자신의 감정을 있는 그대로 받아들이고 여유를 가질 수 있다면, 우리는 더 나은 곳으로 나아갈 수 있을 것이다.

자신의 감정을 비판하거나 판단하려는 경향이 강해 보일 수 있지만, 수용은 강력한 해독제가 될 수 있다. 수용은 우리를 생각의 소란에서 벗어나 진정한 자아와 접촉할 수 있게 해 준다. 이것이 '말처럼 쉽지 않은 일'처럼 보일 수 있지만, 호기심을 갖고 자신의 감정을 받아들이면 감정의 자연스러운 흐름이 열리고 변화의 과정이 시작될 수 있다. 우리는 기꺼이 시도해 보려는 의지와 동기만 있으면 된다.

다음은 감정적 경험에 대해 열린 마음을 갖고 자신의 감정을 더 잘 받아들이는 데 도움이 되는 몇 가지를 제안하려 한다.

받아들이기 연습

- 자신의 감정을 피하려고 하거나 그 감정에 대해 갈등을 느끼는 자신을 발견한다면, 그 감정을 있는 그대로 볼 수 있도록 스스로에게 허락하세요.
- 판단이나 의문을 제기하는 것을 잠시 내려두고, 제쳐두고 대신 자신의 감정에 대해 호기심을 가져보는 연습을 하세요.
- 자신의 감정에 대해 갈등을 느낀다면, 감정은 옳고 그름이 아니라 그냥 존재하는 것임을 상기하세요. 그런 다음 자신의 내면을 들여다보고 어떤 감정이 있는지 살펴보세요.
- 몸에 저항이 있는지 알아차리고, 저항이 있다면 숨을 쉬면서 에너지가 열리고 흐르도록 해 보세요. 자신에게 부드럽게 말을 걸며 열린 자세를 유지하도록 격려하세요.

감정에 접촉하기

브라이언은 어머니에 대한 분노로 인해 갈등을 느꼈다고 인정했지만, 자신의 감정을 부정한다고 해서 아무것도 해결되지 않는다는 것도 알 수 있었다. 오히려 상황을 더 악화시킬 뿐이었다. 그는 불안과 막막함을 느꼈다. 브라이언은 뭔가 다른 시도가 필요하다는 것을 깨달았다.

"그게 두렵게 느껴질 수 있다는 건 알아요"라고 나는 말했다." 하지만 잠깐이라도 당신이 자신의 감정을 느낄 수 있도록 기꺼이 허락해 보는 건 어떨까요? 감정을 존중해야 해요. 그래야만 이 문제의 반대편으로 갈 수 있어요. 그렇게 할 의향이 있으신가요?"

그는 잠시 생각한 후 어깨를 으쓱하며 "내가 느꼈던 것보다 더 나쁠 수는 없겠지요"라고 말했다.

"사실, 훨씬 더 나아질 거라고 확신합니다."라고 내가 말했다. "한 번만 시도해 보세요. 당신의 분노를 한번 살펴볼 수 있으신가요?"

"네, 하지만……." 그가 대답했다. 어떻게 해야 할지 모르겠어요."

"제가 도와드릴게요." 내가 말했다. "먼저 앉으세요. 그러면 내면에서 일어나는 일을 더 잘 파악하는 데 도움이 될 거예요." 브라이언은 발을 바닥에 평평하게 놓고 의자에 똑바로 앉은 다음 나를 바라보며 다음에 무엇을 해야 할지 생각했다. "이제, 어머니와 나눈 대화를 떠올려 보세요. 어머니와 전화 통화를 하고 있는 자신을 상상해 보세요. 어머니의 목소리와 어머니가 한 말을 들어보세요." 그는 한동안 아주 고요하게 앉아서 내면에 집중하며 진지한 표정을 지었다. 그러자 그의 아랫입술이 안쪽으로 말리기 시작했다. 어머니와의 대화가 분노와 함께 그에게 다시 떠오르고 있었다.

"자신의 감정과 접촉할 때 내면에서 무엇을 알아차릴 수 있나요?" 내가 물었다.

그는 나를 올려다보며 눈을 지그시 감고 " 좀 짜증 나네요"라고 말했다.

"알겠습니다. 조금만 더 시간을 주세요. 어떤 느낌인지 설명해 주시겠어요?"

그는 잠시 생각한 후 "모르겠어요."라고 말했다.

브라이언에게는 새로운 영역이었기 때문에 나는 그에게 "자기 몸에 귀를 기울이고 몸 안에서 일어나는 일을 묘사해 보세요."라고 말했다.

그는 잠시 말을 듣더니 "음, 약간 긴장된 느낌이 들어요."라고 말했습니다. "정확히 어디에서 그런 느낌이 드세요?"

"내 가슴에서요."

"좋아요. 이제 그곳에 집중하세요. 어떤 일이 일어나도록 애쓰지 마세요. 그냥 그 긴장감을 느끼면서 무슨 일이 일어나는지 지켜보세요."

브라이언은 아래를 내려다보며 자기 몸에 집중했다. 그는 어깨를 앞뒤로 움직이다가 나를 올려다보며 "조금 열리기 시작했어요."라고 말했다.

브라이언은 자신의 경험에 집중함으로써 자신의 감정을 위한 공간을 내면에 만들고 있었고, 분노의 에너지가 움직이기 시작하고 있었다. 바로 그때 브라이언의 얼굴색이 바뀌었다. "또 뭐가 달라졌나요?" 내가 물었다.

"몸이 따뜻해졌어요. 피부가 뜨겁습니다."

'내게는 화난다는 말로 들리네'라고 혼자 생각하다가 "그 느낌에 머물러 보세요."라고 말했다. 잠시 기다렸다가 "또 뭐가 있죠?"라고 물었다. 그는 한 손끝에 이마를 대고 잠시 앉아 있다가 고개를 저었습니다. "이제 생각하기 시작했어요. 생각에 빠져들고 있어요." 이 치료 과정을 통해 브라이언은 생각을 시작하거나 자신의 감정과 접촉이 끊어지는 시점을 인식하는 데 있어 점점 더 능숙해지고 있었다.

"생각은 그냥 흘려보내세요. 생각에 힘을 주지 마세요. 다시 신체 감각에 집중하고 그 감각이 어디로 가는지 살펴보세요. 또 무엇이 느껴지나요?"

브라이언은 다시 내면으로 집중했다. 잠시 후 그는 눈썹을 치켜들고 깜짝 놀란 표정을 지었다. "와우…… 내 안에서 이 모든 에너지가 솟아오르는 게 느껴져요. 이상하네요."

주의 기울이기

사실 전혀 이상하지 않다. 브라이언의 경험은 우리가 느낌에 주의를 기울이는 경험을 하면 어떤 일이 일어날 수 있는지를 보여 주는 좋은 예이다. 열리는 것에 대해 말이다.

3장에서 배웠듯이 감정은 몸에서 느껴진다. 만약 우리에게 몸이 없다면 감정을 느낄 수 있는 곳도 없으니 감정이 존재하지 않을 것이다. 신체 감각에 집중하면 감정과 연결되는 데 도움이 된다. 브라이언은 자신의 내면에서 일어나는 일에 귀를 기울이고 신체적 경험에 주의를 기울이면서 분노를 더 분명하게 느끼고 움직일 수 있게 되었다.

감정emotion이라는 단어는 라틴어 emovere에서 유래한 것으로, 본질적으로 "움직이거나 멀어지다"라는 뜻이다. 건강한 감정은 바로 그런 역할을 한다. 부드럽게 흐르는 감각이든 에너지가 솟구치는 것이든 감정은 움직인다. 이러한 감정은 몸통에서 시작하여 사지를 향해 바깥쪽으로 진행하면서 안쪽에서 바깥쪽으로 움직이는 것으로 경험되는 경우가 많다.³ 예를 들어,

- 화가 나면 에너지가 상승한다(예: 얼굴에 피가 솟구치고 팔에 따끔거림이 느껴지는 등).
- 슬픔에 눈물이 왈칵 쏟아진다.
- 행복과 사랑으로 가슴에서 몸통 전체에 따뜻한 기운이 흐른다.
- 두려움은 우리를 얼어붙게 만들기도 하지만, 그 에너지가 발로 흘러나와 도망칠 준비를 하기도 한다.

죄책감과 수치심은 조금 다르다. 이러한 감정의 에너지 흐름은 바깥쪽에서 안쪽으로, 즉 반대 방향으로 흐르기 때문에 우리는 안쪽으로 끌어당겨 숨고 싶어진다. 하지만 그 '방향'이 무엇이든, 감정을 알아차리는 법을 배우면 감정은 항상 움직이고 있다는 것을 알게 될 것이다.

감정의 신체적 경험에 주의 깊게 주의를 기울이면 감정이 내면으로 들어와 그 과정을 밟을 수 있는 공간이 만들어진다. 브라이언의 경우, 자신의 내면에서 일어나는 일에 집중하면서 분노가 현실화될 수 있는 공간을 만들고 있다. 처음에는 막연한 짜증으로 나타나지만, 자세히 살펴보면 가슴의 긴장감으로 나타난다. 이 긴장에 집중하면 가슴이 열리고 분노로 바뀌면서 체온이 상승하면서 열감으로 나타난다. 이 느낌에 머무르면 분노가 방출되면서 에너지가 솟구치는 것을 경험한다.

감정에 주의를 기울이는 데는 그 이상의 것이 필요하지 않다. 우리는 어떤 일을 만들어낼 필요도 없고, 어떤 것을 알아낼 책임도 없다. 그저 현재에 머무르며 관찰하기만 하면 된다. 이렇게 자기 자신과 함께 있는 방법을 기르는 것은 마음챙김 명상에서 호흡에 집중하는 연습과 비슷하다. 명상을 해본 사람이라면 누구나 알다시피, 호흡에 집중하면 주의의 범위가 좁아지는 동시에 인식과 몰입의 수준이 높아지는 흥미로운 효과가 있다. 감정에 집중하고 주의를 기울일 때도 같은 일이 일어난다. 감정의 미묘한 관계에 대한 인식이 증가하고 경험이 깊어진다.

이런 식으로 집중하려면 약간의 연습이 필요하다. 주의가 산만해지거나 과거나 미래에 대해 걱정하거나 문제 해결 모드로 뛰어들기 쉽다. 이런 행동을 하고 있는 자신을 발견하면(브라이언이 자기 생각에 빠져 있다는 것을 알아차렸을 때 그랬던 것처럼) 주의를 자신이 느낀 경험felt experience으로 돌려보자. 그곳에 무엇이 있든 거기에 집중하고 어떤 일이 일어나는지 관찰하고, 연상의 길에서 길을 잃었다면 처음에 감정적 반응을 불러일으킨 것이 무엇이든 다시 떠올려 보자. 누군가가 만들어낸 상처를 주는 글, 사랑스러운 순간, 마침내 달성한 목표 등, 그 경험을 시각화하고, 듣고, 만지고, 맛보고, 그다음 다가오는 현재에 집중해 보자.

다음은 감정 경험에 집중하는 데 도움이 되는 이전 제안을 요약한 것이다.

주의기울이기

- 조용히 내 안에서 일어나는 일에 귀를 기울여 보세요.
- 내 몸에서 경험을 찾고 그곳에 집중하세요.
- 무언가를 만들려고 하지 말고 그냥 보고, 듣고, 관찰하세요.
- 주의가 흐트러지면 느꼈던 경험으로 돌아오라고 스스로에게 상기하세요.

한 번에 한 단계씩

"내부에서 많은 일이 벌어지고 있는 것 같네요, 브라이언." 내가 말했다.

그는 불안한 표정을 지으며 "네, 뭔가 압도되는 느낌입니다."라고 인정했다.

"천천히 속도를 늦추고 한 번에 한 걸음씩 나가보죠." 브라이언은 한숨을 쉬며 조금 안도하는 듯했다. 나는 계속해서 "먼저 이 에너지에 대해 자세히 설명해 주세요."라고 말했다.

"음…… 소리를 지르고 싶은 기분이 들어요."라고 그는 인정했다. "말로 보복하고 싶다는 뜻인가요?" 내가 물었다.

"네, 엄마한테 화내듯 그렇게 말하고 싶어요."

"그렇게 하고 싶은 마음은 이해할 수 있지만, 분노를 경험하는 것은 말로 표현하는 것이 아닙니다." 적어도 아직은 아니라고 나는 말했다. 내 안에 있는 모든 것을 몸으로 느끼는 것이 중요하죠." 나는 잠시 그 말이 가라앉을 때까지 기다렸다가 "그냥 내 안에서 일어나는 일에 집중해 봅시다"라고 제안했다. 지금 당신의 몸에서 어떤 일이 일어나기를 원하나요?"라고 물었다. 그는 다시 자신의 경험에 귀를 기울이며 "모르겠습니다. 마치 내 안에 모든 에너지가 쌓여 있는 것 같아요." "어디로 가고 싶은 걸까요?" "뭔가 해야 할 것 같아요." 이렇게 말하면서 브라이언은 무언가를 억지로 밀어내듯 손을 앞으로 움직였습니다.

"좋아요, 잠시 멈춰서 이것 좀 보죠. 손에 무슨 일이 일어나고 있는 거죠?"

브라이언은 자신도 몰랐던 무언가를 발견한 듯 잠시 자신의 손을 바라보았습니다. "손이 따끔거려요." 그가 말했다.

"그 감각을 계속 유지하면서 어떤 일이 일어나기를 원하나요? " 내가 물었다.

"나는…… 화를 낼 수 있을 것 같은 기분이 들어요." 갑자기 그는 걱정스러운 표정을 지으며 "하지만 전 절대 그러지 않을 거예요. 저는 폭력적인 사람이 아니니까요."

"그렇지 않다는 거 알아요. 그건 걱정할 일이 아닙니다. 내가 더 걱정하는 건 당신이 자신의 감정을 온전히 경험하도록 스스로를 허락하는 것입니다."

많은 사람들과 마찬가지로 브라이언도 분노로 인해 발생할 수 있는 충동에 대해 불편함을 느꼈지만, 분노를 표출하고 싶은 충동은 우리 시스템에 깊이 내재된 투쟁-도피 반응 중 '투쟁' 측면으로, 위험이나 공격에 대항하기 위해 우리를 동원하는 생리적 감각이 작동한 것이다. 모든 감정에 대한 우리의 목표는 반응하는 것이 아니라 감정을 견디는tolerate 방법을 배우고, 속도를 늦추고 내면의 경험을 느끼는 것이다. 특히 분노의 경우에는 더욱 그렇다.

나는 브라이언에게 "배선된wired-in" 측면에 대해 설명한 뒤 덧붙였다. "우리가 여기서 하려는 것은 당신의 감정을 충분히 반영할 수 있는 공간을 마련하는 것입니다. 우리는 당신이 실제 생활에서 어떻게 행동할지에 대해 이야기하는 것이 아닙니다. 물론 공격적인 태도를 취하면 안 되겠죠. 하지만 자신의 감정을 견딜 수 있고, 내면의 모든 감정을 탐색하며 찾아가는 여정은 분노를 긍정적인 방향으로 활용하기 위해서 필수적입니다. 반대로 그렇지 못하면, 당신은 계속 무력한 상태에 머물게 될 거예요."라고 말했다.

"글쎄요, 그건 싫어요." 그가 더 결연한 표정으로 말했다. "네, 알겠어요." 나는 고개를 끄덕이며 말했고, 잠시 기다렸다. 그의 결심이 확고하게 자리 잡는 순간, "이제 어머니와 함께했던 그 순간으로 돌아가서 내면에 있는 감정에 아주 가깝게 머물러서 거기에 있는 모든 것을 받아들여 보세요." 브라이언은 옆을 바라보며 내면에 집중했다. 그는 자신의 감정에 아주 가까이 다가간 것 같았다. 잠시 가만히 앉아 있다가 나를 돌아보며 말했다. "어떻게 해야 할지 모르겠어요. 제 말은, 그 말이 맞아요. 거기, 느낄 수 있지만……."

"그냥 거기에 무엇이 있는지 알아차려 보세요."라고 내가 말했다. "심호흡을 하고 깊게 숨을 들이쉬고 내쉬면서 그 경험에 자신을 내맡기고 그 경험을 천천히 호기심을 가지고 탐색해 보세요."

그는 숨을 들이마시고 내쉬었다. 뭔가 풀리는 것 같았다. 그는 잠시 앉아 있다가 얼굴이 붉어진 채 나를 바라 보며 "와, 이 모든 에너지가 큰 파도처럼 쏟아져 나오는 것 같아요."라고 말했다.

천천히 속도를 늦추기

브라이언이 평소에 하던 방식, 즉 생각 없이 감정에 휘둘리는 방식에 의존했다면 그의 경험은 기껏해야 피상적이고 비생산적인 것이었을 것이다. 그의 분노는 부분적으로 묻혀서 계속 곪아 터졌을 것이다. 하지만 속도를 늦추고 한 번에 한 걸음씩 나아감으로써 그는 감정을 느끼며 상황을 극복하고 있다.

감정은 다면적이기 때문에 온전히 경험하려면 시간이 필요하다. 우리가 서두르면(우리의 기본 경향) 감정의 미묘한 부분을 놓치게 된다. 감정이 우리에게 도움이 되려면 그 복잡한 감정을 온전히 느껴야 한다.

순간순간 속도를 늦추면 감정적 경험에 더 집중할 수 있다는 것은 놀라운 일이다. 속도를 늦추면 다음과 같이 도움이 된다.

- 불안감 줄이기
- 현재의 순간에 더 온전히 집중하기
- 감정의 뉘앙스를 더 쉽게 알아차릴 수 있게 해 줌
- 감정적 경험을 더 작고 실행 가능한 조각으로 나누기
- 감정에 대한 경험을 확장하고 심화하기

브라이언은 속도를 늦춤으로써 **참여적 관찰**_participatory observation_이라는 마음챙김의 한 측면을 키우고 있다. 그는 자신의 감정과 신체 감각을 관찰하고 동시에 경험하고 있다. 먼저, 브라이언은 내면에 에너지가 쌓이는 것을 알아차린다. 다음으로, 그는 언어적으로 보복하고 싶은 욕망과 무언가를 하고 싶은 충동을 알아차린다. 좀 더 자세히 살펴보면 손이 따끔거리는 것을 느끼고 손을 살피면서 때리고 싶은 충동도 느낀다. 마지막으로, 그는 자신의 경험에 집중하면서 폭발적인 에너지가 솟구치는 것을 알아차리고 느낀다. 이런 식으로 참여하면 브라이언은 자신의 분노와 그 분노의 다양한 차원을 인식하고 분노를 보다 온전히 구체화할 수 있게 된다. 동시에 그의 분노 경험은 압도적으로 느껴지는 것에서 순간순간 관리 가능한 단계로 펼쳐지는 과정으로 바뀐다.

때로는 감정을 영화나 필름처럼 바라보는 것이 도움이 될 수 있다. 이때는 행동의 속도를 늦추고 감정을 "프레임 단위로" 경험해 볼 수 있다. 예를 들어, 어떤 경험을 시각화하는 것으로 시작한 다음 마음속으로 천천히 재생하면서 떠오르는 감정을 한 번에 조금씩 탐색하는 것이다. 언제든지 일시 정지 버튼을 눌러 영화의 필름을 멈추고 특정 장면에서 시간을 보낼 수 있다. 이렇게 하면 경험의 속도를 늦추고, 감정에 집중하며, 감정에 필요한 모든 공간을 제공한 다음, 준비가 되었다고 느끼면 다음 단계로 넘어갈 수 있다.

다음은 속도를 늦추고 자신의 감정에 집중하는 데 도움이 되는 몇 가지 다른 제안을 제시한다.

천천히 느끼기

- 당신의 감정의 복잡함을 느끼고, 그 다양한 각 차원(질감, 넓이, 깊이, 강도 등)을 알아차리고 경험하는 시간을 가져 보세요.
- 감정에 집중하고 그것이 무엇을 하고 싶어 하는지, 어디로 가고 싶어 하는지 물어보세요. 현재에 머무르며 무엇이 나올지 '기다려 보세요'.
- 만약 주의가 흐트러지거나 다음으로 넘어가게 된다면, 다시 현재의 감정 경험으로 방향을 바꾸고 그 감정과 함께 머물러 보세요.

감정을 허용하기

나는 어린 시절 저지 쇼어Jersey Shore에서 보낸 가족 휴가에 대한 좋은 추억이 많다. 바다 냄새, 갈매기 소리, 맨발로 모래 위를 걷는 것 등 여름에 가장 좋아하는 것이 바로 바다였다. 여동생들과 나는 하루의 대부분을 바다에서 놀면서 보냈다. 우리는 물에 떠서 부력을 받을 때까지 충분히 멀리 걸어 나가서 "큰 파도"가 오기를 기다리며 파도치는 바다 위를 위아래로 떠다니곤 했다. 마침내 파도가 밀려왔다. 저 멀리서 파도가 점점 커지면서 우리를 향해 다가오는 것을 지켜보곤 했다.

그 순간 우리가 할 수 있는 일은 파도에 몸을 맡긴 채 파도에 휩쓸려 해안으로 나가는 것뿐이라는 것을 알았다. 물론 조금 무서웠지만 대부분 짜릿했다.

때로는 속도를 늦추고 현재에 머물러 있을 때 감정이 밀물 썰물처럼 부드럽게 우리의 의식 속으로 들어온다. 어떤 때는 감정이 내면에서 강렬하게 쌓여 해안선을 향하는 '큰 파도'처럼 솟아오르기도 한다. 이럴 때 일수록 마음을 열고 그 흐름을 받아들이며 파도를 타는 것이 가장 좋은 방법이다. 슬픔이 솟구치면 고통을, 기쁨이 솟구치면 환희를, 브라이언의 경우처럼 분노가 솟구치면 내면의 에너지가 솟구치는 것에 양보하는 것이 좋다. 조금 무서울 수도 있지만 그럴 필요는 없다. 결국, 감정의 파도를 타다가 익사한 사람은 아무도 없기 때문이다. 그리고 더 중요한 것은 그 경험은 앞으로 더 좋은 일이 일어날 수 있는 가능성으로 가득 차 있다는 것이다.

감정을 허용하기에는 개방성이라는 특성이 있다. 우리 자신을 굳건히 하거나 감정을 억누르는 것이 아니라, 감정에 '부드럽게 녹아들어' 가 감정이 우리를 휩쓸고 지나가도록 내버려두는 것이다. 내면에서 감정의 에너지가 솟아오르는 것을 느낄 때, 부드럽게 그 경험을 따라가도록 스스로를 격려하자. 심호흡을 하고 숨을 내쉬면서 감정의 에너지가 흐르도록 내버려두고, 팔을 활짝 벌리고 열린 자세로 감정을 맞이하는 자신을 상상해 보자. 감정이 다가오는 것을 느껴보고, 그 감정들이 당신이 만든 공간을 채우도록 해 보자.

감정이 힘들거나 압도적일 때는 신뢰할 수 있는 친구나 사랑하는 사람의 도움을 받는 것도 도움이 될 수 있다.

감정을 허용하기

- 에너지가 떠오르면 그 느낌이 떠오르도록 격려하세요. 스스로에게 '그냥 그 감정이 오도록 허락한다'라고 말해 보세요.
- 그 느낌에 깊이 숨을 들이마시면서 그 느낌이 온몸을 휩쓸거나 몸을 통해 흐르도록 해 보세요.
- 그 느낌이 부드러워지거나 편안해진다고 상상한 다음 그렇게 하도록 내버려두도록 허용합니다.
- 숨을 쉬고 감정의 흐름에 따라 열린 마음을 유지하는 것을 잊지 마세요.

당신을 지지하고 경험을 잘 관리할 수 있는 사람이 필요하다. 물론 당신이 안전하고 편안하게 마음을 터놓을 수 있는 사람이어야 한다.

앞 페이지에는 마음을 열고 자신의 감정을 드러내는 데 도움이 되는 몇 가지 지침이 나와 있다.

분노에 대하여

브라이언은 분노와 접촉하면 분노의 에너지가 내면에서 울리는 것을 느끼고, 분노를 표출하고 싶은 충동을 경험하며 감정의 폭발을 일으킨다. 이 모든 일은 앉은 자리에서 즉각적으로 일어난다. 감정적 경험은 내면에서 일어나지만 감정을 표현하는 것은 다른 문제다. 그것은 외부에서 일어난다(다음 장의 주제이다).

사람들에게 자신의 감정을 충분히 표현하는 방법을 배워야 한다고 이야기하면 항상 누군가가 분노가 예외인지에 대해 문의한다. 분노도 다른 감정과 마찬가지로 비슷하지만, 이 질문에서 알 수 있듯이 분노는 계속해서 오해를 받고 있는 감정이다.

우리 중 많은 사람들이 분노를 건강하지 않고 파괴적인 행동과 동일시하는 경우가 많다. 어떤 사람들은 '분노'라는 단어만 들어도 소리를 지르고, 때리고, 물건을 부수는 등의 이미지를 떠올리기도 한다. '그게 어떻게 도움이 될까?' 사람들은 궁금해한다. 이러한 행동과 기타 공격적인 행동은 감정을 경험하는 것이 아니다. 무언가 또는 누군가에게 화풀이를 함으로써 분노를 표출하려는 시도, 즉 "행동 표출acting out"이다. 이런 식으로 행동하는 것은 반응적 행동으로, 내면에 감정을 참아내고 억제할 공간이 없기 때문에 외부로 표출해야만 하는 것과 같다. 또한 분노를 해소하는 데 거의 도움이 되지 않기 때문에 잘못된 행동이다. 실제로 연구 결과에 따르면 소리를 지르거나 베개를 두드리거나 누군가에게 화를 내는 등 분노를 '분출'하는 것은 그 감정을 더욱 심화시키고 오래 지속시킬 뿐이다.[4] 한마디로 분노는 우리를 더 화나게 만든다.

브라이언처럼 내면의 분노를 참는 법을 배우고, 마음챙김을 통해 분노를 다른 곳으로 옮기는 방법을 배우면 분노에 대한 이해도가 높아지고, 분노를 발전적인 방향으로 사용할 수 있는 힘을 기를 수 있다. 선승 틱낫한Thich Nhat Hanh 스님은 "분노를 받아들이는 것은 당신이 분노를 다룰 수 있고, 긍정적인 에너지로 바꿀 수 있다는 것을 알고 있기 때문이다."라고 지혜롭게 알려 주고 있다.[5]

감정의 파도타기

"큰 감정의 폭발이었군요. 강렬해 보이네요. 어떤 느낌이에요?" 나는 브라이언이 분노를 온전히 경험하길 바라며 물었다.

"저를 통해 움직이는 것이 느껴집니다."라고 그는 말했다. "엄청난 열기가 느껴집니다."

"그냥 그대로 두고 흘러가도록 내버려두세요."

브라이언은 조용히 앉아서 내면에 집중하며 분노를 잘 느낄 수 있도록 여지를 주었다. 나는 이 모든 상황에서 어머니는 어떻게 느껴지는지 궁금했다. 결국 이런 감정을 불러일으킨 것은 어머니와의 상호작용이었다. 브라이언이 어머니와의 관계에서 이러한 감정을 경험하는 것이 중요할 것 같았다. "브라이언, 이런 감정이 떠오르기 시작했을 때 어머니와 통화를 했던 기억을 떠올리고 있었군요. 어머니가 이 분노의 폭발에 어떻게 반응할지 상상해 보셨나요?"

그는 잠시 멈칫하다가 "그녀가 놀란 표정을 지으며 뒤로 물러서는 것이 보입니다."라고 말했다.

"어떤가요?"

브라이언은 잠시 멈춰서 자신을 돌아본 후 "힘이 솟는 느낌입니다."라고 말했다. 브라이언은 한숨을 쉬더니 똑바로 앉았다. "이제 더는 그녀에게 지지 않을 거예요. 더 이상 참지 않겠어요."

이 태도는 매우 달랐다. 브라이언은 자신의 분노에 마음을 열면서 이전에는 느끼지 못했던 힘과 명료함을 발견하고 있었다. 브라이언이 이 새로운 존재 방식을 온전히 느껴서 자신의 삶으로 이어 나갈 수 있도록 하는 것이 중요했다. 이를 염두에 두고 나는 브라이언에게 "당신의 내면은 어떤 느낌인가요?"라고 물었다.

"저는 더 커진 것 같고 그녀는 훨씬 작아졌어요. 덜 위협적으로 느껴지죠." 그는 다소 만족스러운 표정으로 말했다.

나는 그 모습을 볼 수 있었다. 브라이언은 똑바로 앉아서 가슴을 펴고 있었고, 상담 초반의 모습과는 확연히 대조적인 표정을 지었다.

"인상적이네요." 내가 말했다." 당신의 어머니는 오랫동안 당신 마음속에 아주 크게 자리 잡고 있었군요."

"말해봐요!" 그는 다시 한숨을 쉬었다. "정말 다행이네요."

브라이언은 분노의 파도를 타고 내려와 반대편에 도착했다. 나는 "정말 대단합니다. 진정으로 안도감을 느껴보세요. 숨을 들이마시고 진정으로 음미해 보세요."라고 말했다.

우리는 잠시 이곳에 함께 앉아 그 모든 것을 받아들였다. 하지만 브라이언에게 다른 무언가가 꿈틀대는 것 같았다. 나는 브라이언에게 무엇을 깨닫고 있는지 물었다.

"사실 저는 또한 슬프기도 해요."

"네, 알겠어요. 그냥 받아들이세요, 브라이언. 그것도 경험의 일부니까요."

"제 말은. 어머니가 때때로 너무 힘들게 느껴지는데······, 어머니에게 화를 낼 수 있다는 사실에 안도하지만······" 그는 눈시울을 붉히며 말했다. "그 모든 것의 밑바탕에는······ 제가 정말 엄마에게 원하는 것은…… 엄마의 사랑입니다."

감정의 파도를 끝까지 경험하기

브라이언은 자신의 감정을 변화시키는 힘을 경험하고 있다. 분노에 머무르고 끝까지 경험함으로써 그는 새롭고 다른 곳에 도착한다. 더 이상 두려움에 사로잡히거나 절망감을 느끼지 않고 스스로 일어설 수 있는 힘과 결심을 갖게 된다.

감정을 있는 그대로 받아들이고 그 감정에 충실할 수 있을 때, 감정은 우리에게 풍부한 내적 자원과 연결해 준다. 정신과 의사이자 조지타운대학교 교수인 노먼 로젠탈Norman Rosenthal이 그의 책 『감정 혁명The Emotional Revolution』에서 설명한 것처럼, 감정은 우리에게 '선물'을 가져다준다.[6] 예를 들어 두려움은 지혜라는 선물을, 슬픔은 치유를, 죄책감은 회개를, 수치심은 겸손을, 행복은 성장으로, 사랑은 친밀감과 유대감을 가져다준다. 그리고 브라이언이 발견한 것처럼 분노는 우리에게 명료함과 힘을 가져다준다. 이 모든 선물은 우리가 건강한 방식으로 앞으로 나아갈 수 있게 해 준다.

하지만 감정을 느끼기 시작했다가 그 감정에서 멀어지면 이러한 선물의 혜택을 누릴 수 없다. 부분적으로만 경험하는 것만으로는 충분하지 않으며, 파도에 올라타서 해안까지 파도를 타야 한다.

하지만 우리가 얼마나 깊이 감정을 경험했는지 어떻게 알 수 있을까요?

감정을 온전히 느낄 때, 우리는 내면의 변화를 경험한다. 뚜렷할 수도 있고 미묘할 수도 있지만, 어느 정도는 자유로워지거나 브라이언처럼 안도감을 느끼기도 한다. 우리의 감정을 더 이상 듣기 위해 싸우지 않고, 감정을 억누르기 위해 노력하지 않으며, 우리 내부의 에너지가 자연스럽게 흘러가도록 허용한다. 분노, 행복, 슬픔, 두려움, 죄책감, 수치심, 사랑 등 진정한 감정을 온전히 드러내고 나면 내면에서 변화가 일어나고 몸이 편안해지며 기분이 좋아지고 가벼워진다. 그리고 우리의 감정의 핵심에 도달하면 우리는 개인적인 진실감을 경험한다. 그 경험이 힘들거나 불쾌했더라도 감정이 옳다고 느끼며, 자신이 해야 할 일을 하고 있거나 해냈다는 것을 알게 된다.

한동안 감정을 다스리려고 노력했는데도 여전히 불안하거나 변화가 없다면 처리해야 할 감정이 더 있을 수 있다. 심리학자이자 철학자인 유진 겐들린Eugene Gendlin은 그의 책 『Focusing』에서 "기분 나쁜 감정은 결코 마지막 단계가 아닙니다."[7] 라고 썼고, 이는 더 나아갈 필요가 있다는 신호라고 했다.

감정의 움직임이 거의 없거나 전혀 느껴지지 않는다면, 여러분이 집중하고 있던 감정이 실제로는 방어적인 것이어서 근본적인 핵심 감정을 가리고 있을 가능성이 있다. 겉으로 드러나는 감정은 잠시 접어두고 그 아래에 숨어 있는 다른 감정이 무엇인지 알아차릴 수 있는지 살펴보자. 핵심 감정과 접촉할 수 있게 되면 감정이 열리고 흘러나오기 시작할 것이다. 그런 다음 나머지 과정을 통해 그 감정을 볼 수 있다.

감정이 쉽게 바뀌지 않거나 변하지 않는 또 다른 가능성은 감정의 뿌리가 훨씬 더 오래전으로 거슬러 올라가는 것일 수 있다는 것이다. 이러한 감정은 과거에 해결되지 않은 감정과 연결되어 있을 수 있으며, 이 또한 밝혀내고 처리하고 치유해야 할 필요가 있다. 예를 들어, 브라이언이 겪고 있던 슬픔(이 장의 앞부분에서 설명한)은 어린 시절까지 거슬러 올라가는 뿌리를 가지고 있었다. 브라이언이 내면에서 꿈틀대는 감정을 억누르기 위해 고군분투하는 동안 어린 시절의 기억, 즉 학교 시상식 후 집에 돌아왔을 때 반응이 없고 감정적으로 공허한 부모님에 대한 기억이 떠올랐고, 이는 묻혀 있던 감정의 샘을 열어 치유의 과정을 시작할 수 있게 해주었다. 집중하고 있는 감정이 오래되었거나, 익숙하거나, 현재 상황과 잘 맞지 않는 것 같다면 이렇게 해 보자. 본능적인 경험에 집중하면서 처음 같은 감정을 느꼈을 때로 시간을 거슬러 올라가 현재의 느낌을 과거로의 '다리'로 활용해 보자.[8] 내면으로 시선을 돌리면서 어떤 기억, 감각, 추가적인 감정이 떠오르던지 그것에 주목하고 현재에 머무르려고 노력하면, 감정이 움직이기 시작할 것이고, 그 감정을 치유와 회복의 장소로 바라보는 작업을 시작할 수 있을 것이다.

때로는 한 가지 감정을 느낄 때 다른 감정도 있다는 것을 알게 될 때가 있다. 브라이언이 발견한 것처럼 분노를 표출한 후 그는 슬픔도 느꼈다. 그는 어머니의 비판적인 행동에 상처를 받았고, 마음을 열고 사랑해 주지 못하는 어머니 때문에 고통스러워했다. 브라이언은 스스로 분노를 느끼고 탐색하도록 허용함으로써 자신의 슬픔을 인정하고 스스로 슬퍼할 수 있게 되었다. 슬픔을 극복한 후 브라이언은 사랑의 감정도 발견할 수 있었다. 이것이 바로 우리의 감정 경험의 복합성이다.

다음은 자신의 감정을 파악하는 데 도움이 되는 몇 가지 제안이다.

감정의 파도를 끝까지 경험하기

- 자신의 감정에 충실하고 열린 마음을 유지하며 그 경험이 완전한 결실을 볼 수 있도록 스스로를 격려하세요.
- 그 느낌으로 계속 돌아와서, 그 느낌과 함께 시간을 보내고, 그 느낌이 펼쳐지도록 허용하세요.
- 그 감정이 익숙하거나 오래된 것처럼 느껴진다면 그 감정을 다리로 삼아보세요. 감정적 경험과 연결성을 유지하면서 말이죠. 시간을 거슬러 올라가서 그 근원을 찾아낼 수 있는지 살펴보세요. 어떤 기억, 감각, 추가적인 감정 어떤 게 떠오르던지 열린 마음을 유지하세요.
- 스스로 점검하고, 내면으로 들어가 귀를 기울이며, 무엇이 있는지 느껴보세요. 스스로에게 물어보세요, '이게 전부인가? 뭐가 더 있나? 또 다른 뭔가 있나? 그리고 그것을 받아들이세요.'

경험을 충분히 되돌아보기

분노와 슬픔이라는 감정의 파도를 완전히 넘은 브라이언은 자신의 경험을 되돌아보고, 한 발짝 물러나 자신이 한 일, 자신에게 어떤 일이 있었는지, 무엇을 배웠는지 살펴보는 시간을 가져야 했다. 그는 자신의 분노를 마주하는 것이 얼마나 힘들었는지, 조금은 무섭기도 했지만 옳은 일이라고 느꼈다고 이야기했다. 그는 어린 시절의 경험이 자신을 얼마나 감정적으로 위축되게 만들었는지 더 명확하게 알 수 있었지만, 두려움에 직면함으로써 자신이 어떻게 변화하고 있는지도 볼 수 있었다. 그는 계속해서 이렇게 말했다,

이 일을 하면 할수록 제가 얼마나 많은 것을 참아왔는지, 제 감정을 표현하는 것을 얼마나 두려워했는지 더 많이 알게 되었습니다. 제가 얼마나 많은 것을 짊어지고, 감정을 밀어내고 억누르고 있었는지 몰랐어요. 그렇게 하면 어떻게든 제가 더 통제할 수 있을 거라고 생각했던 것 같아요. 하지만 그렇지 않았어요. 오히려 정반대의 결과를 가져왔죠. 이제 저는 전보다 더 통제할 수 있다고 느껴요. 화가 났을 때 그냥 다 털어놓는다는 게 쉬운 일은 아니었지만 자유로워진 기분이에요. 그리고 더 이상 두려움에 사로잡히지 않고 그렇게 한 저 자신이 자랑스러워요. 또한 할 수 있다는 희망도 생겼어요. 더 이상 부담스러워할 필요가 없다는 생각이 들어요. 계속 노력하면 나 자신이 될 수 있을 만큼 강해질 수 있고, 내 삶이 더 나아질 수 있을 거라고요.

우리의 경험을 되돌아보고 우리가 한 일을 인정하는 것은 이 과정의 필수적인 부분이다. 성찰은 우리가 두려움에 직면하고 상황을 바꾸고 있으며, 더 나은 삶을 살기 위해 스스로를 자유롭게 하

고 있다는 사실, 즉 우리가 한 일의 규모를 제대로 인식하는 데 도움이 된다. 성찰을 통해 우리는 새롭고 다른 존재 방식을 존중하고 우리의 자아에 더욱 온전히 동화될 수 있다. 그리고 자신의 발전을 인정할 때 우리는 기분이 좋아진다.

뇌의 작동 방식 측면에서 볼 때, 성찰은 좌뇌의 '의미 만들기 making sense' 기능이 우리의 과정에 관여하게 한다. 통찰력만으로는 지속적인 변화를 불러올 수 없듯이, 이해 없이는 새로운 것을 경험할 수 없다. 좌뇌는 우리가 경험을 이해하고 알아가는 것에 대해 도움을 준다. 예를 들어,

---

되돌아보기

- 조용한 장소를 찾아 자신의 경험을 되돌아보세요. 한 걸음 물러서서 전체를 바라보세요.
- 자신이 무엇을 했는지, 어떤 감정을 경험했는지, 어떻게 그렇게 되었는지 생각해 보세요.
- 이전에 느꼈던 감정과 지금의 감정을 비교해 보세요. 어떤 변화가 있는지(예: 몸에서 느껴지는 느낌, 자신에 대한 생각 등) 기록해 보세요.
- 자신의 경험과 자신에 대해 배우고 있는 점에 대해 일기를 쓰세요.

우리가 한 일을 되돌아보면 , '나는 내 감정이 너무 두려워서 그 감정을 피하기 위해 이 모든 일을 하고 있었다고 스스로 생각할 수 있다. 하지만 속도를 늦추고 감정에 집중하다 보니 생각만큼 나쁘지

않았고. 내가 할 수 있다는 것을, 내 감정을 다룰 수 있다는 것을 배워가고 있다.' 이런 식으로 경험을 되돌아보면 우뇌(감정적 경험)와 좌뇌(이해) 과정이 함께 작동하고 새로운 신경 연결의 발달이 촉진된다.[9] 상향식 프로세스 과정의 '상단' 부분이 우리의 뇌를 다시 연결하는 데 도움이 된다.

경험을 되돌아보고 이해하는 데 시간을 보내는 작은 노력만으로도 강력한 효과를 얻을 수 있다. 앞 페이지에는 경험을 되돌아보는 데 도움이 되는 몇 가지 제안이 나와 있다.

감정 돌보기

우리의 감정은 보살핌이 필요하고 보살핌에는 시간이 걸린다. 감정을 돌볼 때 우리는 감정과 함께 머무르며 감정에 필요한 공간과 주의를 기울인다. 우리는 감정의 존재를 인정하고, 속도를 늦추며, 감정을 온전히 경험할 수 있도록 마음을 열게 된다.

감정적으로 강렬한 영화를 보고 있다고 상상해 보자. 당신은 여전히 약간 산만한 상태로 극장의 좌석에 앉아 여전히 삶의 세부 사항에 사로잡혀 있다. 그러다 영화가 시작되고 얼마 지나지 않아 시간이 느려지고 과거와 미래가 사라지면서 스크린에 비치는 장면에 더욱 온전히 집중하게 된다. 정말 집중하고, 적극적으로 참여하고, 등장인물들을 돌보는 자신을 발견하게 된다. 위험할 때는 두려움을, 성공할 때는 기쁨을, 부드러울 때는 감동을, 아플 때는 슬픔을 느낀다. 영화는 한순간에 이루어지는 것이 아니라 한 프레임, 한 장면씩 시간이 걸린다. 하지만 영화에 집중하고 그 경험에 자신을 맡기다 보면 풍부하고 감동적인 여정에 동참하게 된다.

우리 삶에서도 같은 일이 일어날 수 있다. 감정을 있는 그대로 받아들이고 경험을 존중하며 온전히 바라볼 때, 우리는 감정을 긍정적인 에너지로 바꿀 수 있다. 그러나 감정을 경험하는 것은 개인적으로 만족스럽고 때로는 적절하지만, 종종 우리는 다른 사람들과 감정을 공유하고 싶어 한다. 실제로 감정은 우리에게 그렇게 하도록 유도한다. 다음 장에서는 감정을 더 쉽게 표현하고 이를 통해 다른 사람들과 소통하고 더 가까워질 수 있는 방법을 살펴보겠다.

6장 핵심 요점

- 감정을 완전히 느낀다고 해서 그 감정이 영원히 지속되는 것은 아니다. 감정에는 시작, 중간, 끝이 있다.
- 우리는 자신의 감정을 있는 그대로 보고 기꺼이 받아들일 수 있어야 한다.
- 내면에서 일어나는 일에 조율하면 감정의 에너지가 자유로워지고 그 에너지가 움직일 수 있다.
- 감정은 다면적이다. 감정이 우리에게 도움이 되려면 감정의 모든 복잡성을 느껴야 한다.
- 감정을 허용하면, 가장 좋은 순간이 종종 찾아온다.
- 감정을 경험하는 것과 감정을 표현하는 것은 별개의 문제이다.

- 감정을 솔직하게 드러내고 그 감정에 진정으로 귀 기울이면 풍부한 내부 자원을 얻을 수 있다.
- 감정을 온전히 느낄 때, 우리는 몸의 변화를 경험하며 자유로움과 안도감을 느낀다.
- 때때로 한 가지 감정을 위한 공간을 확보하고 이를 극복하면 다른 감정이 나타날 여지가 생긴다.
- 감정을 느꼈던 경험을 되돌아보는 것은 감정을 통합하고 신경망을 재구성하는 데 도움이 된다.

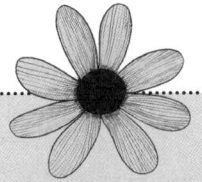

7장
4단계: 감정 표현하기

*마침내 그날이 왔다. 꽃을 피우는 위험보다
봉오리 속에 단단히 숨어 있는 것이 더 고통스러운 날이.*

- 아나이스 닌Anais Nin

 니나Nina는 안도의 한숨을 내쉬었다. 그녀의 생체 조직검사 Biopsy 결과는 음성이었다. 의사는 "걱정할 것 없다"고 말했다.
 '이제야 안심할 수 있구나.' 니나는 진료소를 나가면서 속으로 생각했다. 그녀는 자신의 가장 친한 친구인 매기Maggie에게 전화를 걸기 위해 아무 생각 없이 휴대폰을 꺼냈지만 갑자기 짜증이 나서 멈춰 섰다. '매기가 나에게 전화를 걸 수 있다'고 생각하고 전화를 치워두었다.
 병원 약속 전 주말은 괴로웠다. 니나는 자신의 주의를 산만하게 유지하려고 노력했지만 머릿속으로 다양한 시나리오를 구상하고 압도당하는 등 걱정을 멈출 수 없었다. 그러나 암에 걸릴지도 모른다는 두려움보다 더 무서운 것은 그녀가 느꼈던 외로움이었다.

그녀의 친구들은 그녀가 바라던 대로 그녀 주위에 모이지 않았다. 니나는 그들 모두에게 실망했지만, 가장 마음이 아팠던 것은 매기의 부재였다. 니나는 모든 사람들 중에서 매기는 그녀를 위해 함께 있을 거라고 생각했다. 만약 상황이 반대였다면 니나는 매기의 곁에 있었을 것이다. 정말 그녀는 항상 그랬듯이 매기의 옆에 있었을 것이다. 그러나 니나가 유방에서 혹을 발견한 이후로 매기는 이상하게 멀어졌다. '매기도 이 일이 두려운 일이라는 것을 알고 있어.' 니나는 생각했다. '하지만 나는 어떻겠어? 나는 이 일을 겪고 있는 사람이잖아.'

며칠이 지나서 매기가 마침내 전화를 걸고 니나가 괜찮다는 소식을 듣고 기뻐하며 언제 함께 할 수 있을지 궁금해했다. 니나는 한편으로는 마침내 친구의 소식을 듣게 되어 기뻤지만 다른 한편으로는 여전히 마음이 아팠다. 그녀는 울고 싶었고 그녀의 슬픔을 친구와 공유하고 싶었지만 진정한 감정을 보여 주고 매기와 함께 나누는 것이 두려워 참았다.

일주일 후 그들은 점심을 먹기 위해 만났다. 니나는 매기가 더 일찍 전화하지 않은 그녀의 무심함에 대해 어떤 말을 할 것인지, 사과할 것인지 궁금했다. 그러나 그녀는 그렇지 않았다. 니나는 매기가 이것저것에 대해 이야기하는 동안 분개하는 자신을 발견했고 매기에게 거의 무슨 말을 할 뻔했지만, 매기가 어떻게 반응할지 두려워서 긴장하고 스스로를 멈췄다. '어쩌면 지금은 이걸 이야기할 때가 아닐지도 몰라' 그녀는 이성을 찾으며 자신의 감정을 억누르려고 애썼다.

하지만 분노 뒤에 숨은 고통은 사라지지 않았다. 분노 주위에 벽이 둘러져서 니나가 분노로부터 상처받지 않도록 보호하고 매기는 그 벽 밖에 두는 것이다.

익숙한 종류의 두려움

니나는 매기에게 자신의 감정을 알리기가 두렵다. 그녀가 솔직하게 마음을 열고 자신의 감정을 공유할 수 있다면 매기는 이해하고 사과를 하거나 또는 방어적이거나 화를 내거나 상처를 입을지도 모른다. 어쩌면 두 사람은 힘든 순간을 이겨내고 우정의 균열을 치유할 방법을 찾을 수 있을지도 모른다. 최소한 니나는 결과와 관계없이 어려운 대화에 본인이 대처할 수 있음을 알게 될 것이다. 그러나 니나가 자신의 감정을 혼자 간직하고 계속 원망과 상처, 외로움을 느끼면 매기와의 관계는 계속 흔들리게 될 것이다.

우리가 진정한 감정을 밝히기를 꺼리는 것은 우리의 관계를 해칠 수 있다. 니나처럼 우리는 사랑하는 사람이 하거나 하지 않은 일로 인해 상처를 받았을 때 그 사실을 말하지 않는다. 우리는 분노가 끓어오르거나 시간이 지나면 사라지기를 바라면서 화를 내거나 무시한다. 우리는 두려움을 인정하는 대신 강하거나 냉담하게 하거나 비난하고 비판하고, 폐쇄하고, 끌어내고, 그 안에 있는 것을 숨기며 방어적으로 행동한다. 우리는 비판이나 거부를 당하거나 어리석고 바람직하지 않은 것처럼 보일 것을 두려워하여 우리의 취약성을 드러내지 않기 위해 필요한 모든 것을 한다. 우리가 가진 모든 연결이 끊어질까 두렵다.

우리 자신의 감정에 대한 두려움이 우리가 다른 사람들에게 마음을 열지 못하게 하는 부분이지만, 사실 이 이야기에는 더 많은 것이 있다.

사람들은 좌절감과 혼란을 느끼며 나를 찾아온다. 그들은 감정적으로 마음을 여는 것이 왜 그렇게 어려운지 이해하지 못한다. 그들은 다른 사람들에게 자신의 감정을 알리고 싶지만 그렇게 할 수 없다. 너무 두렵다. 우리 대부분은 이러한 두려움이 현재 상황에만 해당된다고 생각하지만 실제로는 질책이나 버림의 위협이 현실이었던 초기 대인 관계 상황에서 비롯된다. 주양육자와의 초기 경험으로 인해 우리는 감정뿐만 아니라 감정 표현의 결과도 두려워하게 되었다. 어떤 면에서 우리는 여전히 감정을 공유하는 것이 관계를 위협할까 봐 두려워서 니나처럼 관계를 자제한다. 그녀는 매기가 부정적인 반응을 보일 수도 있고 두 사람이 친밀한 관계를 잃을 수도 있다는 두려움 때문에 매기에 대한 상처와 분노를 표현하는 것이 두려워 아무 말도 하지 않는다.

그러나 우리는 이렇게 살 필요가 없다. 감정에 대한 두려움이 오래된 프로그래밍에 기반을 두고 있고 이후 바뀔 수 있는 것처럼, 다른 사람들이 어떻게 반응할지에 대한 두려움도 마찬가지이다. 우리는 두려움에 직면할 방법을 찾고 감정 표현의 결과에 대처할 수 있다는 자신감을 가지면 된다. 지속적인 연습을 통해 대부분의 사람들이 우리의 감정을 다룰 수 있고 궁극적으로 우리의 정직함에 감사할 것이라는 것을 안다.

확실히, 우리가 감정을 공유하기로 선택한 사람들은 우리의 경험에서 중요한 역할을 한다. 그들이 준비되지 않았거나 현재 상태를 유지할 수 없거나 건설적인 방식으로 우리의 감정을 받아들이고 반응할 수 없다면 우리는 그다지 멀리 가지 못할 것이다. 때때로 우리의 감정을 공유하는 것은 문제를 더 악화시킬 뿐이다(누군가가 당신의 감정을 참지 못하고 심지어 적대적일 수 있다는 우려가 있는 경우, 당신의 감정을 공유하는 것은 권장되지 않으며 숙련된 치료사에게 도움을 구하는 것이 좋다). 그러나 너무 자주 우리는 친구나 사랑하는 사람의 감사하고 수용하는 능력을 과소평가하고 감정을 소통하는 것을 부끄러워한다. 우리는 시도조차 하지 않으며, 따라서 더 나은 무언가의 가능성을 스스로 부정한다. 모험을 하지 않으면 얻는 것도 없다는 말이 있듯이 말이다.

나의 내담자들이 용기를 내어 삶 속의 누군가와 마음을 열어봤을 때 얼마나 잘 풀리는지에 놀라는 경우가 얼마나 많은지 말로 다할 수 없다. 그들은 자신이 그 순간에 머물며 끝까지 해낼 수 있다는 것을 발견하고, 그것이 생각했던 것만큼 무섭지 않다는 것도 깨닫는다. 그리고 똑같이 중요한 것은, 상대방 역시 그 순간에 머물며 끝까지 함께할 수 있다는 것을 발견한다는 점이다. 요컨대, 그들은 관계의 새로운 방식을 발견하게 되는 것이다.

물론, 때때로 우리가 원하는 대로 순조롭게 진행되지 않는다. 결국 관계는 복잡하고 모든 상호작용의 결과를 제어할 수 없다. 하지만 우리는 감정이 긍정적으로 받아들여지고 반응될 가능성을 최대화하는 방법을 배울 수 있다. 현재에 머무는 능력을 향상시키고, 직면한 도전으로부터 배우고 성장할 수 있다. 첫 번째 단계는 기꺼이 마음을 열고 무엇이 가능한지 알아보려는 의지를 갖는 것이다.

감정을 나누는 일이 무섭게 느껴지는 이유 중 하나는 어떻게 시작해야 할지 확신이 없기 때문이다. 어디서부터 시작해야 할지 모르고, 우리가 원하는 것이나 필요로 하는 것이 무엇인지도 분명하지 않다. 마음속에 있는 것을 가장 잘 전달하는 방법조차 확신하지 못한다.

우리가 혼란스러워 무엇을 해야 할지 확신이 서지 않는 것은 놀라운 일이 아니다. 회피는 우리의 감정을 이해하고 효과적으로 공유하며 필요한 기술을 개발하는 데 방해가 된다. 그러나 우리는 배울 수 있다. 이 장에서는 이 새롭고 다양한 지형을 탐색하는 데 사용할 수 있는 로드맵을 제시한다. 또한 정기적인 연습을 통해 마음을 열고 자신의 감정을 다른 사람들과 공유할 수 있는 몇 가지 유용한 기술을 배우게 될 것이다.

시작하기

우리의 감정을 다른 사람에게 전달하는 첫 번째 단계는 우리 자신을 이해하는 것이다. 시간을 내어 천천히 자신의 감정에 주의를 기울일 때 감정을 온전히 경험할 수 있을 때, 사용할 수 있는 많은 "자원" 중 하나인 고유의 지혜를 발견하게 된다. 우리가 감정이 말하는 것을 주의 깊게 경청한다면 그것이 우리에게 얼마나 많은 것을 말해 주고 있는지는 놀라울 정도이다. 현명한 현자처럼 그들은

1. 정보를 전달하고Impart information
2. 통찰을 제공하고Provide insight
3. 우리에게 지침을 준다Give us guidance

이러한 각 측면을 연결하고 고려함으로써 우리는 자의식을 높이고 자의식을 심화시킨다. 그렇게 함으로써 우리는 필요와 욕구를 충족시킬 수 있다. 그러면 다음에 가고 싶은 곳에 대해 정보에 입각한 선택을 할 수 있는 훨씬 더 나은 위치에 있을 수 있다.

우리가 감정의 지혜에 주의를 기울일 때 배울 수 있는 것들의 종류를 자세히 살펴보자

정보

감정은 상황이 옳고 그른 때, 삶이 잘될 때와 그렇지 않을 때를 알려 준다. 우리가 우리의 감정을 충분히 표현할 수 있고 감정에 맞출 수 있을 때, 감정이 전달하는 메시지는 종종 단순하고 명확하다. 다음은 몇 가지 일반적인 주제이다.

- 분노는 우리가 어떤 식으로든 기분이 상하고 있음을 알려 준다.
- 사랑은 누군가 또는 무언가가 우리에게 중요하고 우리가 연결되어 있고 깊이 관심을 두고 있음을 알려 준다.

- 두려움은 우리가 위험하다는 것을 알려 준다.
- 행복은 우리의 필요가 충족되고 일이 잘 진행되고 있음을 알려 준다.
- 죄책감은 우리가 잘못된 일을 하고 있음을 알려 준다.
- 수치심은 우리가 지나치게 노출되고 취약하다는 신호이다.

감정의 핵심 메시지를 이해하는 것은 우리가 어떻게 반응하고 싶은지 파악하는 데 필수적인 첫 번째 단계이다. 이것은 감정에 대해 생각하는 문제가 아니라 감정과 연결하고 감정이 우리에게 말하는 내용이다. 그렇게 하려면 감정이 전달하는 내용에 귀를 기울이는 데 시간을 할애해야 한다. 예를 들어, 니나의 슬픔은 그녀에게 뭔가 잘못되었다는 신호이다. 그녀가 이 감정에 동조하고 그것이 무엇을 말하고 있는지 궁금했다. 그러자, 친구들이 멀어지고 매기가 거의 사라진 것처럼 느껴져 얼마나 상처받았는지 깨달았다. 그녀는 그제서야 자신이 왜 그렇게 화가 났는지 더 명확하게 이해하게 되었다.

당신은 정보 도구를 사용하여 자신의 감정이 말하는 내용을 파악하는 데 도움을 받을 수 있다.

7장 · 4단계: 감정 표현하기

정보 도구: 감정이 하고 싶은 말이 뭘까?

다른 사람들과 자신의 감정을 공유하고 싶은지 생각할 때 시간을 할애하여 감정이 당신에게 하는 말에 귀를 기울이십시오.

1. 조용히 안으로 들어가 감정에 집중하세요.
2. 감정이 당신에게 말하려는 것이 무엇인지 물어보십시오. 감정이 전달하는 메시지는 무엇입니까? 감정은 내가 무엇을 알기를 원합니까?
3. 여유를 갖고 응답을 들어보세요. 나의 감정으로부터 응답이 나오도록 두세요. 응답이 바로 오지 않으면 이것이 올 때 받을 수 있도록 마음을 열어 두십시오.

통찰력

우리의 감정이 전달하는 기본 정보를 이해하고 나면 다음 단계는 인정하려는 근본적인 욕구가 있는지 여부를 인식하는 것이다. 화가 난다면 무엇이 필요할까? 우리가 행복하다고 느낀다면 무엇을 하고 싶은가? 우리가 두려워한다면 무엇이 우리가 안전하다고 느끼는 데 도움이 될까? 감정은 우리에게 가장 좋은 것이 무엇인지 알고 있으며 이러한 질문에 대한 답을 얻을 수 있다. 예를 들어, 4장에서 줄리가 좋은 소식을 전하기 위해 아버지에게 전화했을 때, 줄리의 아버지가 자신의 미지근한 반응을 반성하고 딸을 더 지지하지 못한 것에 대해 죄책감을 느꼈다면 자기 행동을 바꾸거나 보상하고 싶은 욕구를 인식할 수 있었을 것이다. 행동을 바꾸거나 화해하기 위해 6장에서 브라이언의 분노는 그가 존중받아야 하며 어머니가 그 존중으로 반응하기를 원한다는 것을 그에게 알리는 것임을 알 수 있다. 마찬가지로 니나의 슬픔은 그녀가 친구의 부재로 인한 고통을 스스로 경험하게 해야 하며 매기가 앞으로 나서서 공감하고 그녀를 위해 곁에 있지 않은 것에 대해 사과하기를 원한다는 것을 그녀에게 말하고 있다.

니나가 경계심을 늦추고 자신의 필요와 욕구를 인정한다면, 마음을 열고 매기에게 전달하여 그녀가 갈망하는 지원을 받을 가능성을 높일 수 있다. 하지만 그녀는 그렇게 하지 않았다. 매기가 어떻게 반응할지 두려워하는 것 외에도 니나는 정서적 지원이 필요한 것에 대해 갈등을 느낀다. 이런 것은 니나뿐만이 아니다.

많은 사람들이 어떤 종류의 의존도 나약함의 신호로 간주한다. 그들은 성인이 되면 정서적으로 자급자족해야 하며 타인의 지원이나 확인이 필요하지 않아야 한다고 생각한다(그런 사실을 인정하는 것은 말할 것도 없고). 그러나 서구 문화에서 흔히 볼 수 있는 이러한 생각은 인간 본성에 대한 현시대의 인식에 정면으로 반하는 것이다. 애착 이론가인 존 볼비John Bowlby가 설명하고 여러 연구에서 충분히 확인된 바와 같이 친밀감, 안정, 보살핌에 대한 우리의 욕구는 생물학적으로 기반을 두고 있으며 어린 시절뿐만 아니라 평생 존재한다.[1] 성장하고 번성하는 우리의 능력은 다른 사람들과 긴밀하고 상호적인 관계를 맺는 데 달려 있다. "건전한 의존성 healthy dependency"이라고 부를 수 있는 다른 사람의 정서적 지원에 의존하고 활용할 수 있는 능력은 약점이 아니라 강인함과 회복력의 표시이다.

그렇게 하려면 용기가 필요할 수 있지만, 우리에게 감정적 필요가 있다는 것을 인정하는 것은 우리가 다른 사람들과 똑같다는 것을 의미할 뿐이다. 우리는 인간이다. 우리는 이 사실을 스스로 상기하고 자비로운 귀로 마음의 소리에 귀를 기울일 필요가 있다. 결국, 우리가 우리의 필요를 진지하게 받아들이지 않는다면 누가 할 것인가? 그리고 그것들을 부정하는 것은 우리의 고통을 영속시킬 뿐이다. 우리는 항상 슬프거나, 항상 화가 나거나, 끊임없이 두려워하게 된다. 우리가 원하고 필요로 하는 감정은 우리가 그들의 부름에 귀를 기울이고 그것을 해결하기 위해 무언가를 할 때까지 계속 되돌아온다. 우리의 필요와 욕구에 대응한다는 것은 우리가 흡수한 사회적 메시지, 가족에게서 배운 교훈 또는 머릿속에서 듣는 비판적인 목소리에 반대하는 것을 의미할 수 있지만, 그것이야말로 우리 자신과 타인과의 진정한 연결의 원래 상태로 돌아갈 수 있는 유일한 방법이다. 통찰력 도구를 사용하여 당신이 경험하는 욕구와 필요의 기본 정보를 식별하는 데 도움을 받을 수 있다.

안내
감정이 전달하는 것이 무엇인지 이해하고 감정적 필요나 욕구를 식별하고 인정하면 우리가 그것에 응답하고 싶은지의 여부와 방법을 알 수 있다.

통찰력 도구: 내가 원하거나 필요한 것은 무엇입니까?

1. 판단력을 제쳐두고 비판적인 목소리를 잠재우고 감정에 귀를 기울이십시오.
2. '내가 무엇을 원하는지', 자신에게 물어보고 '내가 무엇이 필요한지' '내 마음의 소원은 무엇인지' 당신이 느낀 경험에서 답이 나오도록 하십시오.
3. 당신이 원하는 것이 무엇인지 감이 오면 그것을 말로 표현하고 그것이 당신에게 사실인지 확인하십시오. 그렇지 않으면 다시 시도하십시오. 무엇을 하거나 어떻게 하면 되는지 알 필요가 없습니다(다음 단계에서 이에 대해 설명하겠습니다). 있는 그대로를 인정하고 받아들이십시오. 예를 들어, 니나가 그녀의 감정이 말하는 것을 듣고 그녀의 욕망을 말로 표현했다면 "나는 매기가 내 곁에 없다는 사실에 내가 얼마나 실망했는지 이해하고 알기를 바란다. 그녀가 사과하길 바란다"라고 했을 것입니다.

때때로 우리는 단순히 자신의 감정을 인식하고 그것을 혼자 간직하기로 선택할 수도 있다. 우리 자신을 위해서 모든 감정을 표현할 필요는 없다. 예를 들어, 우리는 사랑하는 사람들과 더 많은 시간을 보내지 못한 것에 대해 죄책감을 느끼고 그들과 관계를 맺기 위해 더 많은 노력을 함으로써 반응할 수 있다. 또는 우리는 아름다운 날에 행복을 느끼고 우리 자신의 경험을 맛보는 것으로 만족할 수도 있다.

어떤 경우에는 감정에 이끌려 행동을 취하기도 한다. 이것이 일반적으로 감정이 일어나는 이유이다. 다니엘 골먼Daniel Goleman은 획기적인 책인 『정서적 지능Emotional Intelligence』에서 "모든 감정은 본질적으로 행동하려는 충동이며 진화가 우리에게 심어준 생명을 다루는 즉각적인 계획"이라고 설명한다.[2] 그들은 우리가 응답할 준비를 하고 나침반처럼 우리에게 다가오는 모든 것을 관리할 수 있는 능력을 최대화하는 방향으로 우리를 가리킨다. 예를 들어, 분노는 우리가 자신을 방어할 준비를 하게 하고, 행복은 마음을 열게 하며, 두려움은 우리를 도피하도록 부추긴다. 일단 우리가 감정을 인식하고 경험할 수 있게 되면 그것에 따라 행동할지 말지 선택을 할 수 있다. 지금까지 우리의 주요 초점은 감정을 경험하고 표현하는 능력을 확장하는 것이었다. 그러나 우리는 이 과정에서 정서적 마음챙김의 다른 측면이 필요한 지점에 이르게 됐다. 감정에 따라 행동할지 여부에 대해 최선의 결정을 내리기 위해서는 어떻게 반응하고 싶은지 신중하게 고려해야 한다.

때때로 우리는 단순히 그들의 지시를 따르기로 선택할 수 있다. 예를 들어, 슬픔은 슬퍼할 시간이 필요하다고 말할 수 있으므로 우리는 그렇게 한다. 우리는 속도를 늦추고 내면으로 돌아가 애도할 수 있는 공간을 제공한다. 그러나 우리의 감정을 다른 사람들과 공유할 때 고려해야 할 다른 요소들이 있다. 스스로에게 몇 가지 질문을 하면 최선의 진행 방법을 찾는 데 도움이 될 수 있다. 예를 들어

- *내 목표는 무엇인가? 나는 무엇을 다르게 하고 싶은가? 이런 일이 일어나도록 하려면 어떤 조치를 취할 수 있을까?* 목표는 종

종 우리의 필요와 관계가 있다. 예를 들어, 우리는 사랑하는 사람과 더 가까워지기를 원할 수 있다. 따라서 더 깊은 연결이 우리의 목표가 될 수 있으며, 감정을 나누는 것이 이를 이루는 데 도움이 될 수 있다.

- *문제가 있는가? 내 감정을 공유하면 문제가 해결되는가?* 예를 들어, 6장에서 보았듯이 브라이언은 어머니의 행동이 문제였다. 그녀에게 그의 불만을 알려주고 더 이상 참지 않겠다고 말하는 것이 상황을 개선할 수 있을 것이다. 그러나 그의 어머니가 너무 폐쇄적이라면, 어머니가 너무 닫혀 있어서 그의 말을 듣지 않는다면 상황이 나아지지 않을 수도 있다. 브라이언은 자신의 이익에 가장 적합한 반응을 고려하고, 어머니와 어떻게 소통할지 결정해야 한다.

- *어떻게 대응하고 싶은가? 나는 무엇을 하고 싶은가? 이런 식으로 행동하면 내 개인적인 가치에 부합하는가?* 예를 들어, 누군가에게 화를 내고 싶은 충동이 들 수 있지만, 이성적인 대화를 나누는 것이 상대를 존중하고 성실하게 대하는 개인적인 가치와 더 일치할 수 있다.

- *지금이 가장 좋은 때인가? 최고의 장소인가? 나중까지 기다려야 할까?* 때때로 우리는 우리의 감정을 표현하기에 더 적절한 시간이나 장소가 될 때까지 기다려야 한다. 예를 들어, 사교 모임에서 친구나 파트너가 불쾌감을 주는 말을 한다고 가정해 보자. 나중에 비공개로 문제를 처리할 수 있을 때까지 기다렸다가 이에 대해 이야기하는 것이 좋을 것이다.

• ***나는 이 사람과 안전하다고 느끼는가? 나는 그를 믿는가? 그 사람이 내 감정을 존중해 줄까?*** 개방에 대한 안전한 느낌이 필수적이다. 우리는 다른 사람이 자신의 감정을 털어놓을 위험을 감수할 만큼 충분히 신뢰할 수 있는지 고려해야 한다. 동시에 감정적 공개는 신뢰를 구축할 수 있다. 때때로 우리는 기회를 잡고 어떻게 진행되는지 볼 필요가 있다.

때때로, 우리가 우리의 감정을 염두에 둘 때 최선의 행동 방침을 쉽게 알 수 있다. 베스트셀러 작가 멜로디 베티Melody Beattie는 그녀의 책 『*선택: 당신의 삶을 조절하고 중요하게 만들기Choices: Taking Control of Your Life and Making It Matter*』에서 다음과 같이 설명한다. 감정이 우리를 인도할 때, "그것은 마법과 같을 수 있습니다. 우리는 자연스럽게 다음에 무엇을 해야 하는지 알 수 있습니다."[3] 그러나 때때로 우리는 잠시 멈추고, 반성하고, 우리가 하고 싶은 것이 무엇인지 알아낼 수 있는 여유를 가질 필요가 있다. 다행히도 우리는 길을 밝혀줄 감정의 집단적 지혜를 가지고 있다.

이 단계의 질문들을 활용하여 어떤 식으로 진행하고 싶어 하는지 결정할 수 있다. 또한, 방향 도구는 지금까지 다룬 정보를 세 단계로 정리하여 가이드로 사용할 수 있다.

지침 도구

1. 조용히 내면으로 들어가 감정이 당신에게 무엇을 말하려는지 물어보십시오.
2. 당신의 감정에 귀를 기울이면서, 실현하고자 하는 근본적인 욕구나 필요가 있는지 알아차리십시오.
3. 목표를 확인하고 시간을 내어 목표를 달성하는 데 가장 도움이 되는 조치를 취하십시오.

요청에 귀를 기울이기

매기는 니나를 마지막으로 본 며칠 후, 그녀가 가장 좋아하는 가게에서 쇼핑을 하고 있었다. 매기는 할인할 때 물건 사는 것을 좋아했다. 그것은 그녀와 니나가 평소에 함께하는 일이었지만 니나는 오늘 너무 바빠서 매기와 함께 할 수 없었다. 적어도 니나는 그렇게 말했다. 매기는 옷걸이 사이를 맴돌며 좋은 물건을 놓치지 않으려고 마지막으로 한 번 더 살폈다. 시야의 한쪽에서 무언가가 그녀의 주의를 사로잡았고 그녀는 시선을 돌렸다. '이 드레스는 니나에게 정말 잘 어울리겠다!', 그녀는 속으로 생각했다. '니나가 이 드레스를 좋아할 거야!'

매기가 그것을 확인하기 위해 멈춰 섰을 때, 그날 일찍 니나와 나눈 전화 대화에 대해 생각하기 시작했다. 매기는 생각을 털어버리려 했지만 뭔가 불안한 기분이 들었다. 니나는 정신이 산만해 보였고, 제정신이 아니었으며 어쩌면 약간 짜증이 나있기도 했다. 그녀는 자신이 "바쁘고" "할 일이 있다"고 말했지만, 매기는 더 많은 일이 일어나고 있음을 감지했다. 뭔가 잘못된 것 같았다. 사실, 몇 주 동안 두 사람 사이가 뭔가 맞지 않는 것 같았다. 걱정스러운 매기는 자신이 한 말이나 행동이 니나를 화나게 한 것이 있는지 궁금해하며 시간을 되짚어 생각해 보았다.

그러다 문득 생각났다. '그녀가 조직검사를 받았을 때 더 빨리 연락하지 않아서 화가 난 게 아닐까? 그런 게 분명해.' 매기는 속으로 생각하다가 화가 나기 시작했다. '니나는 그때 내게 많은 일이 있었다는 것을 알고 있었어. 왜 이걸 가지고 그렇게 화를 내는 거야? 니나는 모든 것을 걱정해. 그걸 스스로 이겨내야지!' 이런 불만을 품은 매기는 물건을 계산하고 차로 향하면서 그 생각을 잊으려고 노력했다. 문제의 진실은 매기가 니나에게 전화를 못 할 만큼 바쁘지 않았다는 것이다. 사실, 니나가 조직검사 결과를 받기 전까지 매기는 니나에 대한 생각을 멈출 수 없었고, 뭔가 심각하게 잘못된 것이 아닐까 걱정했다. '니나가 암에 걸렸다면? 그럼 나는 어떻게 해야 할까?' 모든 것이 그녀를 괴롭혔다.

매기는 차 열쇠를 넣고 시동을 걸다가 마음이 약해지면서 잠시 멈췄다. 그녀는 잠시 창밖을 바라보며 앉아서 니나를 생각했다. '니나가 마음이 아플 텐데', 매기는 속으로 생각하며 침울한 기분이 들었다. 니나가 머릿속에 떠오를 때마다 자기가 니나 곁에 없다는 죄책감을 피하려고 애썼지만 더 이상 참을 수 없었다. 내가 '이번에는 내가 정말 잘못했어.' 그녀는 감정을 유지하면서 무엇을 해야 할지 고민할 때 내면에 어떤 변화가 있었다. 매기는 똑바로 앉았다.

'이러면 안 되지', 그녀는 차에 시동을 걸면서 생각했다. '니나와 이야기해야 해.'

말의 힘

이를 깨닫고 매기는 감정의 지혜를 잘 활용하고 있다. 니나에게 처음 느꼈던 분노를 넘어서자, 그녀는 사실 깊은 곳에서는 친구에게 더 적극적으로 도움을 주지 못한 것에 대해 죄책감을 느끼고 있다는 것을 발견했다. 그녀는 자신이 "잘못했다"고 인정할 수 있었고 그렇게 한 것에 대해 미안해했다. 죄책감을 마주한 후 매기는 상처를 치유하고 우정을 회복해야 한다는 생각을 하게 되었다. 그녀는 이 목표를 이루기 위해 니나와 대화를 나누기로 했다.

우리의 감정을 누군가에게 알리는 것은 마음을 여는 과정의 다음 단계이다. 행동이 종종 말보다 더 큰 소리로 말하지만, 사람들은 우리가 말하지 않는 한 우리 내부에서 일어나는 일, 즉 우리가 느끼는 것, 우리가 원하거나 필요로 하는 것이 무엇인지 확실히 알 수 없다. 그리고 심리학자 수 존슨Sue Johnson은 그녀의 책 『나를 꼭 잡아줘Hold Me Tight』에서 지적한 바와 같이, "사실은 우리가 사랑하는 사람들이 우리를 완전히 알도록 허용하지 않는다면 우리는 절대 강력하고 안전한 관계를 형성하지 못할 것입니다."[4] 우리의 감정을 말로 표현하는 것은 마음을 전달하고 감정적으로 가까운 관계를 구축하는 가장 강력한 방법 중 하나이다.

사실, 때로는 단어가 가장 중요할 수 있다. 나의 내담자 중 나이가 지긋한 여성은 최근 몇 년 동안 그녀의 남편이 결혼 생활을 통틀어 사과한 적이 한 번도 없었다고 이야기했다. 그녀는 남편이 자신의 감정을 상하게 했을 때 그가 후회한다는 것을 느꼈지만, 그녀는 남편이 자신의 감정을 표현하고 "미안하다"고 말할 수 있었다면 더 가까운 관계를 더 맺을 수 있었을 거라고 느꼈다. 동시에 이 여성은 남편에게 자신의 감정을 알리거나 필요한 것을 요구할 수가 없었다. 오랜 시간 함께 지내 온 두 사람이 서로에게 더 깊이 마음을 열지 못했다는 사실이 얼마나 안타까운 일인가. 이 부부의 경험이 극단적으로 보일 수 있지만 드문 일이 아니다. 우리 중 많은 사람들은 자신의 진정한 감정을 표현하는 데 어려움을 겪는다. 우리는 내면의 더 깊고 핵심적인 곳에서 말하는 것에 익숙하지 않으며 그것이 무엇을 수반하는지 확신하지 못한다. 우리는 자신의 감정을 표현하는 것을 그저 가슴에 쌓인 감정을 털어놓는 것이라고 생각한다. 마음을 여는 것은 매우 다른 문제이다. 내뱉는 것과는 달리, 마음속에서 느끼는 감정과 욕구 및 필요를 말로 표현하는 것이다. 주된 목표는 자신을 존중하고 마음을 여는 상대방을 존중하는 방식으로 자신을 표현할 수 있는 것이다.

자신을 표현하기

자신을 표현하는 첫 번째 단계는 자신의 감정을 표현하는 것이다. 우리는 이미 이것에 대해 논의했다. 사실 감정을 명명하기 위해 5장에서 배운 것과 동일한 지침을 여기에도 적용할 수 있다. 예를 들어, 감정적 경험을 말로 표현할 때는 두세 단어로 된 문구("나는 슬퍼", "나는 화가 나", "나는 두려워" 등)를 사용하여 간단하게 표현하는 것이 가장 좋다. 짧은 문장은 강한 인상을 남길 수 있고 오해의 여지가 적다. 용기를 내어 마음을 열었을 때 누군가가 불필요하게 혼란스러워하는 것을 원치 않을 것이다. 이를 위해 "좋다", "나쁘다", "속상하다"와 같이 모호하거나 일반적인 감정은 피하고 기본적인 감정을 나타내는 단어를 사용해 보자. 모호한 단어는 듣는 사람이 내 감정 상태에 공감하고 명확하게 이해하기 어렵게 만든다. 모호한 단어는 듣는 사람이 당신의 감정 상태와 연결되고 명확하게 이해하는 것을 어렵게 만든다. 마찬가지로, 당신이 느끼는 것보다 당신이 생각하는 것에 대해 이야기하는 흔한 함정을 피해라. "I feel" 다음에 "like" 또는 "that"이라고 말하는 자신을 발견하면 감정을 표현하는 것이 아니라 의견, 판단 또는 생각을 표현하는 것일 수 있음을 기억하라. 당신이 생각하는 것을 이야기하는 것은 괜찮지만 당신의 감정을 표현하려고 할 때는 그렇지 않다.

다음으로, 왜 그런 감정을 느끼는지 알아본다. 이 부분은 일반적으로 인생의 도전(예: 사랑하는 사람이 아프다거나, 지원한 직장에 합격하지 못했다거나, 친한 친구를 그리워한다거나) 또는 누군가와의 상호작용(예: 친구나 사랑하는 사람이 화가 나거나, 슬프거나, 위협을 느끼게 하는 말이나 행동을 한 경우와 관련이 있다). 후자의 경우 자신의 감정에 책임을 지고 상대방을 비난하거나 비판하지 않는 것이 중요하다. 그 사람이 감정을 이끌어내는 데 큰 역할을 했을지라도 결국 감정은 다른 사람의 감정이 아닌 나의 감정이기 때문이다.

상대방이 방어적인 태도를 보일 가능성을 최소화하고 나의 말을 들을 수 있는 가능성을 높이는 방식으로 나의 감정을 전달하는 것을 목표로 하라. 1인칭으로 말하고 "나는"이라는 표현을 사용하는 것은 경험을 자신의 것으로 받아들이고 의사소통을 개인화하는 데 도움이 된다. 또한, 상대방이 자신보다 그 감정을 유발한 구체적인 행동에 초점을 맞추면 (예: "너는 나를 너무 화나게 해"라기보다 "당신이 나를 방해할 때 화가 나요.") 메시지가 훨씬 잘 전달된다. 좋은 기준은, 당신이 해야 할 말을 누군가가 당신에게 한다고 가정했을 때, 그 말을 어떤 방식으로 듣고 싶을지 생각해 보는 것이다.

그런 다음 상황을 개선하기 위해 당신이 원하거나 필요로 하는 것에 말해야 한다. 때때로 이 부분은 암묵적으로 표현되기도 한다. 예를 들어, 당신은 단순히 공감할 수 있는 누군가의 지지가 필요할 수도 있고, 경험에 대해 이야기를 나누며 지원을 받고 싶을 수도 있다. 어떤 경우에는 요청이 더 명시적일 필요가 있다. 예를 들어, 위로를 받거나, 경계를 존중해 달라고 하거나, 인정과 확인을 직접 요청해야 할 수도 있다. 이 부분은 당신이 취약하고 도움이 필요하다는 것을 인정하는 것이기 때문에 어려울 수 있다. 그러나 이렇게 생각해 보자. 일반적으로 친구와 사랑하는 사람들은 우리에게 도움이 되기를 원하지만 우리에게 무엇이 필요한지 정확히 알지는 못한다. 우리가 그들에게 말하지 않는 한 그들이 어떻게 알 수 있을까? 우리가 원하는 것을 말로 표현할 때, 그들에게 유용한 지침을 제공하고 그들이 더 쉽게 응답할 수 있게 된다. 지금까지 설명한 지침은 여기에도 적용된다. 필요한 사항을 구체적으로 말하기, 간결하게 말하기, "나"라는 표현("I would like you to……", "I want you to……", "I would appreciate it if……")을 사용하기, 비난하지 않고 존중하는 방식으로 의사소통하기 등이다.

3단계가 실제로 작동하는 것을 6장의 브라이언을 예로 들어 살펴보자. 브라이언이 어머니에게 자신의 감정을 알린다면 그는 다음과 같이 말할 수 있다. "엄마, 저와 엄마의 관계는 저에게 중요해요. 예의를 갖추기 위해 더 멀어지고 싶지 않아요. 엄마의 말에 화가 났어요. 제 감정에 좀 더 민감하게 반응해 주시고 존중해 주시면 좋겠어요." 브라이언은 자신이 엄마와의 관계를 소중하게 생각한다는 것을 어머니에게 알리는 것으로 시작한다. 그런 다음 그는 자신의 감정을 말하고 왜 그렇게 느끼는지 설명한 다음 상황을 개선하기 위해 무엇이 필요한지 묻는다.

이러한 감정표현하기opening up단계는 지침으로 사용하기 위한 것이다. 이는 엄격하고 빠른 규칙이 아니며 준비가 되지 않은 상태에서 시작할 필요도 없다. 감정적 의사소통의 영역에는 유연성의 여지가 있다. 필요한 시간을 갖고 차근차근 진행하라. 자신의 감정이 어떻게 들리고 느껴지는지 듣기 위해 스스로에게 큰 소리로 말하는 것도 좋다. 익숙해질 때까지 글로 써보며 연습을 할 수도 있다. 중요한 것은 결국 자신의 경험에 대해 이야기할 방법을 찾는 것이다. 도중에 실수할 수도 있고, 단어를 찾는 데 어려움을 겪을 수도 있고, 칠판을 지우고 다시 시도해야 할 수도 있지만, 이러한 과정을 통해 의사소통 기술을 구축하고 향상할 수 있다. 그렇게 함으로써 자신을 표현하는 법을 배우고 소통할 방법을 찾게 되는 것이다.

마음챙김 의사소통

많은 준비를 했음에도 불구하고 다른 사람에게 마음을 여는 것은 여전히 두렵게 느껴질 수 있다. 감정을 표현하는 것은 부정적인 반응을 불러일으키고 관계의 안정을 위태롭게 할 것이라는 두려움과 직면하게 한다. 그러나 결국 우리의 감정을 표현하는 것은 두려움을 잠재우는 데 필요한 것이다. 다행히도 두려움을 덜어내고 앞으로 나아가기 위해 우리가 할 수 있는 일이 있다. 두려움이 과거의 잔재라는 것을 이해하면 그 강도를 줄이는 데 도움이 될 수 있지만 정서적 마음챙김을 실천하면 두려움을 진정으로 완화할 수 있다.

무엇보다도, 먼저 멈추고 의도적으로 시간과 공간을 만들어야 한다. 그렇지 않으면 기회가 오지 않을 것이다. 그렇지 않으면 다른 사람들과 연결할 수 있는 소중한 기회를 계속해서 지나치게 될 것이다. 아니면 마음이 급해져서 그 과정을 충분히 즐기지 못할 수도 있다. 일시 중지 버튼을 누르고 바쁜 삶에서 벗어나 자신의 감정을 표현하고 경험하고 공유할 수 있는 공간을 만들어야 한다. 이것은 어렵게 생각할 필요가 없다. 산책 중, 저녁 식사 중, 차 안에서 운전 중 언제라도 할 수 있는 일이다. 데이트를 위해 약속을 잡을 수도 있고 좀 더 즉흥적으로 할 수도 있다. 거의 모든 순간이 더 깊은 연결의 가능성을 가지고 있다. 당신은 그렇게 하겠다는 마음을 먹고 당신의 앞에 있는 순간을 포착하기만 하면 된다.

다음으로, 이미 배운 몇 가지 방법을 사용하여 속도를 늦추고 자신의 경험에 집중하자. 호흡에 집중하고, 순간순간의 경험을 주의 깊게 관찰하고, 단순히 속도를 늦추라고 스스로에게 상기시켜 보자. 몸에서 일어나는 일에 주의를 기울이면 현재에 더 온전히 집중하는 데 도움이 될 수 있다(예: 발이 땅에 닿는 느낌, 의자에 앉은 자세, 신체의 모든 감각을 알아차림). 일단 기초가 되면 경험의 다른 측면에 더 주의를 기울인다. 자신 안에서 일어나는 일에 주목하는 것에서 벗어나, 상대방이 어떻게 반응하는지와 두 사람 사이에 어떤 일이 일어나고 있는지에 주의를 기울여야 한다.

지금 무슨 일이 일어나고 있는지에 대해 반복적으로 주의를 돌리는 것은 현재에 더 집중하도록 도와주며, 그 결과 두려움에 덜 얽매이게 된다.

천천히 그리고 더 의도적으로 말하는 것은 마음을 진정시키고 자신과의 관계를 깊게 하는 데 도움이 될 수 있다. 우리가 흥분하거나 불안할 때는 말을 빠르게 하는 것이 흔한 반응이다. 나도 그런 경우가 많다. 우리가 서두를 때마다 그러하듯이 이런 일이 발생하면 감정적으로 중심을 잡기가 더 어렵다. 그것은 또한 우리의 불안을 높인다. 말하는 속도를 늦추면 우리가 말하고 있는 것을 생각할 수 있는 더 많은 공간이 생기고, 그렇게 함으로써 우리의 표현이 진정으로 마음에서 우러나올 수 있다. 간단하지만 강력한 결과를 얻을 수 있다.

눈 맞춤은 때때로 위협적으로 느껴질 수 있지만 우리를 현재 순간으로 더 직접적으로 인도한다. 우리는 다른 사람의 얼굴에서 무엇을 볼지 두려워서 시선을 돌린다. 그렇게 할 때, 우리는 두려움에 직면하고 아마도 우리의 두려움을 방증할 기회를 놓치게 된다. 내가 커플 상담 시 종종 그들이 서로의 눈을 바라볼 용기가 생겼을 때, 생각했던 것과 반대되는 것을 발견하고는 그들은 깜짝 놀란다. 그들은 경멸 대신 공감을, 분노 대신 취약성을, 두려움 대신 동정심을 발견한다. 상대방을 받아들이기 위해 진정으로 노력할 때 현실이 더욱 뚜렷해지고 과거의 두려움이 사라지기 시작한다. 그들은 자신의 감정을 나누는 것이 두렵지 않다는 것을 깨닫기 시작한다. 그것은 마치 아이가 거기에 두려워할 괴물이 없다는 것을 보여주기 위해 벽장에 불을 켜는 것과 같다. 물론 우리가 누구에게 마음을 열 것인지에 따라 많은 것이 달라진다. 그러나 최소한 상대방이 불편하거나 불안해 보여도 우리는 그들의 불편함을 처리할 수 있고 두려워할 일이 아님을 배운다.

눈을 마주치는 것은 다른 이점이 있다. 그것은 우리가 다른 사람과 더 가깝게 느껴지게 하고 감정이 "공명in sync"되는 데 도움이 된다. 누군가가 울거나 웃거나 화내는 것을 목격할 때 우리는 어느 정도 경험을 공유한다. 우리는 상대방이 느끼는 감정도 느낀다. 우리는 감정이 전염된다는 사실을 오랫동안 이해해 왔지만, 이탈리아 파르마 대학의 신경과학자인 지아코모 리졸라티Giacomo Rizzolatti와 그의 동료들의 최근 연구는 이 현상의 기저에 깔린 뇌의 메커니즘을 확인했다. 연구자들은 우리가 관찰할 때 다른 사람의 감정이나 행동, "거울 뉴런"이라고 불리는 우리 뇌의 신경 세포는 마치 우리가 같은 일을 하거나 경험하는 것처럼 발화한다.[5] 예를 들어, 고통에 처한 사람을 보면 우리 뇌의 "고난 영역 distress area"도 활성화되고 우리도 느낀다. 우리가 눈을 마주치고 마음을 열고 다른 사람들이 우리의 감정을 볼 수 있도록 하면 그들이 우리의 경험을 이해하고 공감할 가능성이 높아진다(반대의 경우도 마찬가지).

첫 번째 단계가 가장 어려울 수 있다. 하지만 어느 순간, 느끼는 불편함에도 불구하고 그냥 시도해야 할 때가 온다. 베스트셀러 작가 수잔 제퍼스 Susan Jeffers가 제안한 것처럼, "두려움을 느끼더라도 그럼에도 불구하고 행동해야 한다."[6] 이때 마음챙김 소통 팁 Mindful Communication Tips을 활용해 앞으로 나아가는 데 도움을 받을 수 있다.

마음챙김 의사소통 꿀팁

마음을 열고 감정을 나눌 때 다음을 연습하십시오.

- 몸을 기반으로 안전하게 자신을 느끼십시오. 발은 바닥에, 등은 의자에 기대어 보세요. 불안해지기 시작하면 이곳으로 다시 주의를 돌리십시오.
- 천천히 말하고 자신의 말에 계속 연결되도록 하십시오. 당신이 말하는 것을 잠시 멈추고 성찰하고 당신 내면의 중심에서 나오는 단어를 느끼려고 노력하십시오.
- 판단 없이, 그 순간에 무슨 일이 일어나고 있는지, 당신에게 무슨 일이 일어나고 있는지, 당신과 상대방 사이에 무슨 일이 일어나고 있는지, 상대방이 어떻게 반응하는지 관찰하십시오. 그저 알아차리세요.

- 눈 맞춤을 해 봅니다. 당신이 다른 사람의 눈에 보이는 것을 주목하십시오. 그 또는 그녀가 무엇을 느끼고 있는지 확실하지 않으면 설명을 부탁하십시오.

감정 표현은 어렵지 않다

니나는 커피숍 뒤편에서 빈 테이블을 발견하고 매기가 언제 도착하는지 볼 수 있도록 문 쪽을 향한 자리에 앉았다. 그녀는 차를 한 모금 마시고 긴장을 풀려고 노력했다. 처음에 니나는 "이야기하자"는 매기의 메시지를 듣고 안도했다. 하지만 이제 그 순간이 다가오자 그녀는 불안해졌다. 그녀는 자신이 얼마나 실망했는지 알리기 위해 잠시 매기와 이야기하고 싶었지만 계속 미루고 있었다.

니나는 위를 올려다보았고 매기가 그녀를 향하고 있는 것을 보았다. 그녀의 심장은 빨라졌다. 그녀는 심호흡을 하고 진정하려고 노력했다.

얼마 지나지 않아 둘이 만나서 시작한 잡담들이 잦아들었다. 갑자기 그들은 얼굴을 마주 보며 조용히 앉아 있는 자신들을 발견했다. 그때 매기가 부드럽게 대화를 시작했다. "그래서…… 무슨 일이 있는 건지 궁금해……" 매기가 말했다. "내 말은, 네가 어떻게 느끼는지 모르겠지만 우리 사이가 뭔가 예전 같지 않은 느낌이야."

"응…… 알아. 예전 같지 않지." 니나는 처음에는 약간 망설이다가 인정했다.

"나…… 너에게 하고 싶은 말이 있었는데, 그동안 미루다 보니 말하기 더 힘들어졌어. 내가 어떻게 해야 할지……" 니나는 순간적으로 감정이 북받치는 듯한 말투로 터져 나올 뻔했지만, 스스로를 멈추고 속도를 늦추려 했다. 그녀는 가만히 앉아 메기를 바라보았다. 감정이 표출되기 시작하자 니나의 눈은 눈물로 가득 차 있었다. 그녀는 숨을 들이마시며 말했다. "음, 조직검사를 받았을 때 네가 없어서 정말 마음이 아팠어. 네가 내 가장 친한 친구잖아……" 니나의 목소리가 떨리기 시작했다. 그리고 아래를 내려다보며 슬픔이 터져 나와 눈물이 흘렀다.

매기는 손을 뻗어 니나의 팔을 만졌다. "정말 미안해." 그녀가 말했다.

니나가 올려다보고 눈이 마주쳤다. 매기는 고통스러워 보였다. 그녀의 눈에도 눈물이 고였다.

"무슨 말을 해야 할지 모르겠어." 매기는 계속해서 "정말 변명의 여지가 없어. 내가 너무 두려웠던 것 같아. 내 말은…… 너에게 무슨 일이 생기면 어떻게?"

"알아. 나도 무서웠어. 그때 난 네가 정말 필요했어." 니나는 매기의 얼굴을 보았고 매기의 눈에서 후회를 보았다. 그녀가 속으로 느꼈던 상처와 분노가 사그라들기 시작했다. "네가 정말 그리웠어." 니나가 말했다.

"나도 네가 보고 싶었어."

더 나은 무언가

감정 표현이 처음에는 어려울 수 있지만 한 번에 모든 것을 할 필요는 없다. 조금씩 시작하여 자신을 표현할 수 있을 때까지 매번 조금 더 노력할 수 있다. 당신은 불편하다고 느끼는 것을 단순히 인정하는 것으로 시작할 수 있다. " 나는 이렇게 말하는 게 어색해. 익숙하지 않아"라고 말한 후 대화를 이어가면 된다.

진전을 이루기 위한 열쇠는 매번 당신의 불편함을 조금 더 받아들이려고 노력하는 것이다. 편안함을 느끼기 시작하면 한 걸음 더 나아가보자. 눈을 마주치고, 조용히 앉고, 상대방의 말에 귀를 기울이고, 당신의 감정이나 상대방의 감정에 머무는 순간을 늘릴 수 있는지 확인해 보자. 매번 조금 더 오래 경험하도록 자신을 격려해 보자. 시간이 지남에 따라 마음을 열고 감정적으로 존재하는 능력이 확장된다.

때때로, 특히 어려운 감정이 떠오를 때 자신의 감정을 전달하는 것이 어려울 수 있다. 일이 어려워지면 마음챙김 기술에 의존하여 코스를 유지할 수 있다. 뒤로 물러나거나 물러나고 싶은 유혹을 받을 때 현재 순간에 계속 주의를 기울여 보자. 잠시 시간을 내어 당신의 몸에서 무슨 일이 일어나고 있는지, 상대방에게 무슨 일이 일어나고 있는지, 당신 사이에 무슨 일이 일어나고 있는지 알아차려 보자. 지금 여기에서 자신을 계속 안정화grounding 해 보자. 갈등은 불가피하므로 이를 극복하는 것이 중요하다. 시간이 지나면서 자신의 진정한 모습을 드러내고 어려운 상황에서도 연결을 유지할 수 있다는 것을 알게 되면 신뢰와 친밀감이 커진다.

감정을 열고 나누는 것은 평생의 과정이다. 이러한 의사소통 방식을 일상화하는 연습을 해 보자. 더 많이 하면 할수록 더 잘 되고 더 쉬워질 것이다.

다른 사람들과 감정을 공유할 때 문제를 해결할 수 있는 기회가 극대화된다. 우리는 분노가 해소되고 슬픔과 두려움이 진정되고 사랑이 더 깊이 공유될 수 있는 더 가깝고 강력한 연결의 문을 열게 된다. 마음에 있는 것을 표현할 때 우리는 스스로를 존중하고 사랑하는 사람들을 소중히 여긴다. 이와 같이 우리는 진정 원하는 관계를 만들어 가는 것이다.

7장 핵심 요점

- 친밀감, 안전 및 보살핌에 대한 우리의 요구는 생물학적 기반이며 일생 동안 존재한다.
- 감정은 우리가 무엇이 필요한지 또는 원하는지를 깨닫게 해 준다.
- 감정을 말로 표현하는 것은 우리 마음속에 있는 것을 전달하는 가장 강력한 방법 중 하나이다.
- 주양육자와의 초기 경험이 이후의 삶에서 마음을 여는 것을 두려워하게 만들 수 있다.
- 자신을 표현하는 것에 대한 두려움은 연습과 경험을 통해 극복할 수 있다.

- 우리가 그것을 알아차릴 때, 감정의 지혜는 우리의 선택을 알리고 인도할 수 있다.
- 우리가 느끼는 것과 필요로 하는 것을 말로 표현할 때 우리는 메시지를 단순하고 명확하게 유지하고 "나"를 사용하여 우리 자신과 듣는 사람을 존중하는 방식으로 의사소통해야 한다.
- 속도를 늦추고 현재 순간에 주의를 기울이면 마음을 열기가 더 쉬워질 수 있다.
- 천천히 말하기는 우리를 우리의 감정과 연결되게 하고 마음에서 우러나오는 표현을 가능하게 한다.
- 눈을 마주치는 것은 두려움을 없애는 데 도움이 되고, 우리를 더 가깝게 느끼게 하며, 서로 이해할 가능성을 높인다.
- 매번 불편함에 조금씩 더 익숙해져 보자. 그러면 감정적으로 표현하는 능력이 확장될 것이다.

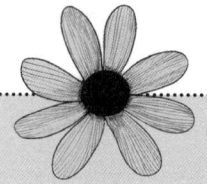

8장
모든 내용 통합하기

---

*한겨울 속에서 나는 마침내
내 안에 꺼지지 않는 여름이 있다는 것을 깨달았다.*

- 알베르트 카뮈Albert Camus

지금까지 우리는 감정 공포를 극복하기 위한 네 가지 단계를 각각 살펴보았다. 이제 이 모든 것을 종합할 때다. 이 장에서는 이전에 만났던 몇몇 사람들을 다시 돌아보고, 그들이 네 가지 단계와 우리가 논의한 기술을 어떻게 활용하여 자신의 삶에 적용했는지 살펴본다.

알렉스: 애도의 선물

알렉스Alex는 크리스마스트리를 잘 보기 위해 한 걸음 물러섰다가 장식이 한두 개 더 필요한 공간을 발견했다. 그는 바닥에 어질러져 있는 상자들을 살펴보고 아직 뚜껑이 열려 있는 상자를 보았다. '트리 장식 몇 개가 상자에 있을 거야', 그는 상자를 집어 들고 소파에 앉아 그것들을 살펴보며 속으로 생각했다. 뚜껑을 열어보니 아내와 함께 몇 년 전 여름휴가를 떠나 메인Maine주에서 발견한 장식품이 그 안에 있음을 즉시 알았다. 그가 다른 방에서 그녀를 부르려고 했을 때 다른 것이 주의를 끌었다. 그것은 어린 시절 학교에서 만든 도자기 눈사람이었다.

그는 그 도자기 눈사람을 부모님께 드렸던 날을 떠올렸다. 자기 작품이 너무 자랑스러웠던 순간이었다. 그의 어머니는 크게 감동하며 칭찬을 아끼지 않았다. 그 후 매년 어머니는 그걸 나무에 걸면서 자신이 가장 좋아하는 장식이라고 말했다. 어머니는 항상 이런 식으로 멋진 분이었다.

알렉스는 마음이 아팠다. 부모님의 비극적인 죽음 이후 몇 년이 지났지만, 명절은 여전히 그에게 감정적으로 힘든 시간이었다. 특히 이맘때가 되면 부모님이 더 그리웠다. 목이 메고 눈물이 차오르는 걸 느끼며 그는 자리에서 일어나 무언가로 자신을 바쁘게 하고 싶은 충동을 느꼈다. 마침, 아내가 방으로 들어왔다. 그녀 앞에서 약한 모습을 보이는 것은 항상 어려웠지만, 이제는 더 이상 감정을 억누르기가 힘들었고 그녀와 더 가까워지고 싶었다. 알렉스는 잠시 장신구를 내려다보다가 깊은 숨을 들이마시며 조금 긴장을 풀고 아내를 바라보았다.

"무슨 일이야, 알렉스? 괜찮아?" 그녀는 그의 얼굴에서 보인 고통이 걱정되어 물었다.

"음, 우리 부모님이야. 지금 생각하고 있었어"라고 인정한 뒤 뒤를 돌아봤다. 그녀는 옆에 앉아서 그의 몸에 팔을 둘렀다. 알렉스는 그녀에게 장식품에 대해 말하려 했으나 말을 멈췄다. 아내의 존재는 위안이 되었고 그는 온몸이 녹아버릴 것 같이 느꼈다. 그는 내면의 슬픔이 솟아오르는 것을 느낄 수 있었고, 과거에 여러 번 그랬던 것처럼 회피하지 않고 다른 방법을 시도했다. 그는 소파에 좀 더 기댈 수 있도록 체중을 약간 옮기고 심호흡을 했다. '그냥 느끼자', 그는 스스로에게 말하고 천천히 숨을 내쉬며 감정을 허용했다. 그의 안타까움이 무너지고 눈물이 볼을 타고 흘러내렸다. 아내는 그의 깊은 울음에 그의 등을 문질러 주었다.

이후 두 사람은 손을 꼭 잡고 조용히 자리에 앉았다. 알렉스는 방금 일어난 일, 자신이 어떻게 경계심을 늦추고 아내에게 마음을 열었는지 생각했다. 그가 깊이 울었고, 이제는 오히려 마음이 한결 나아진 것을 생각했다. 얼마 전 그가 느꼈던 슬픔은 지나갔고, 대신 안도감이 들었다. 그는 부모님을 생각했고 이제는 슬픔 대신 따뜻함과 연결감을 느낄 수 있었다.

알렉스는 아내를 바라보았다. 그 순간 그녀와 아주 가깝게 느껴졌다. 그의 눈에는 눈물이 가득했다. 그러나 이번에는 달랐다. 슬픔이 아니라 감사의 눈물이었다. 아내 손을 꼭 잡고 다정하게 말하자 그의 마음은 벅차올랐다.

아내는 깊은 애정 어린 미소를 지으며 "나도 사랑해"라고 말했다.

* * *

　알렉스의 경험은 매우 간단하다. 그는 자신의 슬픔과 그것을 피하고 싶은 충동을 알고 있으며, 참지 않고 자리를 잡고 심호흡을 하고 감정에 순응했다. 그런 다음 그는 자신의 경험을 회상하면서 슬픔을 이겨내고 있다는 느낌이 자신을 긍정적인 위치로 이끌었고, 이를 통해 자기 아내와 부모와 더 친밀감을 느꼈다는 것을 알게 되었다. 한때 고통이 있었던 곳에 그의 마음은 이제 사랑과 감사로 가득 차 있었다. 그는 자신의 감정과 뇌의 관계를 변화시켰다.

　우리는 슬픔을 허용하는 것이 상황을 더 악화시키고 어떤 것을 손해 보게 되어서 속상해하게 될 것이라고 종종 걱정한다. 그러나 실제로는 그 반대이다. 슬픔은 특히 함께 나눌 때 위안과 치유, 때로는 행복으로 이어진다. 고통과 슬픔의 짙은 구름을 걷어내어 우리 안에 있는 따뜻한 사랑의 감정과 기억을 더 쉽게 보고 연결할 수 있다.

로렌: 두려움과 친구 되기

　로렌Lauren은 책을 내려놓았다. 책을 읽을 수 있을지도 모른다고 생각했지만, 어제 남자 친구인 닉과 나눈 대화가 머릿속을 떠나지 않았다. 이따금 닉은 그녀와 결혼할 계획이라고 믿게 만드는 말을 하곤 했지만, 로렌이 그 주제에 대해 더 직접적으로 이야기하려고 할 때마다 회피하거나 물러나곤 했다. 최근 대화는 조금 나아진 것 같았다. 그랬나? 이제 그녀는 확신이 서지 않았다. 머릿속으로 그것을 재생하면서 그녀는 닉의 어조가 당시에는 안심이 되는 것 같았지만 그들이 함께할 미래에 대한 그녀의 질문에 실제로 대답하지 않았다는 것을 깨달았다.

로렌은 불안해지기 시작했다.

'나는 그가 두려워한다는 것을 알고 있다. 그녀는 속으로 생각했다. 그의 부모는 불안정한 결혼 생활을 했고 그것이 그를 두렵게 한다. 그는 아마도 우리가 같은 방식으로 끝날 수 있다고 걱정하고 있을 것이다. 어쩌면 내가 참을성이 없나보다. 어쩌면 내가 그에게 시간을 조금 더 주면 그의 마음이 바뀌겠지. 아마도 내가……' 로렌은 자신이 변명하고 있다는 것을 깨달았다. 그녀는 다시금 자기 생각에 빠져들고, 자신의 감정보다 생각에 집중하려는 모습을 인정했다. 사실 그녀가 아무리 노력해도 닉은 그들이 함께한 2년 동안 "이것을 깨닫지 못했다"는 것이다. 그리고 그가 고군분투하는 것은 관계뿐만이 아니었다. 그는 마음에 들지 않는 일에 얽매여 있었고, 가족과의 소통도 중단되었고, 건강도 포기하고 있었다. 최근에 로렌은 닉이 현재 겪고 있는 어려움 때문에 진전이 없는 문제들을 해결하기 위하여 심리치료사를 만나도록 그를 격려했지만, 그는 조치하지 않는 것 같았다.

로렌은 앉아, 더 깊이 자신과 연결되려고 노력했다. 머릿속의 잡음을 벗어나 자기 내면에 집중하려 했다. 처음에는 아무것도 느껴지지 않았지만, 몸에 집중하자 가슴이 조이는 느낌이 들었다. 그 느낌에 집중하며 현재에 머물러 노력하자, 심장이 빨리 뛰고 약간 떨리는 것도 느껴졌다. 로렌은 마음을 진정시키기 위해 유쾌한 이미지로 시선을 옮겼다. 그녀는 호수에서 자신을 상상하고, 부두에서 물이 부딪치는 소리를 들으며 신선한 공기를 맡았다. 그녀는 그 경험에 잠시 머물렀다 다시 몸의 감각으로 돌아가 집중했다.

그녀는 내면의 경험을 들여다보면서 마음속 깊은 곳에서 두려움을 느끼고 있음을 깨달았다. 그녀는 닉이 절대 변하지 않을까 봐 두려웠다. 그들이 결혼하더라도 그는 실제로 그의 문제를 다루지 않을 것이다. 닉이 자기 자신을 돌볼 의지가 없다면, 그가 로렌과 새롭게 구성한 가족을 돌볼 것인지에 대하여 로렌이 어찌 기대할 수가 있을까?

로렌은 새벽에 깨달은 고통이 그녀를 덮치자 울기 시작했다. 그녀는 닉을 사랑했지만, 그것만으로는 충분하지 않은 것 같았다. 그가 변화를 위해 노력하지 않는다면, 지금까지처럼 계속 그 자리에 머물게 된다면, 자신이 원하는 관계는 이루어질 수 없을 것 같았다. 자신이 감정을 마주하고, 그것이 무엇을 말하고 있는지 귀를 기울이는 것은 용기가 필요했다. 닉의 많은 부분을 사랑했지만, 이 관계가 끝난다면 그 부분들을 모두 놓치게 될 거란 생각에 더욱 슬펐다.

관계를 끝내고 다시 시작하는 것에 대해 생각하는 것이 그녀에게는 고통스러웠지만, 그녀는 오랜만에 처음으로 명료함을 느꼈다. 그녀는 자신을 위해 더 나은 뭔가를 원했다. 닉과 함께 그것을 찾을 수 있을지 확신할 수 없었지만, 그녀는 자신의 꿈을 포기할 준비가 되어 있지 않았다. 그녀는 자신의 두려움이 말해주는 것을 존중해야 한다는 것을 알았다. 결국 그녀는 진정으로 행복하기 위해 더 깊고 의미 있는 관계가 필요하다는 것이다.

로렌이 눈물을 닦으면서 결심이 섰다. 닉에게 자신의 감정을 털어놓고 그의 반응을 지켜본 후, 어떻게 나아질지 결정하기로 마음을 먹었다.

* * *

로렌은 자신이 종종 생각에 빠지는 경향을 인식하고 몸으로 주의를 옮긴 후, 시각화를 사용하여 자신을 진정시킨 다음 내부 경험에 다시 초점을 맞춤으로써 로렌은 그녀의 핵심 감정인 두려움을 식별하고 직면하며 이를 활용하기 시작할 수 있었다. 두려움을 느끼는 과정에서 그녀는 두려움에서 멀어지는 대신 두려움을 향해 나아가는 것이 매우 유익하다는 것을 배우고 있었다.

두려움은 속도를 늦추고 현재를 유지하는 데 어려운 감정이 될 수 있다. 왜냐하면 두려움은 우리를 달아나게 만들기 때문이다. 그러나 두려움은 종종 우리가 주의를 기울여야 할 중요한 것이 있다는 것을 알려 준다. 때때로 우리는 실수로 두려움을 무시하려고 한다. 우리는 과민반응을 하고 있다고 스스로에게 말하거나 그 심각성을 축소하고 우리가 처리할 수 있는 "별거 아니야, 감당할 수 있어"라고 말하면서, 중요한 메시지를 놓칠 수 있다.

합리적인 사고를 평가 과정에 통합하고 우리의 두려움이 지금 여기와 관련이 있는지 평가하는 것이 필요하지만, 결국 우리의 오래된 편도체가 때때로 과도할 수 있다는 것을 알고 있다. 먼저 두려움이 우리에게 말하는 것에 귀를 기울이자. 로렌이 발견한 것처럼, 그녀가 두려움에 주의를 기울일 수 있게 되었을 때, 그것은 그녀의 관계, 인생 파트너 선택에 대한 중요한 정보를 제공하고 있다. 그리고 그녀가 자신의 감정에 주의를 기울일 수 있다면 무엇을 해야 할지 결정할 때 이를 지침으로 사용할 수 있다.

줄리: 기쁨을 위한 공간 만들기

회의가 끝난 후 줄리Julie의 상사가 그녀를 따로 불렀다. "당신이 이 프로젝트를 처리한 방식에 내가 얼마나 감명받았는지 말하고 싶어요"라고 그는 말했다. "당신이 아니었다면 이 성과를 얻지 못했을 것입니다."

"글쎄요, 제가 팀에 많은 공을 들이기는 했어요." 그녀는 칭찬에 약간 불편함을 느끼며 대답했다. "그러나 우리가 모두 함께 열심히 일했습니다."

"그걸 알고 있지만 모든 일들이 당신의 리더십 덕분이에요 이 모든 것을 하나로 묶은 사람은 바로 당신입니다. 당신은 이 부서의 상당한 자산입니다. 당신이 여기 있어서 정말 기쁩니다."

"음, 감사합니다." 그녀가 미소를 지으며 말했다. "저도 여기 있어서 기쁩니다." 줄리는 재빨리 사무실로 돌아와 문을 닫고 정신을 차렸고 아무도 그녀를 볼 수 없었을 때 약간 승리의 춤을 추었다. 그녀는 몇 주 동안 최선으로 작업했으며 이보다 더 좋을 수 없었다. 줄리는 에너지가 솟구치는 것을 느꼈고 갑자기 다시 불편함을 느끼며 뒤로 물러났다. '괜찮아, 괜찮아, 그녀는 방심하지 말자고 생각했다. 아직 해야 할 일이 많이 있었다.' 그녀는 재킷을 곧게 펴고 책상에 앉아 일에 집중하려고 노력했다.

그날 저녁 줄리는 기차를 타고 집으로 돌아오면서 그날의 일들을 생각했다. 그녀는 행복감이 밀려오는 것을 느낀 후 주의를 돌리고 가방을 뒤지기 시작했다. '잠시만', 그녀는 자신이 무엇을 하고 있는지 알아차리면서 속으로 생각했다. '이건 큰 문제야. 나는 이것을 받아들일 필요가 있어.' 그녀는 가방을 내려놓고 눈을 감고 긍정적인 감정과 함께 조금 더 시간을 보내도록 격려했다. 그녀는 상사와 나눈 대화를 떠올렸다. 그녀는 그가 말한 것을 기억했다. '당신은 이 부서의 자산입니다. 당신이 여기 있어 매우 기쁩니다.' 따스한 따끔거림이 방을 환하게 비추기 시작하는 아침 햇살처럼 상체로 퍼지기 시작하는 것을 느끼며 줄리는 미소를 지었다.

그리고 갑자기 그녀는 묘한 슬픔을 느꼈다. 줄리는 약간 당황하며 '이상하다'고 생각했다. '왜 내가 슬퍼해야 하지?' 그녀는 그것을 무시하고 싶은 유혹을 받았지만, 대신 줄리는 속도를 늦추고 마음을 열었다. 그녀가 내면에 집중할수록 그녀의 슬픔은 커졌다. 그녀가 슬픔에 머물자 고통스러운 기억이 떠올랐다. 그 기억 속의 그녀는 자신이 훨씬 어려 보였고 실망과 상처를 받았다. 만성 알코올 중독자인 그녀의 아버지는 그녀의 업적을 절대 인정하지 않았다. 수년 동안 줄리는 아버지의 그녀에 대한 자부심을 조금이라도 불러일으키기 위해 그녀가 할 수 있는 모든 일을 함으로써 그의 관심을 끌기 위해 노력했지만 언제나 스스로가 부족하다는 느낌을 받앉다. 나이가 들어감에 따라 줄리는 아버지가 그녀를 방치했던 고통을 잊으려 애썼지만, 그녀에게 긍정적인 일이 생길 때마다 그 고통은 고개를 들며 위협했다. 아마도 그것이 그녀가 자신의 성취를 진정으로 즐기기 위해 그렇게 힘든 시간을 보낸 이유일 것이다. 아버지가 인정하지 않았던 아픔이 배경에 남아 있는 한, 그녀가 어떻게 자신의 성공을 온전히 축하할 수 있었겠는가? 줄리는 창밖을 바라보며 슬픔의 파도를 타면서 부드럽게 울었다. 즐거운 경험은 아니었다. 아니, 사실, 그것은 아팠다. 그러나 그것은 또한 진실하고 올바른 감정처럼 느껴졌다.

줄리가 정류장에 도착했을 때 그녀의 내부에서 무언가가 바뀌었다. 그녀의 아버지와의 경험에 대해 분명히 더 많은 감정이 있었지만, 그 순간 그녀는 더 가볍고 차분해졌다. 그녀는 자신에게 일어난 일과 그것이 얼마나 의미가 있는지 생각했다. 그녀를 불편하게 만든 것은 행복이 아니었다. 그녀가 다른 사람들에게 긍정적으로 인정될 때마다 촉발되는 것은 표면 아래의 해결되지 않은 모든 고통과 실망이었다. 줄리는 자신의 성공을 즐기는 것이 왜 그토록 힘든 일인지 더 명확하게 이해하면서 자신에 대한 연민을 느꼈다.

다음날 줄리는 기차를 타고 출근하면서 전날 발표가 얼마나 성공적이었는지 생각했다. 그녀는 프레젠테이션을 잘 진행하는 자신을 발견했고 나중에 사무실에서 기쁨의 춤을 추던 것을 기억했다. 그 기억이 그녀를 미소 짓게 했다. 따스하고 따끔거리는 감각이 그녀의 마음에서 존재의 구석구석으로 퍼져 나갔다. 그것이 평소보다 더 오래 그녀의 내부에 남아 있었기 때문에 잠시 동안 그 상태에 머물러 있었다.

* * *

처음에 줄리는 자신의 행복을 충분히 경험하지 못하고 있다는 사실을 깨닫지 못했다. 그녀는 상사의 칭찬을 최소화하거나 흥분을 가라앉히려는 이면에 있는 것이 무엇인지 알지 못했다. 그러나 나중에 그녀가 자신을 파악하고 자신의 감정을 위한 공간을 만들었을 때, 그녀는 마음을 열고 자신의 슬픔이 앞으로 나오도록 허용함으로써 자신을 방해하는 것이 무엇인지 알 수 있다는 것을 발견했다. 그리고 그녀를 더 행복한 삶에서 멀어지게 했던 고통을 치유하기 시작할 수 있었다.

줄리는 칭찬을 받아들이고 자신의 성취를 자랑스러워하는 데 어려움을 겪는 경우가 많다. 비록 이런 종류의 어려움은 단지 우리 자신의 감정을 느끼도록 허락하는 것의 어려움일 수도 있고 때로는 줄리의 경우처럼 과거에 해결되지 않은 문제, 주의와 보살핌이 필요한 문제를 드러낼 수도 있다. 과거에 끝나지 않은 감정적 사건은 해결하기 어려울 수 있다. 스스로 그 길을 헤쳐 나가는 것을 느낄 수도 있지만, 막힌 것처럼 느낄 수도 있다. 때때로 훈련된 전문가의 도움을 구하는 것이 도움이 될 수 있다. 이를 위해, 나는 당신이 더 많은 도움을 찾을 수 있도록 치료와 코칭에 대한 정보와 함께 책의 끝에 부록을 포함시켰다.

브라이언: 회복으로 가는 길을 찾다

"하나 있어!" 브라이언Brian은 빈자리를 찾기 위해 주차장을 돌면서 파트너인 에릭에게 말했다. 공연이 시작되기 10분 전이었고, 아직 공연 티켓조차 받지 못한 상황이었다. 에릭은 엑셀을 밟고 빈 주차 공간을 찾으려고 앞으로 돌진하다가 모퉁이를 돌고 있는 다른 차와 거의 충돌할 뻔했다. 그는 브레이크를 세게 밟은 다음 다소 그답지 않게 경적을 울렸다. 브라이언은 화가 난 상대 운전자를 보았고 에릭에게 "경적 좀 그만 울려!"하며 다소 거칠게 "너 왜 그래? 저 바보한테 두들겨 맞고 싶어?"라고 소리 질렀다.

그들이 극장으로 서둘러 갔을 때 브라이언은 에릭이 그에게 화가 났다는 것을 알 수 있었다. "이성을 잃어서 미안해." 브라이언은 로비로 걸어가면서 그들 사이의 분위기를 좋게 해보려고 애썼다. "그 상황이 날 화나게 했어."

하지만 에릭은 달갑지 않아 하며 "그래, 최근에 너는 나를 꽤 비판하고, 나는 너의 비판에 지치고 있어. 네가 한 말을 너 스스로에게 말해봐."라고 말하고 브라이언에게 티켓 하나를 건넨 후 극장으로 사라졌다.

브라이언은 에릭의 말이 귓가에 맴돌자 깜짝 놀라 그 자리에 서서 "제길. 나는 사과 하려 한 거라고" 하며 화를 내면서 그의 자리로 갔다.

브라이언은 공연에 집중하려고 했지만 방금 일어난 일에 대한 생각을 멈출 수 없었다. 머릿속으로 사건을 계속 반복했고, 에릭이 자신의 사과에 어떻게 대응했는지 생각할 때마다 화가 났다. '에릭은 너무 예민해' 브라이언은 속으로 생각했다. '도대체 내가 어떻게 반응하기를 바랐던 거야?' 그가 경적을 울렸을 때 '도대체 무슨 생각을 하고 있었던 걸까? 그렇게 유치하게 굴 거면 좋아……그렇게 하라고.'

여전히 짜증이 난 두 사람은 휴식 시간에 거의 대화를 나누지 않았다.

2막 중 어느 시점에서 브라이언은 자신의 분노가 방어적일 수 있다는 것을 느끼면서 부드러워지기 시작했다. 그는 자신의 취약한 감정을 억누르기 위해 내면에 파고들어 멀리 후퇴하는 경향을 더 잘 인식하고 있었다. 브라이언은 마음을 열고 분노 너머에 무엇이 있을지 보기로 했다. 그는 최근 에릭이 자신이 비판적이라는 것에 대해 한 말을 생각하고 그것이 사실인지 궁금해지기 시작했다.

실제로 직장에서 보낸 지난 몇 주는 비정상적으로 스트레스를 많이 받았고 브라이언의 주변 사람들도 불편했다. 사실 그는 꽤 까다로웠으며 스트레스를 잘 다루지 못했다. 자신을 좀 더 솔직하게 들여다보면서 그는 에릭을 힘들게 했던 또 다른 사건을 회상했다. 브라이언은 수치심의 파도가 그를 덮치자 속이 메스꺼움을 느꼈다. 그는 그 자신이 너무 멍청해서 자기비판과 절망의 블랙홀에 빨려 들어갈 것 같은 기분이 든다고 생각했다. 이것은 그의 오래된 대처 방식이었다. 그는 심호흡을 하고 지금 이 순간에 좀 더 안정적인grounded 느낌을 받을 수 있도록 자리에 앉았다. 그가 느꼈던 수치심은 잠시 더 강렬해졌지만, 이내 사라지기 시작했다. 다른 느낌이 다가왔다. '나는 바보가 아니야.' 브라이언은 속으로 생각했다, '그런데, 정말 바보처럼 행동하고 있었구나.' 죄책감이 스쳐 지나가면서 그는 눈을 감고 그것을 다른 쪽으로 몰아내려 했다. 그는 자신이 그토록 사랑하고 화해하고 싶은 사람인 에릭에게 자신이 어떻게 행동했는지에 대해 생각했다. 그는 자신이 해야 할 일을 알고 있었다.

집으로 가는 차 안에서 브라이언은 용기를 냈다. "우리 이야기할 수 있을까?" 그는 물었다.

"당연하지." 에릭이 약간 날카롭게 대답했다.

"음, 네가 말한 것에 대해 생각하고 있어…… 내가 최근에 너를 어떻게 비판했는지에 대해." 브라이언은 목이 조이는 것을 느끼며 심호흡을 한 후 말을 이어갔다. "네가 맞아. 내가 바보처럼 행동했어. 일하느라 스트레스를 받아서…… 네가 내 최악의 모습을 본거지…… 그거에 대해 정말 끔찍하게 느껴…… 정말 미안해."

에릭은 브라이언을 바라보았다. 그의 눈에서 후회를 볼 수 있었다.

그는 한숨을 쉬며 말했다. "고마워. 그 말이 나에게 많은 의미가 있어."

그날 밤 침대에 누워 브라이언은 그날 저녁에 있었던 일에 대해 생각했다. 그는 자신이 달라지기 위해 하고 있는 작은 변화에 대해 긍정적인 감정을 느꼈다. 과거에 그는 논쟁을 하거나 신경 쓰지 않는 것처럼 행동하거나 입을 다물었다. 그러나 이번에 그는 자신에게 무슨 일이 일어나고 있는지 인식하고 새로운 것을 시도할 수 있었다. 그리고 에릭에 대한 자신의 행동에 대해 느끼는 죄책감을 직시하기 어려웠지만, 그는 자신의 감정에 열린 마음을 유지하는 것이 그것을 극복하고, 최종적으로 화해하는 데 도움이 된다는 것을 깨달았다. 브라이언은 옆에서 곤히 잠들어 있는 에릭을 바라보았다. 브라이언은 그의 팔을 에릭의 주위에 감아 그를 가까이 끌어당겼다.

* * *

브라이언이 에릭의 주장에 대한 그의 화난 반응이 방어적이라는 것을 인식하는 데는 약간의 시간이 걸렸다. 그가 마침내 경계를 늦추자 그의 기저에 깔린 감정이 흐르기 시작했다. 다행스럽게도 브라이언은 죄책감과 수치심의 차이를 알고 있었고 수치심에 휘말리는 것을 막을 수 있었다. 죄책감은 행동에 관한 것임을 기억하자. 수치심은 자기 자신에 관한 것이다. 그가 자신의 죄책감을 확인하고, 받아들이고, 느낄 수 있게 되자 그는 화해하려는 동기를 갖게 되었다.

가끔은 그렇게 흘러간다. 우리는 방아쇠를 당겼고 우리가 방어적이라는 것을 깨닫지 못한 채 반사적으로 반응한다. 그럴 때 감정적 마음챙김을 연습하는 것이 중요하다. 우리가 경험과 함께 있을 수 있고, 그것을 염두에 두고 열려 있고 거기에 있는 모든 것에 호기심을 가질 수 있다면, 우리는 방어적인 반응을 지나 우리의 핵심 감정과 연결될 수 있다. 이런 방식으로 내면의 경험과 더욱 연결될수록, 더 나은 방향으로 나아가는 길을 찾는 것이 점점 더 쉬워진다.

케이트: 행복으로 성장

하이킹이 거의 끝나갈 무렵, 케이트Kate는 방금 무슨 일이 있었는지 궁금했다. 그녀는 친구들과 함께 경치를 즐기기 위해 멈춰 섰고, 이상한 이유로 불안을 느끼기 시작했다. '언제나 그랬던 것처럼 또 그러는구나"케이트는 속으로 생각했다. '정말 오랫동안 열심히 일해왔고 이제야 여유를 갖고 즐길 기회가 생겼는데, 즐기지 못하겠어.' 그녀는 자책하려 했으나 그렇게 하면 기분이 더 나빠지리라는 것을 알고는 오히려 호기심을 갖기로 했다.

그날 늦게, 케이트는 수영장 옆에 앉아 아침 하이킹에서 무슨 일이 있었는지 생각했다. 그녀는 머릿속으로 그 경험을 되풀이하면서 가슴이 조이기 시작하는 것을 알아차렸다. 그녀는 불편함에 머물며 그것이 무엇에 관한 것인지 보려고 노력했다. 안으로 집중하면서 케이트는 발도 저리고 가만히 있기가 힘들다는 것을 알아차렸다. 그녀는 심장에 손을 대고 심호흡을 하며 진정하려고 애썼다. 그녀의 불안이 풀리기 시작하면서 그녀는 속이 메스꺼움을 느끼기 시작했다. '이게 뭐야?' 그녀는 궁금했다. '내가 아픈 건가? 내가 먹은 음식 때문일까?' 그녀는 전날 밤 친구들과 갔던 식당, 저녁 식사를 함께하며 나눈 대화를 생각하다가 마음이 헤매고 있음을 깨달았다. 케이트는 뱃속의 불편한 느낌에 다시 주의를 기울이고 참으려고 했다. 처음에 그녀는 그것이 부끄러운 일이라고 생각했지만, 더 자세히 살펴보면 이 경험이 다르다는 것을 깨달았다. 이때 알게 된 것은 '나는 죄책감을 느끼는구나.' 였다.

'죄책감? 내가 왜 죄책감을 느껴야 하지?' 케이트는 궁금했다. 그녀는 지난 며칠 동안 자신이 잘못한 것이 있는지 다시 스캔했지만, 눈에 띄는 것은 없었다. 그 느낌에 다시 집중해 보니, 그것이 오래된 감정이라는 느낌이 들었다. 마치 먼 곳에서 온 것 같았다. 그녀는 그 감정과 함께하며 마음을 과거로 떠올려 어떤 것을 배울 수 있을지 살펴보기로 했다. 케이트는 어린 시절의 자신을 떠올렸다. 그녀의 어머니는 심각한 질병을 앓고 있었고 종종 엄청난 육체적 고통을 겪었다. 케이트는 그녀와 남동생이 놀고 있었고 아이들이 흔히 하는 것처럼 약간 정신이 팔려 있었던 때를 기억했다. 특히 힘든 하루를 보냈을 어머니는 화를 내며 엄마를 힘들게 한다고 그들을 나무랐다. 시간이 지남에 따라 케이트는 자신이 좋은 시간을 보내고 여유를 갖고 진정으로 자신을 즐긴다면 어떻게든 어머니의 문제를 더 악화시킬 것이라는 걱정을 하게 되었다. 그리고 그녀가 자신을 즐기기 시작했을 때, 그녀는 마치 자신이 뭔가 잘못한 것처럼 죄책감을 느꼈다.

케이트는 자신이 지금 느끼고 있는 불안과 죄책감이 과거의 잔재임을 깨달았다. 그녀는 활기차고 즐거운 모습을 보이는 것이 가져올 결과를 여전히 걱정하고 있는 자신의 이 어린 부분에 대해 연민을 느꼈다. '이제는 긴장을 풀고 마음껏 즐기는 것을 두려워하지 않아도 돼.' 케이트는 스스로에게 말했고 상황을 바꾸겠다는 결심을 다졌다.

그날 밤 친구들과 외출하는 동안 케이트는 예전의 불안감이 살짝 스며드는 것을 느꼈다. 이번에 그녀는 그것이 어디에서 왔는지 알았고 과거처럼 흔들리지 않았다. 대신 그녀는 좋은 시간을 보낼 자격이 있음을 스스로에게 상기시킨 다음 긍정적인 감정을 더 온전히 받아들이고 진정으로 즐기기 위해 의식적으로 노력했다. 그날이 그녀의 휴가 중 최고의 밤이 되었다.

* * *

케이트는 감정적 마음챙김을 아주 효과적으로 사용했다. 그녀는 자신이 불안을 피하고 있음을 인식하고 나중에 호기심을 가지고 그 감정에 집중했다. 그렇게 하면서 그녀는 다양한 신체 감각을 인식하게 되었고 그것에 주의를 기울였다. 그녀는 불안이 커질 때 자신을 진정시켰고 자신의 내부에서 일어나는 일에 계속 귀를 기울였다. 그녀의 주의가 흐트러졌을 때, 그녀는 단순히 그것을 그녀의 신체적 경험으로 돌아가 그 감각에 머물려고 했다.

그녀의 죄책감이 전면에 드러나도록 하고, 죄책감을 드러내고 시간을 거슬러 올라가서 그녀는 불편함의 근원을 밝혀냈다. 그것이 오래된 곳에서 왔다는 것을 깨닫는 것은 사물을 새로운 관점으로 보는 데 도움이 되었고 다른 것을 시도하기 더 쉽게 만들었다.

케이트는 자신의 행복을 더 받아들일수록 그녀는 행복과 불안, 걱정, 죄책감 사이에 얽혀 있던 오래된 유대를 더 많이 끊어내고 있다. 그녀는 감정적 경험과의 관계를 변화시키고, 행복을 더 충분히 경험할 수 있도록 했다. 그리고 그녀가 이 과정을 거치는 동안 그녀는 뇌에 새로운 신경망을 형성하고 있으며 이는 그녀의 감정적 선택의 폭을 넓혀 줄 것이다.

마크: 내 안의 분노를 깨우기

마크Mark는 믿을 수 없다는 마음으로 형의 메시지를 들었다. "마크. 이번 주말에 갈 수 없을 것 같아. 거절하기 어려운 친구의 초대를 받았어. 못 가서 미안해, 이럴 수밖에 없는 거 너도 알지…… 곧 이야기하자"

"아니, 난 모르겠어." 마크가 삭제 버튼을 누르며 큰 소리로 말했다. '나는 마지막 순간에 누군가의 약속을 취소하는 건 하지 않을 거야'라고 속으로 생각했다. 새집을 페인트칠하는 것을 형이 도와주기로 했었는데, 이제는 모든 것을 혼자서 해야 했다. 내면 어딘가에서 마크는 화를 느꼈지만, 곧 그것이 무기력함으로 바뀌는 것을 느꼈다. 그는 우울감을 느끼기 시작했다.

마크는 형과 시간을 보내기를 고대하고 있었다. 두 사람이 이야기를 나누며 집안일을 하면서 서로를 조금 더 알아가는 모습을 상상했다. 이 모든 시간이 지난 후에도 마크는 여전히 하나밖에 없는 형과 다른 종류의 관계를 맺을 수 있다는 희망을 품고 있었다. '내가 형에게 별로 중요하지 않은 것 같아.' 그는 속으로 생각했다. '내가 중요하다면 형이 여기 있었을 텐데 말이야. 내가 뭐가 문제라서 안 중요해?' 마크는 상황이 달라질 거라고 상상했던 자신이 어리석었다고 생각하고 스스로를 자책했다.

다음 날 아침, 마크는 집 안을 어슬렁거리며 일을 시작하려 애썼다. 그는 숙면한 후에 시작될 준비가 되었다고 생각했지만, 오히려 나른함을 느꼈다. '내가 왜 이렇게 피곤할까?' 마크는 바닥에 앉아서 페인트 통을 휘젓기 시작하면서 이상하게 생각했다. 그는 자신에게 무슨 일이 일어났는지 알아내려고 머릿속으로 지난 며칠을 헤맸다. 직장에서 바쁜 한 주를 보냈지만, 특별한 것은 없었다. 그러나 그 후 그는 형의 메시지를 받은 걸 생각했고 아마 그때쯤에 기분이 바뀌었음을 깨달았다. '그래서 그냥 실망한 것일까?' 그는 스스로에게 물었다. 실망은 확실히 마크 경험의 일부였지만 그 이상의 것이 있는 것처럼 느껴졌다. 마크는 감정적으로 자신에게 무슨 일이 일어나고 있는지 더 명확하게 이해하기 위해 내면에 집중했다. 그의 몸은 무거워진 것 같았고, 그는 가슴에서 낡고 생명이 없는 성질을 지닌 무거운 감각을 알아차렸다. '이건 뭐지?' 그는 궁금했다. 그는 잠시 질문을 곱씹으며 잠시 생각에 잠겼고, 그 순간 무언가가 자신 안에서 풀리는 느낌이 들었다. 바로 그때 마크는 가슴에서 약간의 짜증이 스쳐 지나가는 것을 느꼈다. '맞아!' 마크는 생각했다. '당연히 화가 나지.' 그런 후 '이것이 내가 하던 방식이지. 화를 나 자신에게 돌리곤 하지' 점점 더 마크는 자신이 분노를 방어하는 경향이 있다는 것을 알아차리게 되었다. 자기가 이러는 줄도 모르고 화를 내고 스스로 비참함을 느끼곤 했다. '이제 그만해야 해' 마크는 일어나 벽에 페인트를 칠하기 시작하면서 속으로 생각했다. 그는 자신을 괴롭히는 형을 생각했고, 그럴수록 분노가 더 커졌다. '이건 딱 형 같아. 형은 정말 자기중심적이야! 그리고 나는 계속 형이 그렇게 하도록 내버려두었어. 이제 더 이상 그렇게 하지 않겠어.' 에너지가 마크의 몸으로 다시 흘러들어왔고 그는 힘을 얻었다. 그는 그 자리에서 형에게 전화를 걸어 그에게 말을 걸고 싶었지만, 마음이 가라앉기를 기다리기로 했다. 그는 스스로를 지키며 형에게 자신의 감정을 알려야 한다는 것을 알았다.

며칠 후 마크는 하고 싶은 말을 곰곰이 생각한 후 형에게 전화를 걸었다. 형이 배를 탔던 것이 얼마나 좋았는지에 대해 말하기 전까지 겨우 인사를 나눴다. 마크는 내면의 분노가 다시 끓어오르는 것을 느꼈고 말할 기회를 기다리며 몸을 가누지 않으려고 호흡에 집중했다. 마침내 형이 잠깐 멈추고 '아 그런데 네 그림은 어떻게 되고 있니?'라고 물었다.

"잘 되고 있어. 그런데 있잖아……" 마크는 속도를 늦추었다. 그는 안정적인 상태에서 명료하게 말하기를 원했다. "형의 결정에 대해 상당히 실망했고 화가 났다는 것을 말하고 싶었어. 형이 도와주기를 기대하고 있었어. 함께 무언가를 하게 되어 정말 기대하고 있었거든."

"뭐?" 그의 형이 놀란 듯 말했다. 그러고 나서 방어적으로 "너라도 나같이 하지 않았겠어?"

마크는 형의 어조를 알아차리며 말했다. " 아니, 사실, 나는 그러지 않았을 거야."

"그래 맞아." 형이 짜증을 내며 말했다. 그러고는 "마크, 너를 도와줄 사람이 없었다는걸, 내가 책임질 수는 없어. 나 말고도 너를 도와줄 사람이 있었어야지……"

'형은 내 책임으로 돌리고 있다.' 마크는 형이 말을 계속하는 동안 속으로 생각했다. '이것이 형이 하는 방식이다. 그는 다른 모든 사람을 비난한다.' 마크는 논쟁하고 싶은 충동을 느꼈지만 참았다. 그는 방어적인 상호작용에 휘말리고 싶지 않았다. 그는 자신을 진정시키고 중심을 유지하기 위해 잠시 다시 호흡에 집중한 후 "나를 도와주는 것이 형의 책임이라는 말은 아니야. 내가 말하려는 것은 형이 거절했을 때의 느낌이야."

"그만 좀 해라. 너 완전히 과민 반응이야."

"형, 내 말에 동의할 필요는 없어. 하지만, 이 부분에서 어떤 느낌이었는지 이해해 주면 고맙겠어. 정말 실망했고 화가 났거든."

"마크야, 알다시피, 우리는 언제든지 함께 할 수 있잖아."

마크는 형이 잘 이해하지 못한다는 것을 알 수 있었다. "형은 내가 말할 때 듣고 있지 않는 거 같아. 그렇지?"

"잘 듣고 있어. 네가 그냥 고집부리는 것처럼 들려."

"그렇게 느꼈다니 미안해." 마크가 말했다. "나는 형이 듣고 있는 것처럼 느껴지지 않아."

"음……, 마크야, 나 가야겠어. 할 일이 많아."

마크는 당황스럽게 전화를 끊었고, 자신과 형이 실제로 더 가까운 관계가 될 수 있으리란 희망이 과연 얼마나 현실적인지에 대해 의구심을 가졌다.

* * *

우울증은 분노가 내면으로 향하는 것이라고 처음 제안한 사람은 프로이트였다.¹ 우울증의 원인은 여러 가지(예: 생물학적, 유전적, 환경적)가 있다는 것을 이제 알고 있지만, 사람이 화를 억제하면 확실히 그 사람의 에너지 수준과 전반적인 기분에 영향을 미칠 수 있다. 마크의 분노에 대한 방어적인 반응은 일반적이다. 우리는 우리에게 잘못한 사람에게 화를 내는 것이 아니라 무의식적으로 그것을 내면으로 돌리고 결국 자신에 대해 나쁘게 생각하게 된다. 그에 따른 개인적인 고통에도 불구하고 어느 정도는 이 반응이 더 안전하다고 느껴진다. 우리는 분노를 건강한 방식으로 경험하거나 우리 삶의 강력한 사람들과 맞서는 데 사용하는 데 익숙하지 않다. 다행히 마크는 화를 내는 습관적인 반응을 알아차리고 돌이킬 수 있었다.

그러나 마크처럼 형과 의사소통하려고 시도하고 자신의 느낌을 잘 전달하려고 하는 것이 잘 안되는 경우도 있다. 마크는 자신을 훌륭하게 다루고 마음챙김 기술을 잘 활용하여 싸움에 휘말리지 않도록 했지만, 그의 형은 건설적인 방식으로 참여할 수 없었다. 우리의 감정을 존중하고 표현하는 법에 익숙해질 때, 때때로 주변 사람들이 그렇게 하지 못한다는 것을 발견하게 된다. 이런 때에는 공감하는 것이 큰 도움이 될 수 있다. 결국, 우리는 자신의 감정을 두려워하는 것에 대한 각자의 이해가 필요하다.

때로는 천천히 움직이고 한 번에 한 걸음씩 내딛음으로써 우리의 관계가 감정적으로 확장하고 성장하도록 도울 수 있다. 때때로 우리는 사람들을 있는 그대로 받아들이고 여전히 의미 있는 관계를 즐기기로 선택할 수 있다. 다른 때에는 관계에 대한 희망을 재

평가하고 그것이 생산적일 것이라고 생각하는 곳에 에너지를 쏟고 우리가 정말로 원하는 관계를 맺도록 선택할 수 있다. 중요한 것은 우리가 다른 사람들과의 관계에서 우리의 감정을 연결하고 전달할 기회를 피하지 않는다는 것이다. 다른 사람이 우리의 감정을 받아들일 수 없다면, 우리는 거기서부터 어떻게 할지 결정할 수 있다.

프랭크: 사랑할 용기 찾기

프랭크Frank는 라커 룸으로 걸어가 벤치에 앉았다. 그는 방금 친구를 만났는데, 서로 알고 있는 그의 또 다른 친구인 제레미가 이혼한다고 말했다. 프랭크는 놀랐다. 그는 제레미가 결혼 생활에 문제가 있다는 것을 전혀 몰랐다. '나는 그게 어떤 건지 알지' 그는 속으로 생각했다. 몇 년 전 프랭크도 힘든 이혼을 겪었고, 그 일은 이미 지나간 일이어서 다행이라고 느꼈다. '제레미가 나보다는 덜 힘들었으면 좋겠다.' 하고 속으로 생각하고 체육복으로 갈아입기 시작했다.

프랭크는 운동하면서 자신의 삶이 지금 얼마나 나아졌는지 생각했다. 물론, 그의 현재 여자 친구 레이첼과의 관계도 큰 영향을 미쳤다. 그들은 약 1년 전에 만났고 얼마 지나지 않아 교제를 시작했다. 처음에 프랭크는 누군가와 관계를 맺는 것이 두려웠지만 시간이 지나면서 다시 관계를 맺는 데 점점 더 편안해졌다. 어떻게 그렇지 않을 수 있을까? 레이첼은 전처와 정말 달랐다. 그녀는 함께하기 편하고 매우 사려 깊고 배려심이 많았다. 예를 들어 오늘 그녀는 "사랑해요"라는 말을 하려고 특별한 이유 없이 그에게 전화를 걸었다. 프랭크는 속으로 따뜻한 느낌을 받았고 레이첼을 생각하며 미소를 지었다. 그는 운이 좋았다고 느꼈다.

그러나 프랭크는 운동을 계속하면서 불안을 느끼기 시작했다. 레이첼은 그에게 정말 많은 사랑의 표현을 해주었지만, 그는 그렇게 적극적으로 표현하지 못했다. 그녀의 따뜻한 말 한마디가 얼마나 큰 의미를 가지는지 잘 알고 있었지만, 한편으로는 그녀와 더 많이 자신의 감정을 나누지 못한 것에 대해 조금은 미안한 마음이 들었다. '레이첼은 내가 그녀를 얼마나 사랑하는지 알고 있을까.' 그는 속으로 말했다.

그가 느끼는 죄책감을 최소화하려고 노력했지만, 프랭크는 자신의 행동을 깨달았다. 그가 자신의 불편함을 추리하려고 시도한 것은 처음이 아니었다. 프랭크의 전 부인이 했던 말 중 하나는 프랭크가 정서적으로 멀게 느껴졌고, 그와 연결감을 느끼기 위해 애썼다는 것이었다. 프랭크는 그녀가 단지 "결핍된needy" 사람이라고 자신을 설득하려고 노력했지만, 어느 정도 그녀의 말에 진실이 있다는 것을 알고 있었다. 그에게는 내면의 깊은 곳에서 공유하고 더 완전한 방식으로 관계를 발전시키는 것이 항상 어려웠다. 그러나 그가 감정이 없는 것은 아니었다. 사실 그는 매우 깊이 느꼈다. 그러나 마음을 열고 더 많은 취약함을 드러내는 것은 두려운 일이었다.

프랭크가 자신의 죄책감을 마주하고 앉아 있으니, 그 거리감이 레이첼과의 관계에서도 커질까 두려웠다. 그는 그녀를 너무나 사랑했고 그녀가 그 사랑을 확실히 느끼기를 원했다. 그는 두려움이 그를 억제하거나 이 관계가 가능한 모든 것을 방해하는 것을 원하지 않았다. 프랭크는 이번에는 제대로 하고 싶었다.

그날 저녁, 늘 그랬듯이 두 사람은 함께 앉아서 이야기를 나누었다. 레이첼이 그녀의 일과에 관해 이야기하자 프랭크는 그녀를 바라보며 그녀가 이야기하는 모습과 몸짓을 눈여겨보았다. 그러자 그는 애정으로 가슴이 벅차오르는 것을 느꼈다. 그녀는 그에게 너무나 소중한 사람이었다. 그녀에게 자신의 감정을 말하고 싶었지만 조금 불안해지기 시작했다. 심장이 더 빨리 뛰는 것을 느낄 수 있었고 손이 차갑다는 것을 알아차렸다. 프랭크는 내면에 집중하고 중심을 잡으려고 했다. 그런 다음 이것을 말하기로 했다.

"있잖아, 나 오늘 당신에 대해 생각했어."라고 그는 말했다.

"정말? 무엇에 대해서?" 레이첼이 물었다.

"음, 그냥…… 당신이 얼마나 멋진지. 그리고 음…… 내가 얼마나 당신을 사랑하는지 그동안 충분히 말하지 않았던 것 같아……"

레이첼은 활짝 웃었다. "오, 자기야, 듣기 너무 좋다." 그녀는 그에게 더 가까이 다가갔고 그들은 포옹했다.

프랭크는 잠자리에 들 준비를 하면서 자신이 한 일에 대해 생각했다. 그는 너무 기뻐서 조금 더 마음을 열었다. 이것이 그를 기분 좋게 만들었다. 그리고 그것이 그렇게 무섭지 않다는 것을 알아차렸다. '좀 더 자주 감정을 솔직히 말해야겠어', 그는 속으로 생각했다.

* * *

자신의 감정적 경험에 주의를 기울이고 약간의 결단력으로 프랭크는 레이첼과의 관계에서 더 깊은 수준의 친밀감을 갖게 되었다. 그는 자신이 진정 원하는 삶을 더 많이 누리고 있다.

우리만의 방식으로

이러한 다양한 이야기에서 알 수 있듯이, 감정을 열고 경험하는 과정에는 주제에 대한 다양한 방식이 있다. 때때로 감정적 경험이 어떤 사람에게는 매우 간단하지만 어떤 사람들에게는 훨씬 복잡하다. 때때로 감정은 쉽고 명백하고 파악하기 쉽다. 어떤 경우에는 내부에서 무슨 일이 일어나고 있는지 알아내기 위해 더 열심히 탐색해야 한다. 때로는 감정을 다루는 일이 어렵고 험난하게 느껴질 수도 있지만, 또 어떤 때는 순조롭게 흘러갈 때도 있다. 우리는 그 과정에서 필연적으로 예상치 못한 우여곡절, 중단과 시작, 그리고 해결해야 할 장애물이 있을 것이라고 예상할 수 있다. 그런 게 바로 자연스러운 과정이다. 그러나 약간의 노력과 의지를 가지고 있다면, 결국 우리는 길을 찾을 수 있다.

경험이 다양한 만큼 경험에 접근하는 방식도 다르다. 우리 각자는 독특하고 감정적 여정의 다른 위치에 있다. 4단계가 가이드로 사용할 수 있도록 순서대로 배열되어 있지만, 그 단계에 얽매이거나 매번 프로세스를 끝까지 따라야 한다는 느낌을 받을 필요는 없다. 당신은 한 단계를 쉽게 통과하고 다른 단계에서는 더 힘들거나 다른 시간에 다음 단계로 돌아가고 싶을 수 있다. 다른 시간에는 모든 단계가 필요하지 않을 수 있다. 자신만의 방식을 찾는 것은 당신에게 달려 있다. 한 사람에게 잘 맞는 전략이 다른 사람에게는 효과가 없을 수도 있다. 그러므로 당신에게 가장 적합한 도구를 찾을 수 있도록 선택할 수 있는 여러 도구를 포함시켰다. 옳고 그름은 없다. 중요한 것은 당신이 계속해서 자신의 감정으로 되돌아가고, 현재 순간에 자신이 어디에 있는지 알아차리고, 내면에서 일어나는 일에 귀를 기울이고, 손을 뻗어 연결하려고 노력하는 것이 중요하다는 것이다.

 감정 공포증을 극복하는 것은 과정이라는 것을 기억하자. 연습과 시간이 필요하다. 그러나 당신이 당신의 감정을 인식하고, 두려움을 길들이고, 당신의 감정을 꿰뚫어 보기 위해 노력할수록 그리고 다른 사람들과 공유할수록 더 쉬워진다. 다르게 행동할 용기를 찾을 때마다, 감정에서 멀어지는 대신 감정에 의존할 때마다 뇌가 작동하는 방식이 바뀌고 감정적 경험에 대한 두려움이 느슨해진다. 당신은 더 많은 감정을 느낄 수 있는 능력을 키우고, 다른 사람들과 더 가까워질 수 있는 가능성을 확장하고 있다. 이는 곧 당신의 진정한 자아를 존중하는 일이다. 당신은 자신을 변화시키고 있으며, 당신이 진정으로 원하는 삶을 향해 나아가고 있다.

8장 핵심 요점

- 감정 공포증을 극복하고 마음을 여는 4단계의 흐름이 있으며 이를 지침으로 사용할 수 있다.
- 감정의 세계에는 유연성이 있다.
- 우리의 감정을 열면 주의와 보살핌이 필요한 과거의 미완성되었던 일들이 드러날 수 있다.
- 어려운 상황에 부딪히고 막힌 느낌이 든다면, 훈련된 전문가의 도움을 받는 것이 도움이 될 수 있다.
- 우리의 과정 중에 종종 우리의 감정적 반응이 방어적이라는 것을 인식하지 못하지만, 우리의 경험에 열려 있고 호기심을 유지하면 결국 핵심(코어) 감정 core feeling에 도달하게 된다.
- 억제된 분노는 우리의 에너지 수준과 전반적인 기분에 영향을 줄 수 있다.
- 타인의 감정적 한계를 만날 때, 그들이 감정을 두려워하는 상태를 공감적으로 이해하려 노력하는 것이 도움이 된다.
- 관계에 대한 희망을 재검토 후, 앞으로 이 4단계를 어떻게 진행할 것인지 결정해야 할 수도 있다.
- 감정 공포증을 극복하는 것은 연습과 시간이 필요한 과정이지만 약간의 노력과 결단력이 있으면 극복할 수 있다.

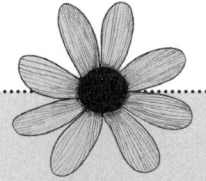

결론
선택하기

*멀리 갈 위험을 감수하는 사람만이
얼마나 멀리 갈 수 있는지 알 수 있습니다.*

- T.S 엘리엇 T. S. Eliot

6월의 아름다운 낮에 오후의 태양이 누나의 거실 창문을 통해 들어와 황금빛으로 가득 찼다. 나는 소파에서 그녀 옆에 앉았고 누나의 갓난 2주 된 조카 테오Theo를 안고 있었다. 내 품에서 자고 있는 이 작은 불가사의를 내려다보며 깊은 감동을 느꼈다. 지금 이 순간이 있다는 것은 축복일 뿐만 아니라 내 삶에 이렇게 존재할 수 있음에 큰 감사함이 밀려왔다.

 무한한 가능성으로 가득 찬 이 어린 아기를 바라보면서 나는 내가 얼마나 변했는지 떠올렸다. 지난 3년 동안 나는 두려움에 맞서고 내 감정에 대해 더 충만한 경험을 할 수 있는 용기를 찾았다. 처음에는 쉽지 않았지만 내 안에 있는 것을 존중하고 진정한 방식으로 내 삶에 발을 들여놓을 수 있을수록 더 강하고 더 온전함을 느꼈다. 내 걱정과 의심은 사라졌고, 그 자리에서 나는 새로 찾은 명료함과 희망을 경험했다. 나는 한때 불가능해 보였던 가능성이 살아 있는 새로운 세계로 발을 내디뎠다. 이제 나는 나라의 반을 건너 가족과 친구들을 떠나 다른 도시에서 내가 몹시 사랑하는 사람과 새 삶을 시작하려 한다.

내가 한때 두려움에 억눌려 있었던 것을 생각하면 꽤 놀라운 일이다.

나는 누나를 바라보았고, 내 마음은 아프기 시작했다. 곧 나는 작별 인사를 해야 했다. 나는 누나가 내가 떠나는 것에 대해 어떻게 느끼는지 궁금했다. 물어보려고 하다가 머뭇거렸다. 어쩌면 지금은 때가 아닐지도 모른다고 추론했다. 하지만 나는 더 잘 알고 있었다. 이 순간을 놓치면 더 깊이 소통할 기회를 놓치고 말 것이라는 것을. 나는 그것을 원하지 않았다. 우리가 솔직하게 남김없이 모든 것을 털어놓기를 바랐다. 나는 진정하기 위해 숨을 들이쉬고 말했다. "그래서…… 음…… 내가 떠나는 것에 대해 누나는 어떻게 느끼는지 궁금해."

"좋지 않지……" 그녀는 살짝 미소를 지으며 시선을 돌렸다. 잠시 침묵. 그런 다음 그녀는 눈물이 가득한 눈으로 나를 돌아보며 말했다…… 정말 네가 그리울 거야."

"알아…… 알아……," 내가 그녀에게 손을 얹기 위해 손을 내밀자 눈물이 볼을 타고 흘러내렸다. "떠나기가 너무 힘들어. 나도 너무 그리울 거야." 우리는 함께 울었다.

결론: 선택하기

그 순간 나는 누나 옆에 앉아서, 우리의 마음이 활짝 열리고, 누나와 매우 친밀하게 느껴졌다. 슬프지만 사랑과 감사로 가득 차 있었다. 한 가지 감정이 아니라 여러 가지 감정이었다. 여러 감정에 충분히 여유로운 마음의 공간이 있었다. 그리고 내 인생이 새롭고 심오한 방식으로 의미 있고 풍성하게 느껴졌다.

* * *

인생은 선택의 연속이다. 당신은 감정을 들을지 아니면 외면할지를 선택할 수 있다. 당신은 내면에 있는 것을 그대로 보여 줄지 아니면 무감각해질지 선택할 수 있다. 마음을 열지, 마음에 있는 것을 말할지, 더 가까이 다가가 주변 사람들과 연결될지 아니면 두려움에 발목이 잡힐지를 선택할 수 있다.

모든 순간은 더 나은 무언가의 가능성으로 가득 차 있다. 더 큰 인식. 더 큰 활력. 더 깊은 친밀감. 모든 것이 당신의 손이 닿는 곳에 있다.

이 책은 거기에 도달할 수 있는 도구를 제공한다. 이 단계를 따라가며, 내가 당신을 응원하고 있음을 알아주기를 바란다. 앞으로 당신을 격려하는 내 목소리를 듣기 바란다.

길을 잃거나 두려움이 당신이 진정으로 원하는 삶을 얻지 못하도록 막고 있다고 느낄 때, 다만 감정으로 돌아가, 감정을 위한 공간을 만들고, 내면에서 무슨 일이 일어나고 있는지를 듣고, 감정이 당신의 안내자가 되도록 해 보자.

진짜 나로 산다는 것은 선택이다. 당신이 진짜 원하는 삶, 온전히 느끼는 삶에 두 팔과 마음을 활짝 열고 현재 순간으로 들어가는 것이다.

방금 읽은 내용이 마음에 들고 진정으로 원하는 삶을 얻는 방법에 대해 더 알고 싶다면 http://www.LivingLikeYouMeanIt.com/resources 에서 도움이 되는 몇 가지 무료 자료를 찾을 수 있다.

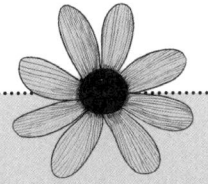

부록
전문가 도움 요청

언젠가 당신의 성장 과정을 촉진하기 위해 훈련된 전문가와 함께 작업하고 싶어질 수도 있다. 치료사나 코치는 감정을 더 잘 인식하고 경험할 수 있도록 도와주며, 감정적으로 더 적극적으로 살아가는데 방해가 되는 장벽을 극복할 수 있게 해 준다. 치료사는 특히 깊이 자리 잡은 감정 패턴을 변화시키고, 해결되지 않은 과거의 문제를 함께 다룰 수 있다.

도움을 구할 때는 사람들이 감정적 경험을 넓히고 향상시키는 데 능숙하고 편안하게 도움을 줄 수 있는 사람을 찾는 것이 중요하다. 시간을 가지고 충분히 찾아보자. 또는 코칭에 긍정적인 경험이 있는 신뢰할 수 있는 다른 사람들로부터 추천을 받아 보고, 전화로 전문가와 인터뷰하고 접근 방식, 그들이 마친 교육과정들 및 치료 경력에 대해 물어보자. 나에게 잘 맞는 치료사를 찾으면 초기 상담을 받고 기분이 어떤지 확인한다. 당신이 이해받고, 연결되어 있고, 안전하다고 느끼며 당신을 도울 수 있는 능력이 있다고 확신하는 사람과 함께 치료 작업을 하는 것이 중요하다. 당신이 이해받고, 연결되며, 안전하다고 느끼고, 도움을 받을 수 있다는 자신감을 가질 수 있어야 한다.

치료 기법

치유와 변화를 위한 수단으로 감정적 경험을 강조하는 다양한 치료적 접근이 있지만, 여기에서는 내가 사용하는 가장 친숙한 방법만을 포함했다. 웹사이트에서 더 많은 정보를 얻을 수 있으며, 거기에서 상담사 목록도 찾을 수 있다. 또한 국가 및 지역 전문 협회의 목록을 통해 치료사를 찾을 수 있다. 많은 주와 지역에서 더 지역화된 상담사 목록을 제공하므로 검색에 도움이 될 수 있다.

속성 경험적 역동 심리 치료 Accelerated Experiential Dynamic Psychotherapy (AEDP)는 변화 중심의 심리 치료 모델로, 새로운 감정적 및 관계적 경험을 촉진하고 치유를 돕는다. http://www.aedpinstitute.com에서 AEDP에 대해 자세히 알 수 있다.

개인, 커플과 가족을 위한 정서 중심 치료 Emotion(ally)Focused Therapy (EFT)는 사람들이 감정적 경험을 재구성하고 확장하는 데 도움이 되는 단기 치료 모델이다. http://www.

emotionfocusedtherapy.org. http://www.eft.ca를 방문하라.

경험적 역동 치료Experiential Dynamic Therapy (EDT)는 사람들이 현재와 과거에 대한 진정한 감정을 경험하는 데 방해가 되는 장벽을 극복하는 데 도움이 되는 여러 가지 접근 방식에 대한 포괄적인 용어이다. 자세한 내용은 http://www.iedta.net을 참조하라.

안구 운동 민감소실 및 재처리Eye Movement Desensitization and Reprocessing (EMDR)는 해결되지 않은 불안한 삶의 경험적 증상을 해결하는 데 도움이 되는 심리 치료의 정보 처리 모델이다 .http://www.emdria.org에서 EMDR에 대해 자세히 알 수 있다.

코칭

라이프 코칭은 성장의 장애물을 극복하고 잠재력을 극대화하며 진정 원하는 삶을 얻는 데 도움이 될 수 있다. 라이프 코치는 다양한 전문 분야(예: 삶의 더 많은 기쁨 만들기, 슬픔을 극복하기 위해 노력하기, 관계 성취도 높이기)를 가지고 있으므로 더 발전시키고자 하는 분야에서 전문적인 사람을 찾는 것이 중요하다. 국제코칭연맹 웹사이트 http://www 에서 코칭에 대해 자세히 알아보고 코치를 찾는 데 도움을 받을 수 있다. Coachfederation.org. 또한 용기 있는 삶을 위한 센터는 이 책에서 가르치는 원리에 대한 구체적인 코칭을 제공한다. 자세한 내용은 http://www.cfcliving.com을 참조하자.

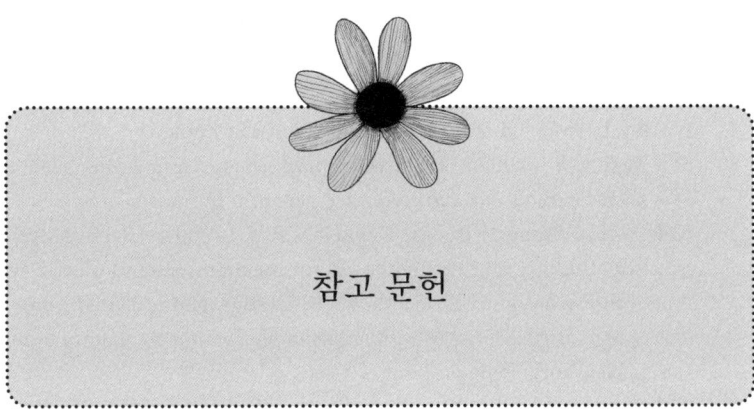

참고 문헌

소개
1. Goleman, D. (2006). *Social intelligence: The new science of human relationships*. New York: Bantam Dell.
2. Bowlby, J. (1988). *A secure base*. New York: Basic Books.

1장 느끼느냐 느끼지 않느냐, 그것이 문제
1. McCullough, L. (1997). *Changing character*. New York: Basic Books.
2. LeDoux, J. (1996). *The emotional brain: The mysterious underpinnings of emotional life*. New York: Simon & Schuster.
3. Ibid.

2장 도대체 어떻게 내가 이렇게 된거지?
1. LeDoux, J. (1996). *The emotional brain: The mysterious underpinnings of emotional life*. New York: Simon & Schuster.
2. Fosha, D. (2000). *The transforming power of affect*. New York: Basic Books.
3. Siegel, D. (2001). *The developing mind: How relationships and the brain interact to shape who we are*. New York: Guilford Press.
4. Ibid.
5. Schore, A. N. (1999). *Affect regulation and the origin of the self: The neurobiology of emotional development*. Mahwah, NJ: Erlbaum.

6. Lewis, M. (2000). The emergence of human emotions. In M. Lewis & J. M. Haviland - Jones (Eds.), *Handbook of emotions* (2nd ed., pp. 265 - 280). New York: Guilford Press.
7. Bowlby, J. (1988). *A secure base.* New York: Basic Books.
8. See Begley, S. (2007). *Train your mind, change your brain: How a new science reveals our extraordinary potential to transform ourselves.* New York: Ballantine Books; Davidson, R. J. (2000). Affective style, psychopathology and resilience: Brain mechanisms and plasticity. *American Psychologist, 55,* 1193 - 1214; Doidge, N. (2007). *The brain that changes itself: Stories of personal triumph from the frontiers of brain science.* New York: Penguin Books.
9. Goleman, D. (2006). *Social intelligence: The new science of human relationships.* New York: Bantam Dell.
10. Frost, R. (2002). *The poetry of Robert Frost.* New York: Henry Holt.

3장 1단계: 감정 알아차리기

1. Williams, M. G., Teasdale, J. D., Zindel, S. V., & Kabat - Zinn, J. (2007). *The mindful way through depression: Freeing yourself from chronic unhappiness.* New York: Guilford Press.
2. Kabat - Zinn, J. (1994). *Wherever you go, there you are: Mindfulness meditation in everyday life.* New York: Hyperion.
3. Safran, J. D., & Greenberg, L. S. (1991). *Emotion, psychotherapy, and change.* New York: Guilford Press.

4장 1단계 계속: 방어 알아차리기

1. Briggs, D. C. (1977). *Celebrate your self.* New York: Doubleday.
2. Gunaratana, B. H. (2002). *Mindfulness in plain English.* Boston: Wisdom Publications.
3. Ezriel, H. (1952). Notes on psychoanalytic group therapy: II. Interpretation. *Research Psychiatry, 15,* 119.

5장 2단계: 두려움 길들이기

1. LeDoux, J. (1996). *The emotional brain: The mysterious underpinnings of emotional life.* New York: Simon & Schuster.
2. Carnegie, D. Retrieved February 2008 from the Cyber Nation Web site: http://www.cybernation.com/victory/quotations/authors/quotes_arnegie_dale.html

3. Lieberman, M. D., Eisenberger, N. I., Crockett, M. J., Tom, S. M., Pfeifer, J. H., & Way, B. M. (2007). Putting feelings into words: Affect labeling disrupts amygdala activity in response to affective stimuli. *Psychological Science, 18*, 421 – 428.
4. Austin, J. H. (1999). *Zen and the brain: Toward an understanding of meditation and consciousness.* Cambridge, MA: MIT Press.
5. Emmons, H. (2005). *The chemistry of joy: A three-step program for overcoming depression through Western science and Eastern wisdom.* New York: Simon & Schuster.
6. Uvnas-Moberg, K. (1998). Oxytocin may mediate the benefits of positive social interaction and emotions. *Psychoneuroendocrinology, 23*, 819 – 835.
7. Kirsch, P., Esslinger, C., Chen, Q., Mier, D., Lis, S., Siddhanti, S., Gruppe, H., Mattay, V. S., Gallhofer, B., & Meyer - Lindenberg, A. (2005). Oxytocin modulates neural circuitry for social cognition and fear in humans. *Journal of Neuroscience, 25*, 11489 – 11493.
8. Frederickson, B. L., & Losada, M. F. (2005). Positive affect and the complex dynamics of human flourishing. *American Psychologist, 60*, 678 – 686.
9. Frederickson, B. L. (2005). Positive emotions. In C. R. Snyder & S. J. Lopez (Eds.), *Handbook of positive psychology* (pp. 120 – 134). New York: Oxford University Press.
10. Porges, S. (2006, March). *Love or trauma? How neural mechanisms mediate bodily responses to proximity and touch.* Paper presented at the Embodied Mind conference of the Lifespan Learning Institute, Los Angeles.

6장 3단계: 온전히 느껴보기

1. Fosha, D. (2000). *The transforming power of affect.* New York: Basic Books.
2. Greenberg, L. (2002). *Emotion - focused therapy: Coaching clients to work through their feelings.* Washington, DC: American Psychological Association.
3. McCullough, L. (1997). *Changing character.* New York: Basic Books.
4. Tavris, C. (1989). *Anger: The misunderstood emotion.* New York: Simon & Schuster.
5. Hanh, T. N. (2004). *Taming the tiger within: Meditations on transforming difficult emotions.* New York: Riverhead Books.

6. Rosenthal, N. E. (2002). *The emotional revolution: Harnessing the power of your emotions for a more positive life*. New York: Citadel Press.
7. Gendlin, E. T. (1981). *Focusing*. New York: Bantam Books.
8. Watkins, J. G., & Watkins, H. H. (1997). *Ego states: Theory and therapy*. New York: Norton.
9. Cozolino, L. (2002). *The neuroscience of psychotherapy: Building and rebuilding the human brain*. New York: Norton.

7장 4단계: 감정 표현하기

1. Bowlby, J. (1980). *Attachment and loss: Vol. 3. Loss, sadness, and depression*. New York: Basic Books.
2. Goleman, D. (1995). *Emotional intelligence: Why it can matter more than IQ*. New York: Bantam Books.
3. Beattie, M. (2002). *Choices: Taking control of your life and making it matter*. New York: HarperCollins.
4. Johnson, S. (2008). *Hold me tight: Seven conversations for a lifetime of love*. New York: Little, Brown.
5. Rizzolatti, G., & Sinigaglia, C. (2008). *Mirrors in the brain: How our minds share actions, emotions, and experience*. New York: Oxford University Press.
6. Jeffers, S. (1987). *Feel the fear and do it anyway*. New York: Ballantine Books.

8장 모든 내용 통합하기

1. Freud, S. (1958). Mourning and melancholia. In J. Strachey (Ed. and Trans.), *The standard edition of the complete psychological works of Sigmund Freud* (Vol. 14, pp. 243 – 258). London: Hogarth Press. (Original work published 1915)

진짜 나로 사는 삶

저자 로널드 프레데릭
역자 오주원 노남숙 임나영 이승민 이행숙 임은

초판 1쇄 인쇄 2025년 06월 30일
초판 1쇄 발행 2025년 07월 11일

등록번호 제2010-000048호
등록일자 2010-08-23

발행처 삶과지식
발행인 김미화
편집 주인선
디자인 다인디자인

주소 경기도 파주시 해올로 11, 우미린 더 퍼스트 상가 2동 109호
전화 02-2667-7447
이메일 dove0723@naver.com

ISBN 979-11-85324-79-1 (03180)

- 가격은 뒤표지에 있으며, 파본은 구입하신 서점에서 교환해드립니다.
- 이 책은 저작권법에 의하여 보호를 받는 저작물이므로 무단 전재와 복사를 금합니다.